Kirsten Köhler | Hannelore Morche | Christiane Schlicht

Arbeitsanleitungen

zu Werkstücken aus Holz, Pappe & Papier
und zum Zeichenprogramm Microsoft® Paint

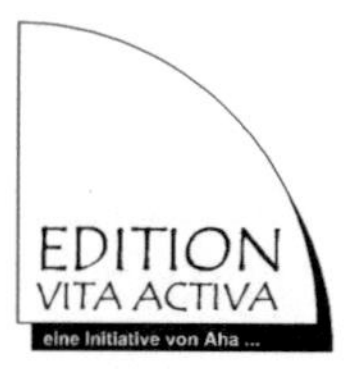

herausgegeben von

Ulrike Marotzki | Christiane Mentrup | Peter Weber

gefördert durch

DEUTSCHER VERBAND DER
ERGOTHERAPEUTEN E.V.

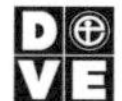

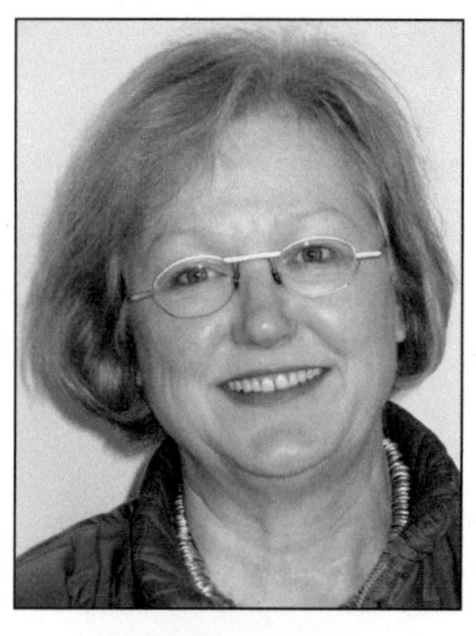

Kirsten Köhler beendete 1968 ihre Ausbildung zur Ergotherapeutin am Annastift in Hannover. Nach beruflicher Tätigkeit in der Universitätsnervenklinik und der Rheinischen Landesklinik in Bonn, der Psychiatrischen Klinik der Ev. und Johanniter Krankenanstalten in Oberhausen wechselte sie 1984 zur Ergotherapieschule ETOS nach Osnabrück, bevor sie 1990 vom Ärztlichen Leiter des Niedersächsischen Landeskrankenhauses Osnabrück, Prof. Weig, gebeten wurde, eine arbeitsdiagnostische Abteilung aufzubauen. Sie ist Leitende Ergotherapeutin. Seit 1995 ist sie Mitglied im Redaktionsausschuss der Fachzeitschrift Ergotherapie & Rehabilitation.

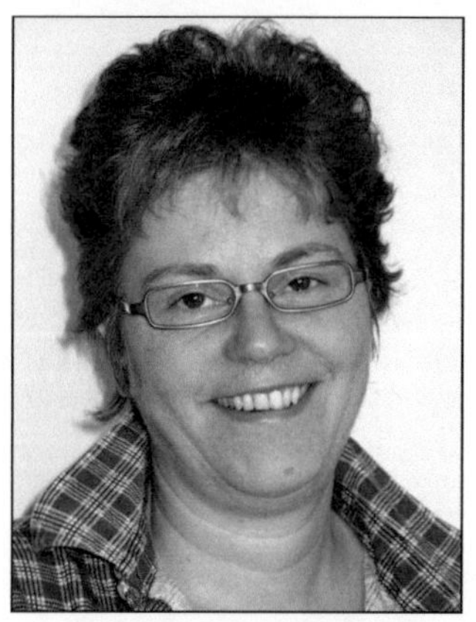

Hannelore Morche schloss 1985 ihre Ausbildung zur Tischlerin ab und wurde 1987 am Landeskrankenhaus Osnabrück in der Arbeitstherapie/Tischlerei eingestellt. Seit 1991 ist sie im Arbeitsdiagnostischen Zentrum tätig, in dem sie den Holzbereich mit aufgebaut und weitergeführt hat. So entstand u. a. ein spezifisches kognitives Training in Anlehnung an den Holzbereich.

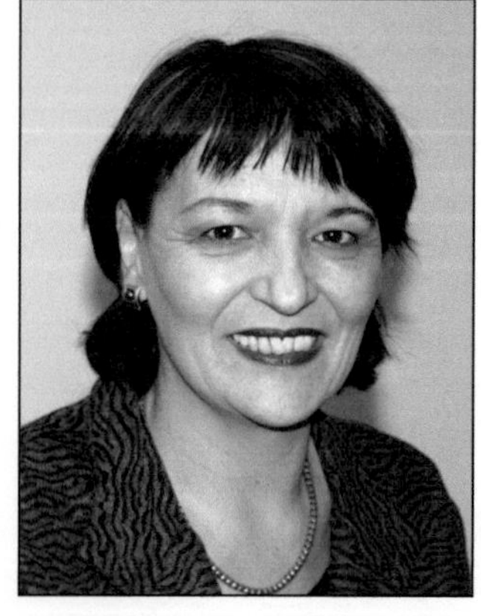

Christiane Schlicht schloss 1987 Ihre Ausbildung zur Ergotherapeutin an der ETOS-Schule Osnabrück ab. Seit 1990 ist sie am Niedersächsischen Landeskrankenhauses Osnabrück tätig, dessen Ergotherapeutische Abteilung Arbeitsdiagnostik und Intensivtraining sie mit aufgebaut hat. Bereits seit 1992 nutzt sie den Computer als Mittel in der ergotherapeutischen Diagnostik und Behandlung psychiatrischer Patienten. In Zusammenarbeit mit einem Programmierer entwickelte sie 2001 eine Einführung in die Computerarbeit nach dem Leittextverfahren. Sie ist Mitglied im Leitungsteam des Fachkreises Arbeit & Rehabilitation des Deutschen Verbandes der Ergotherapeuten e.V.

Kirsten Köhler | Hannelore Morche | Christiane Schlicht

Arbeitsanleitungen zu Werkstücken aus Holz, Pappe & Papier und zum Zeichenprogramm Microsoft® Paint

Das Gesundheitsforum

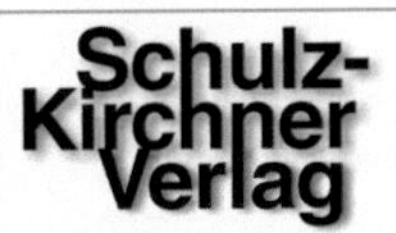

Bibliografische Information der Deutschen Nationalbibliothek
Die Deutsche Nationalbibliothek verzeichnet diese Publikation in der Deutschen Nationalbibliografie; detaillierte bibliografische Daten sind im Internet über http://dnb.d-nb.de abrufbar.

2. überarbeitete Auflage 2008
1. Auflage 2007
ISBN 978-3-8248-0520-4

Mollweg 2, D-65510 Idstein
Vertretungsberechtigter Geschäftsführer: Dr. Ullrich Schulz-Kirchner
Fachlektorat: Beate Kubny-Lüke
Lektorat: Doris Zimmermann
Layout: Susanne Koch
Titelfotos: Archiv Deutscher Verband der Ergotherapeuten e.V.
Druck: www.bod.de
Printed in Germany

Inhalt

Holz

Pappe und Papier

Paint

Vorwort zur Reihe

Die Reihe ERGOTHERAPEUTISCHE ARBEITSHILFEN der EDITION VITA ACTIVA steht ergotherapeutischen Befunderhebungsinstrumenten offen, die im deutschen Sprachraum entwickelt wurden. Sie sollen bereits einen Erprobungsprozess in einer ergotherapeutischen Abteilung durchlaufen haben und über ein ausgearbeitetes Handbuch verfügen. Hiermit ist erstens gewährleistet, dass eine gründliche und strukturierte Einarbeitung und Durchführung im ergotherapeutischen Kontext und durch Berufsangehörige möglich sind. Zweitens ist so eine wichtige Voraussetzung gegeben, diese Instrumente einem fortlaufenden systematischen Entwicklungs-, Erprobungs- und Validierungsprozess zu unterziehen.
Ein wichtiges Kennzeichen der in diese Reihe aufgenommenen Instrumente ist, sie bauen auf ergotherapeutisches und interdisziplinäres Wissen auf, welches die jeweiligen Fachbereiche hier in Deutschland fundiert. Zudem repräsentieren sie bewährte Arbeitsweisen und Prozessschritte aus der ergotherapeutischen Befundung und Evaluation, z. B. Anamnese- und Reflexionsgespräche, Selbst- und Fremdbeobachtungen. Die in den Handbüchern beschriebenen systematischen Vorgehensweisen verdeutlichen, dass es sich um Instrumente handelt, die das Versuch-und-Irrtum-Stadium hinter sich gelassen haben, auch wenn ihnen die wissenschaftliche Überprüfung noch fehlt.
Die Reihe der EDITION VITA ACTIVA repräsentiert mit den in ihr erscheinenden Assessments, Befunderhebungsinstrumenten und Programmen einen bestimmten Entwicklungsschritt im Professionalisierungsprozess ergotherapeutischer Praxis: die Einsicht in die Notwendigkeit terminologischer Genauigkeit sowie standardisierter und wissenschaftlich überprüfter Vorgehensweisen. Insgesamt will VITA ACTIVA hiermit einen Beitrag zum kritischen Umgang mit Erhebungsinstrumenten und zur Qualitätssicherung ergotherapeutischer Maßnahmen leisten. Nachfolgend werden Validierungsstudien der in dieser Reihe erschienenen Instrumente erforderlich sein und hoffentlich auch angeregt.
Erst gut validierte Instrumente, von denen es bisher noch zu wenige gibt, werden langfristig dazu beitragen, dass auch die deutschsprachige Ergotherapie bspw. im Rahmen größerer Forschungsprojekte ihren genuinen Beitrag zu Therapie-, Rehabilitations- und Präventionserfolgen evident nachweisen kann.

Die Herausgeber
Ulrike Marotzki, Christiane Mentrup, Peter Weber
Juni 2008

Vorwort

Seit 1990 nutzen wir im Arbeitsdiagnostischen Zentrum des Niedersächsischen Landeskrankenhauses Osnabrück schriftliche Arbeitsanleitungen.

Durch die schriftlichen Arbeitsanleitungen wollen wir gewährleisten, dass alle Patientinnen und Patienten die gleichen Informationen zur Durchführung einer Aufgabe erhalten. Hierdurch wird eine vergleichende Diagnostik ermöglicht.

Unsere Klientinnen und Klienten berichten außerdem, dass sie mithilfe der Arbeitsanleitungen viel selbstständiger arbeiten können.

In den letzten Jahren wurden wir immer wieder von Kolleginnen und Kollegen gebeten, unsere Arbeitsanleitungen der Fachöffentlichkeit zur Verfügung zu stellen.

Wir möchten Ihnen mit diesen Arbeitshilfen ein Instrument zur Verfügung stellen, mit dem wir seit vielen Jahren erfolgreich arbeiten.

Ich bedanke mich bei meinen Kolleginnen Monika Friedrichs-Veen, Petra Köser und Angelika Wibbeler, die an der Entwicklung der Arbeitsanleitungen mitgearbeitet haben.

Kirsten Köhler
Osnabrück 2007

Einführung

Ziele der Arbeitsdiagnostik sind die Befunderhebung und das Training sozioemotionaler und instrumenteller Arbeitsfähigkeiten mithilfe semistandardisierter Aufgaben.
Dies geschieht in drei Arbeitsbereichen: Computer, Holz und Grafik/Gestaltung.

Die Befunderhebung der Arbeitsfähigkeiten verläuft in einem kontinuierlichen Prozess von diagnostischen Maßnahmen und daraus resultierendem Handeln bzw. Verhalten. Er dauert an, bis sich die Arbeitsfähigkeiten stabilisiert haben. Dieser Vorgang wird auch als Prozessdiagnostik bezeichnet.
Eine wichtige Randbemerkung ist in unseren Augen, dass die trainierten Arbeitsfähigkeiten nicht ausschließlich im Erwerbsleben benötigt werden. Auch um ehrenamtliche Tätigkeiten durchzuführen oder im Bereich der Selbstversorgung sind zahlreiche Arbeits- bzw. Handlungsfähigkeiten gefordert. Ziel der Arbeitsdiagnostik ist von daher immer die Entwicklung einer Lebens- und/oder Arbeitsperspektive.

Zu Beginn wird in einem Informationsgespräch den Klientinnen und Klienten die Arbeitsweise der Arbeitsdiagnostik erläutert. Nachdem diese der Teilnahme zugestimmt haben, nennen sie zwei Bereiche, in denen sie Arbeitserfahrungen sammeln möchten.
Die Klientin/der Klient wird von der Ergotherapeutin einem der genannten Bereiche zugeteilt. Damit eine umfangreiche Diagnostik möglich ist, wird den Klientinnen und Klienten zu einem späteren Zeitpunkt ein Wechsel in einen anderen Bereich vorgeschlagen. Zum Teil verhindert eine zu kurze Verweildauer, dass dies umgesetzt werden kann.

Bei Behandlungsbeginn erhalten die Klientinnen und Klienten zunächst Arbeitsanleitungen, deren Umsetzung bei einer durchschnittlichen Therapiezeit innerhalb einer Woche abgeschlossen werden kann.

Die Einführungsmappe der Holzgruppe enthält Arbeitsanleitungen für einen kleinen Schub- und Zettelkasten, einen offenen und geschlossenen Ablagekasten.
Die Klientin/der Klient kann zwischen diesen 4 Arbeiten wählen. Danach hat sie/er die Möglichkeit, entweder einen Nistkasten oder ein Futterhäuschen herzustellen.
Parallel zu den Einführungsarbeiten wird das kognitive Training durchgeführt, das spezifische Aufgaben zu den Bereichen Holz und Holzverarbeitung enthält.

Die Arbeit in der Grafikgruppe beginnt mit der Gestaltung von Buntpapieren, die für die Herstellung eines Notizbuches oder eines Abreißblocks genutzt werden. Zur Übung im Umgang mit Papparbeiten kann die Herstellung eines Leporellos gewählt werden.
Das Arbeiten am Computer mit 16 Übungsaufgaben in Microsoft® Paint (Zeichenprogramm) schließt die Einführungsarbeiten in der Grafikgruppe ab.

Die Einführungsmappe der Computergruppe enthält Aufgaben aus den Bereichen kognitives Training, Gedächtnistraining, Umgang mit Sprache und Rechnen. Es folgt eine Einführung in die Arbeit mit dem Computer nach dem Leittextverfahren (Schlicht 2006).

Nach Abschluss der Einführungsarbeiten erhalten die Klientinnen/Klienten in allen Bereichen einen Selbsteinschätzungsbogen mit der Bitte, ihre Arbeitsfähigkeiten anhand einer 5-stufigen Skala zu bewerten. Dieser Bogen nimmt im ersten Teil direkten Bezug zu den Einführungsarbeiten. Im zweiten Teil werden die Klientinnen/Klienten um eine Einstufung ihrer allgemeinen Fähigkeiten – angelehnt an das Lübecker Fähigkeitenprofil (Schirrmacher 2001) – gebeten. Diese Einschätzung dient als Grundlage für ein Gespräch, in dem gemeinsam mit den Klientinnen/Klienten die nächsten Therapieziele definiert und entsprechende Arbeiten bzw. Arbeitsinhalte ausgewählt werden. Die Ziele werden gemeinsam schriftlich festgehalten.

Zu allen Arbeiten in der Holz- und Grafikgruppe gibt es schriftliche Arbeitsanleitungen und dazugehörige Anschauungsstücke.

Das computergestützte Trainingsprogramm Cogpack® von Marker (2006) wird allen Klientinnen und Klienten 2x wöchentlich für jeweils 45-60 Minuten angeboten.

Zu Beginn der Arbeit in der Arbeitsdiagnostik wird die Berufs- und Arbeitsanamnese erhoben. Hat die Klientin/der Klient einen Arbeitsplatz, wird ein ausführlicher Anamnesebogen eingesetzt. Dieser enthält neben wichtigen Aussagen zu den Tätigkeiten, belastenden und entlastenden Faktoren am Arbeitsplatz, Kontaktverhalten zu Vorgesetzten und Kollegen die von Melba (Föhres et al. 1997) genannten Merkmalsprofile. Die Klientinnen/Klienten werden gebeten, ihre subjektive Einschätzung bezüglich der Anforderungen ihres Arbeitsplatzes und ihrer Fähigkeiten vorzunehmen.
Bei einem vorhandenen oder ehemaligen Studienplatz wird ein modifizierter Anamnesebogen verwendet.

Nach ca. 14 Tagen findet das erste Reflexionsgespräch mit der Klientin/dem Klienten statt. Vor diesem Gespräch erhält sie/er einen Selbsteinschätzungsbogen mit der Bitte, diesen auszufüllen. Dieser Bogen enthält Aussagen zu den Grundarbeitsfähigkeiten, dem Selbstbild und zum Kontaktverhalten zu Mitklienten und Therapeuten und dient als Leitfaden für das gemeinsame Gespräch.

Ziel dieses Gespräches ist die gemeinsame Erarbeitung der weiteren ergotherapeutischen Schritte. Von diesem Gespräch wird ein Protokoll angefertigt, das der Klientin/dem Klienten mit der Bitte um Durchsicht und Unterschrift vorgelegt wird, bevor es als Dokument unserer Arbeit der Krankenakte beigefügt wird.

Methodisch können das Lübecker Fähigkeitenprofil (Schirrmacher 2001) als Selbsteinschätzungsbogen und das Occupational Self Assessment (OSA) (Baron et al. 1995) eingesetzt werden.

Die weiteren Gespräche erfolgen im Abstand von ca. 2-4 Wochen – bei Bedarf natürlich auch häufiger. Die Eigenbeurteilungsbögen werden dann nicht mehr eingesetzt. Wir beziehen uns auf die im letzten Gespräch vereinbarten Ziele.

Schon zu Beginn der Behandlung in der Arbeitsdiagnostik werden erste Schritte zu einer möglichen Arbeitswiederaufnahme mit den zuständigen Verwaltungen besprochen.
Bei Klientinnen/Klienten, die im Rahmen einer Rehabilitationsmaßnahme eine Integration auf den allgemeinen Arbeitsplatz anstreben, wird das Osnabrücker Arbeitsfähigkeitenprofil (O-AFP) (Wiedl, Uhlhorn 2006) eingesetzt.

Klientinnen/Klienten, die beruflich keine Orientierung haben oder bezüglich ihres Berufswunsches unsicher sind, wird die Durchführung eines Berufsinteressentests (Irle 1984) vorgeschlagen. Die dadurch erworbenen Erkenntnisse können mithilfe einer gezielten Internetrecherche vertieft werden.

Bei bestehenden Arbeitsverhältnissen kann – mit Einverständnis der Klientin/des Klienten – Kontakt zum Arbeitgeber aufgenommen werden, um eine stufenweise Wiedereingliederung vorzuschlagen oder über einen möglichen Arbeitsplatzwechsel zu sprechen.

Vor Vermittlung auf den allgemeinen oder besonderen Arbeitsmarkt nutzen wir die Möglichkeit einer Belastungserprobung.

Ergeben sich nach der Entlassung keine beruflichen Perspektiven, wird mit der Klientin/dem Klienten über Arbeit als sinnstiftende Tätigkeit gesprochen. Dazu nutzen wir die von Christiane Mentrup 1994 übersetzte Interessencheckliste (Matsutsuyu 1967), in der wir allerdings einige Aktivitäten dem europäischen Kulturkreis angepasst haben (Niedersächsisches Landeskrankenhaus Osnabrück, Ergotherapie 2005). Gemeinsam mit den Klientinnen/Klienten werden z.B. tagesstrukturierende Möglichkeiten erörtert und erste Schritte zur Ausführung festgelegt bzw. initiiert.

Alle durchgeführten Maßnahmen werden dokumentiert.

Kirsten Köhler
Hannelore Morche
Christiane Schlicht

Osnabrück 2007

HOLZ

CHECKLISTE

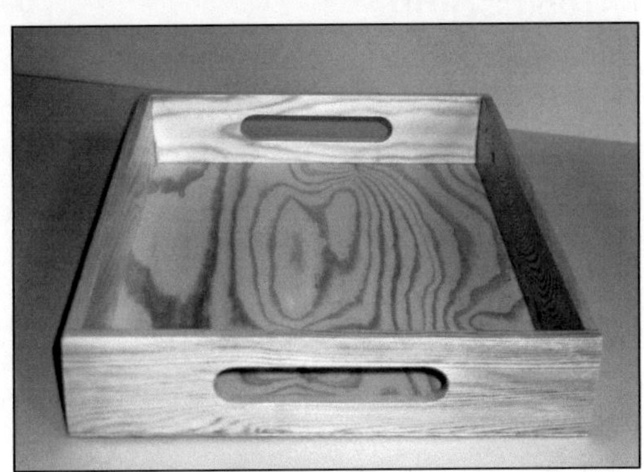

Ablagekasten oder Tablett

Für die Herstellung des Ablagekastens benötigen Sie folgende Materialien und Werkzeuge:

Material

- ❐ Kiefernleisten (1 cm Stärke), Länge x Breite: ca. 130 cm x 6 cm
- ❐ Sperrholz (0,4 cm Stärke), Länge x Breite: 38 cm x 28 cm

- ❐ Holzleim
- ❐ Klarlack
- ❐ Leimlappen
- ❐ Nägel (klein) 1,2 x 20 mm, gestaucht
- ❐ Schleifpapier P 120, P 220
- ❐ Wasserbeize

Werkzeuge

- ❐ Beizpinsel
- ❐ Bleistift
- ❐ Dekupiersäge
- ❐ Gehrungssäge oder Gehrungslade
- ❐ Halbrundfeile
- ❐ Hammer
- ❐ (Lineal)
- ❐ Pinsel
- ❐ Rahmeneckspanner, Klemmzwingen oder Schraubzwingen
- ❐ Schleifklotz
- ❐ Senkstift
- ❐ Standbohr- oder Handbohrmaschine mit 22 mm Forstnerbohrer
- ❐ Verleimhilfe (Spanplatte 26 cm x 36 cm)
- ❐ Winkel oder Geodreieck
- ❐ Zollstock

ARBEITSANLEITUNG ABLAGEKASTEN / TABLETT

Material	Stück	Länge	Breite	Stärke	Bezeichnung
Kiefernleisten	2	28 cm	6 cm	1,0 cm	Vorder- und Hinterstück
Kiefernleisten	2	36 cm	6 cm	1,0 cm	Seiten
Sperrholz	1	38 cm	28 cm	0,4 cm	Boden

Arbeitsschritte	Werkzeug	Wichtig
1. **eine** Brettlänge anzeichnen	Bleistift Zollstock Winkel	▶ schadhafte Stellen (Äste, Risse, Harzgallen) abfallen lassen ▶ auf Winkelgenauigkeit achten
2. **eine** Brettlänge zuschneiden, 1. und 2. Arbeitsschritt wiederholen	Gehrungssäge	▶ Maßgenauigkeit wird nur dann erreicht, wenn jedes Brett für sich gemessen und gesägt wird
3. Bohrlöcher anzeichnen → siehe Abb. 1	Bleistift Zollstock Winkel	▶ auf der Kernseite = runde Seite anzeichnen ▶ Mittellinien der Bohrlöcher anzeichnen
4. Bohrlöcher bohren	Standbohrmaschine	▶ nur unter Anleitung! ▶ Bohrunterlage benutzen
Vorderstück: bohren	Ø 22 mm Forstnerbohrer Schraubzwingen	▶ Werkstück mit Schraubzwingen sichern
Hinterstück: bohren, wenn Tablett gewünscht	Ø 22 mm Forstnerbohrer Schraubzwingen	▶ Werkstück mit Schraubzwingen sichern
5. wenn Griffolive(n) gewünscht, Längsschnitte anzeichnen und aussägen → siehe Abb. 2	Bleistift Lineal Dekupiersäge	▶ mit Bleistift und Lineal die Bohrlöcher verbinden = Form der Griffolive ▶ als Tablett auch 2 Griffoliven wählbar
6. Griffolive(n) feilen und schleifen	Halbrundfeile Schleifpapier P 120	
7. Oberflächen schleifen	Schleifklotz Schleifpapier P 120	▶ Brettchen in die Hobelbank einspannen ▶ in Maserrichtung schleifen ▶ Hirnholzkanten nicht schleifen, um Passgenauigkeit zu gewährleisten
8. Kasten verleimen → siehe Abb. 3 u. Abb. 4	Holzleim Verleimhilfe Rahmeneckspanner, Klemmzwingen oder Schraubzwingen	▶ flächig verstreichen ▶ Kernseite = runde Seite nach außen ▶ überschüssigen Leim mit einem feuchten Lappen entfernen ▶ 15-30 Min. Trockenzeit
9. Sperrholzboden anzeichnen und zuschneiden	Bleistift Zollstock Winkel Dekupiersäge	▶ mit ca. 2 mm Zugabe zuschneiden
10. Bodenplatten schleifen	Schleifklotz Schleifpapier P 120	▶ in Maserrichtung schleifen

ARBEITSANLEITUNG ABLAGEKASTEN / TABLETT

Arbeitsschritte	Werkzeug	Wichtig
11. Bodenplatte aufnageln	Hammer Nägel (klein) 1,2 x 20 mm	▶ mit dem Hammer leicht auf die Nagelspitze schlagen, damit das Holz nicht so schnell spaltet
12. Nägel absenken	Hammer Senkstift	▶ gestauchte Nägelköpfe tiefer treiben = leicht versenkt
13. Kasten schleifen, Bodenplatte bündig schleifen, alle Kanten brechen	Schleifklotz Schleifpapier P 120	▶ Werkstück kontrollieren
14. **Kasten farbig beizen:** wässern, trocknen lassen, zwischenschleifen, beizen, trocknen lassen	Wasser, Pinsel, Schleifpapier P 220 Beize, Beizpinsel, Einmalhandschuhe	▶ nach Wässern und Beizen jeweils gut trocknen lassen ▶ Beizarbeitsplatz vorbereiten: Spritzschutz aufstellen!
lackieren, trocknen lassen, zwischenschleifen, lackieren	Lack-Beize-Gemisch, Pinsel, Schleifpapier P 220, Klarlack, Pinsel	▶ nach Lackierung ½ Std. Trockenzeit (Herstellerhinweise beachten)
oder **Kasten natur lackieren:** lackieren, trocknen lassen, zwischenschleifen, lackieren	Klarlack, Pinsel, Schleifpapier P 220	▶ nach Lackierung ½ Std. Trockenzeit (Herstellerhinweise beachten)

ABBILDUNGEN ABLAGEKASTEN / TABLETT

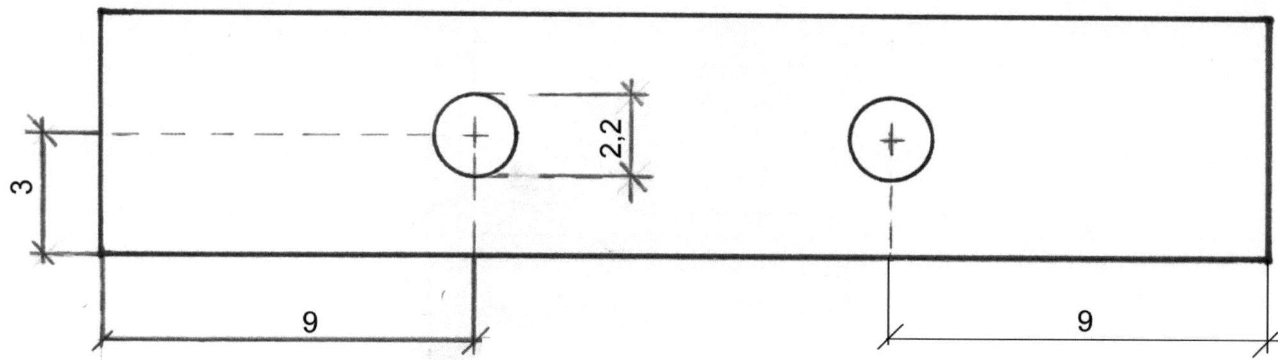

Abb. 1

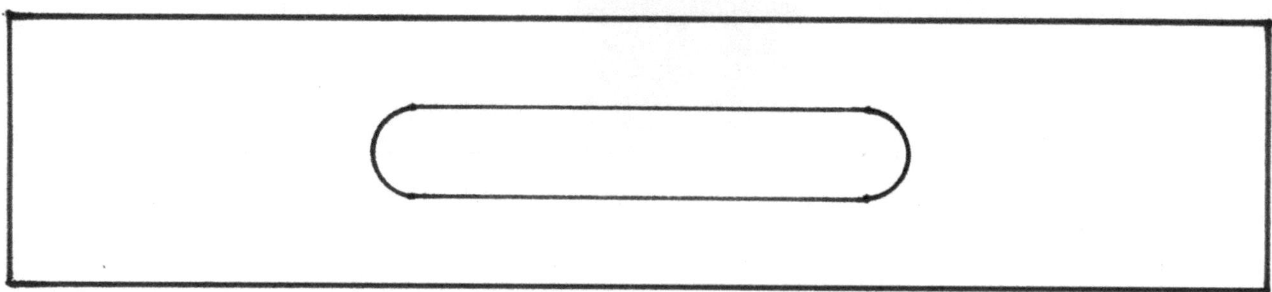

Abb. 2

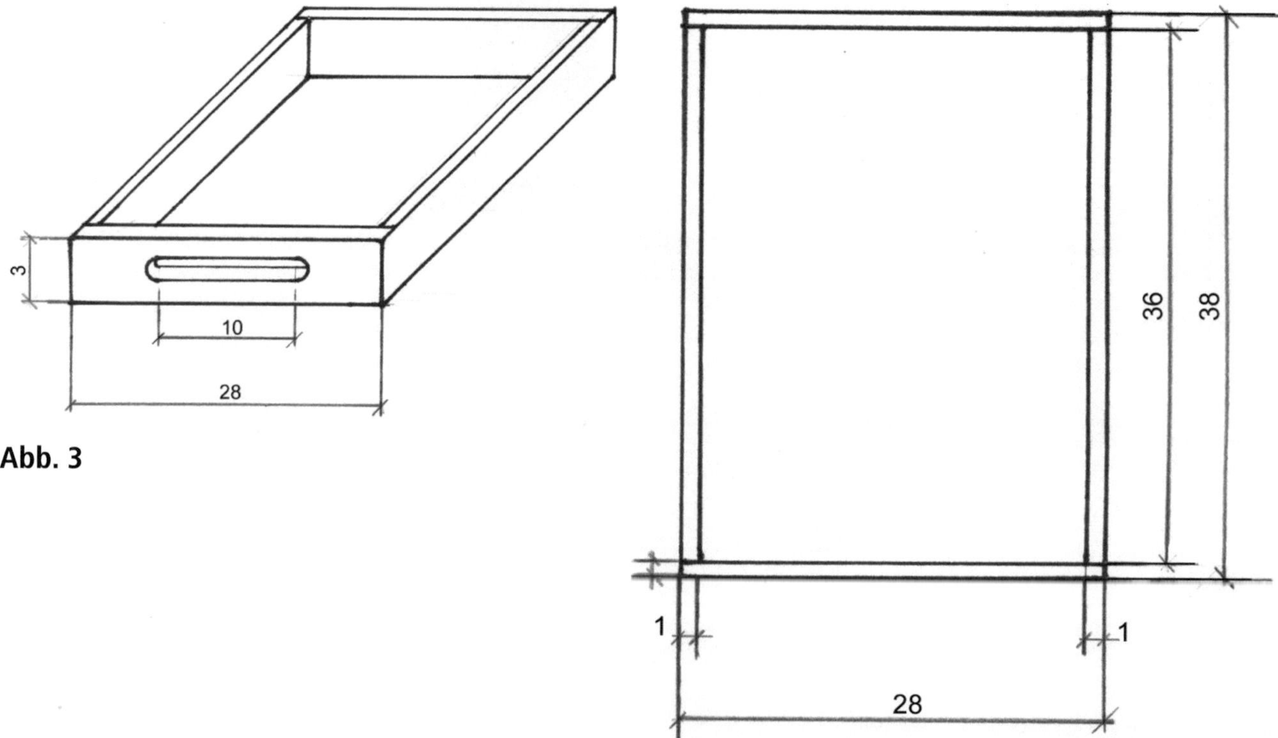

Abb. 3

Abb. 4

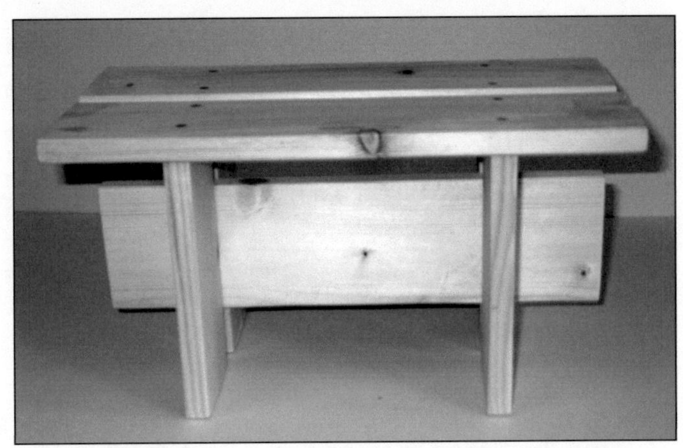

Blumenbank

Für die Herstellung der Blumenbank benötigen Sie folgende Materialien und Werkzeuge:

Material

- ❒ Fichtenholz (ausgehobelt auf 1,8 cm Stärke), Länge x Breite: ca. 200 cm x 10 cm

- ❒ Baumwolllappen
- ❒ Dübelstange Ø 8 mm, ca. 28 cm lang
- ❒ Holzleim
- ❒ Klarlack oder Hartwachsöl
- ❒ Leimlappen
- ❒ Schleifpapier P 120, P 220
- ❒ Spaxschrauben 4 x 40, 8 Stück

Werkzeuge

- ❒ Akkuschraubbohrer mit Magnethalter und Bit oder Kreuzschraubendreher
- ❒ Bandsäge mit Anschlag
- ❒ Bleistift
- ❒ Feinsäge
- ❒ Feile
- ❒ Gehrungssäge oder Gehrungslade
- ❒ Hammer
- ❒ Maschinenschraubstock
- ❒ Pinsel
- ❒ Schleifklotz
- ❒ Schraubzwingen
- ❒ Schwingschleifer
- ❒ Standbohr- oder Handbohrmaschine mit 3 mm, 4 mm Spiralbohrer und 8 mm Spiralbohrer mit Zentrierspitze
- ❒ (Streichmaß)
- ❒ Stichsäge mit Führungsschiene
- ❒ Tellerschleifer
- ❒ Winkel oder Geodreieck
- ❒ Zollstock

ARBEITSANLEITUNG BLUMENBANK

Material	Stück	Länge	Breite	Stärke	Bezeichnung
Fichtenholz	4	20 cm	9 cm	1,8 cm	Wangen
Fichtenholz	2	40 cm	10 cm	1,8 cm	obere Platten
Fichtenholz	1	38 cm	10 cm	1,8 cm	Steg

Arbeitsschritte	Werkzeug	Wichtig
1. **eine** Brettlänge anzeichnen	Bleistift Zollstock Winkel	▶ schadhafte Stellen (Äste, Risse, Harzgallen) abfallen lassen ▶ auf Winkelgenauigkeit achten
2. **eine** Brettlänge zuschneiden, 1. und 2. Arbeitsschritt wiederholen	Stichsäge Führungsschiene Schraubzwingen	▶ nur unter Anleitung! ▶ Maßgenauigkeit wird nur dann erreicht, wenn jedes Brett für sich gemessen und gesägt wird ▶ Führungsschiene befestigen und das Werkstück sichern
3. Brettbreiten zuschneiden	Bandsäge Anschlag	▶ nur unter Anleitung!
4. an den Wangen die Lage des Steges anzeichnen → siehe Abb. 2	Bleistift Zollstock Winkel	
5. Dübellöcher am Steg und an den Wangen markieren → siehe Abb. 2 u. Abb. 3	Streichmaß Bleistift Zollstock Winkel	▶ einstellen auf ½ Holzstärke
6. Bohrlöcher an den oberen Platten und Wangen anzeichnen → siehe Abb. 1	Bleistift Zollstock Winkel	▶ an den Wangen auf den Hirnholzkanten anzeichnen
7. Bohrlöcher bohren	Standbohrmaschine	▶ nur unter Anleitung! ▶ Bohrunterlage benutzen
Steg: durchbohren	Ø 8 mm Spiralbohrer mit Zentrierspitze	
Wangen: in die Längskanten bohren	Ø 8 mm Spiralbohrer mit Zentrierspitze Maschinenschraubstock	▶ Tiefenanschlag: 2 cm ▶ Werkstück einspannen
obere Platten: zunächst die 8 mm Bohrlöcher setzen, dann mit 4 mm Bohrer durchgehend nachbohren	Ø 8 mm Spiralbohrer mit Zentrierspitze Ø 4 mm Spiralbohrer	▶ Tiefenanschlag: 1 cm (Sacklochbohrung) ▶ in der Mitte der 8 mm-Bohrung ansetzen
Wangen: in die Hirnholzkanten bohren	Ø 3 mm Spiralbohrer Maschinenschraubstock	▶ ca. 2 cm tief bohren ▶ Werkstück einspannen
8. Oberflächen schleifen	Schwingschleifer Schleifpapier P 120	▶ Werkstück in die Hobelbank einspannen ▶ Hirnholzkanten nicht schleifen, um Passgenauigkeit zu gewährleisten

ARBEITSANLEITUNG BLUMENBANK

Arbeitsschritte	Werkzeug	Wichtig
9. Dübellängen zusägen	Ø 8 mm Dübel Gehrungssäge Feile oder Tellerschleifer	▶ Dübel 5,6 cm lang zuschneiden ▶ Wangen auf gleiche Länge prüfen, evtl. nacharbeiten
10. Wangen mit dem Steg verleimen	Holzleim 2 Dübel Ø 8 mm x 5,6 cm Hammer Schraubzwingen Zulagen Winkel	▶ flächig verstreichen ▶ überschüssigen Leim mit einem feuchten Lappen entfernen ▶ 15-30 Min. Trockenzeit ▶ Spanplatte o. Ä. ▶ auf Winkelgenauigkeit achten!
11. die oberen Platten mit dem Fußgestell verschrauben	4 x 40 Spaxschrauben Akkuschraubbohrer Magnethalter und Bit	▶ gleichmäßiger seitlicher Überstand der oberen Platten, Innenkanten bündig → siehe Abb. 1
12. Dübel absägen und einleimen	Ø 8 mm Dübel Gehrungssäge Holzleim Hammer	▶ Dübel ca. 2 cm lang zuschneiden ▶ Schraubenköpfe mit den Dübelenden verdecken
13. Dübel bündig sägen	Feinsäge Folie	▶ Folie lochen und über den Dübel legen, dann die Überstände absägen
14. Außenflächen und Kanten schleifen, anschließend Kanten brechen	Schwingschleifer Schleifklotz Schleifpapier P 120	▶ das Werkstück in die Hobelbank einspannen ▶ Werkstück kontrollieren
15. Blumenbank ölen	Hartwachsöl Pinsel zum Ölen Baumwolllappen	▶ das Öl gut aufrühren, dünn einstreichen und nach 10 Min. sorgfältig abreiben (Herstellerhinweise beachten)
oder Blumenbank lackieren, trocknen lassen, zwischenschleifen, lackieren	Klarlack, Pinsel, Schleifpapier P 220	▶ nach Lackierung ½ Std. Trockenzeit (Herstellerhinweise beachten)

ABBILDUNGEN BLUMENBANK

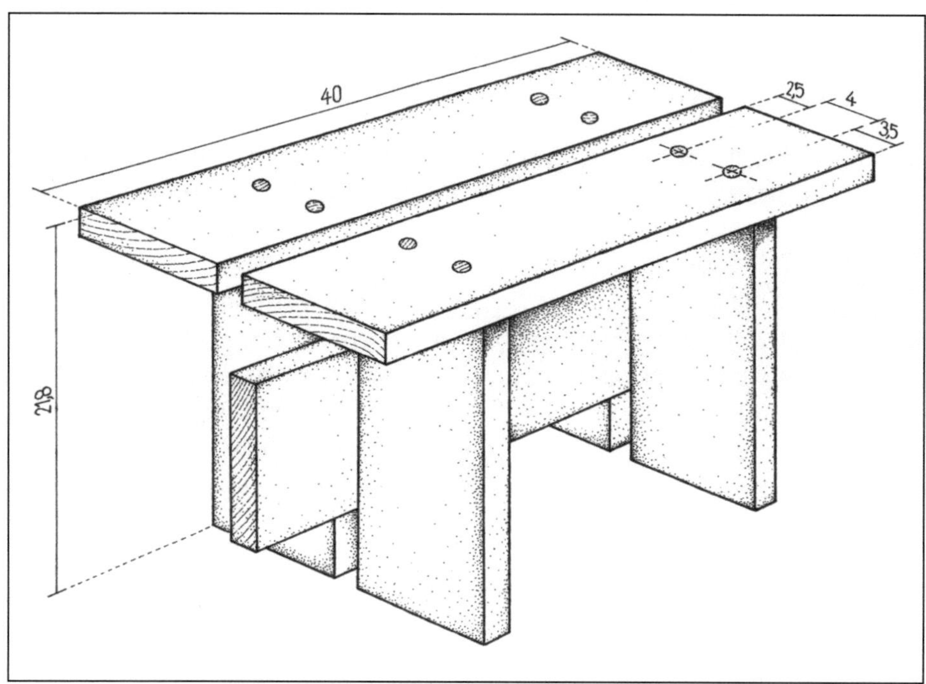

Abb. 1

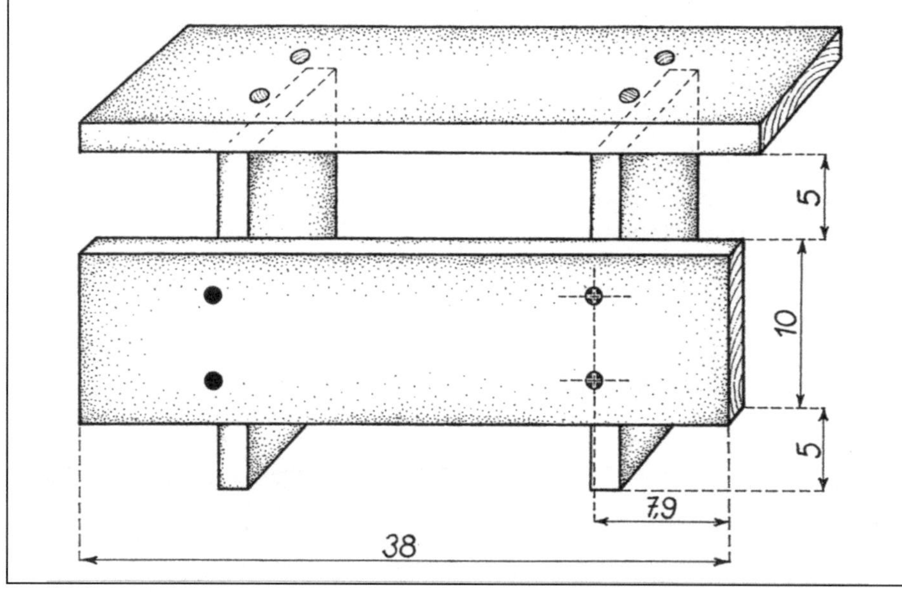

Abb. 2

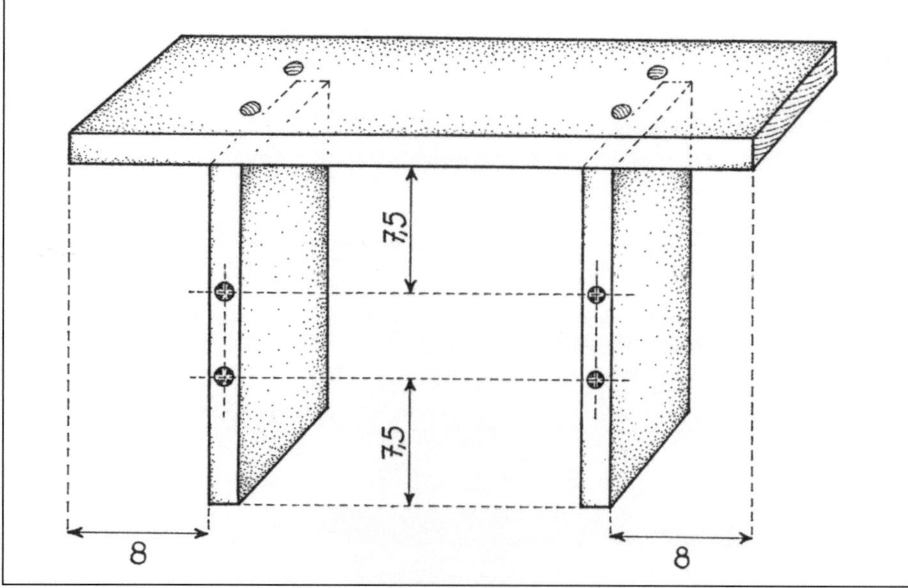

Abb. 3

CHECKLISTE

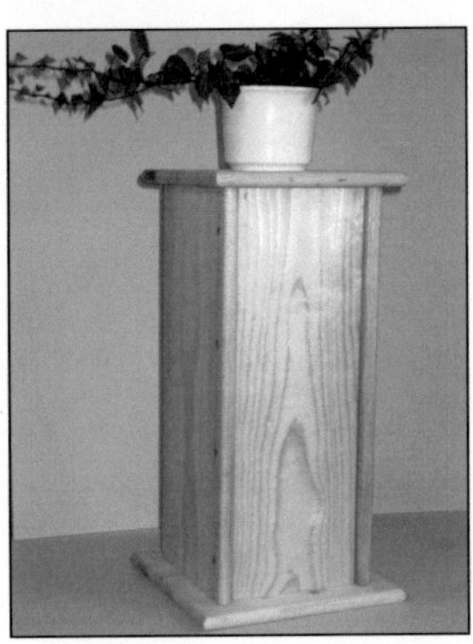

Blumensäule

in 2 Größen wählbar
Für die Herstellung der Blumensäule benötigen Sie folgende Materialien und Werkzeuge:

Material

- ❒ Fichtenholz (ausgehobelt auf 1,8 cm Stärke)
  Länge x Breite: ca. 205 cm x ca. 19 cm oder ca. 158 cm x ca. 19 cm
- ❒ Fichtenleimholz (1,8 cm Stärke), Länge x Breite: ca. 50 cm x 25 cm

- ❒ Baumwolllappen
- ❒ Dübelstange Ø 8 mm, ca. 80 cm lang
- ❒ Holzleim
- ❒ Klarlack oder Hartwachsöl
- ❒ Leimlappen
- ❒ Schleifpapier P 80, P 120, P 220
- ❒ Spaxschrauben 4 x 40, max. 40 Stück

Werkzeuge

- ❒ Akkuschraubbohrer mit Magnethalter und Bit oder Kreuzschraubendreher
- ❒ Bandsäge mit Anschlag
- ❒ Bleistift
- ❒ Feile
- ❒ Feinsäge
- ❒ Gehrungssäge oder Gehrungslade
- ❒ Hammer
- ❒ Hobel
- ❒ Maschinenschraubstock
- ❒ Pinsel
- ❒ Schleifklotz
- ❒ Schraubzwingen
- ❒ Schwingschleifer
- ❒ Standbohr- oder Handbohrmaschine mit 3 mm, 4 mm Spiralbohrer und 8 mm Spiralbohrer mit Zentrierspitze
- ❒ Stichsäge mit Führungsschiene
- ❒ Tellerschleifer
- ❒ Winkel oder Geodreieck
- ❒ Zollstock

ARBEITSANLEITUNG BLUMENSÄULE

Die Maße sind wählbar für 2 Größen angegeben.

Höhe 53,3 cm

Material	Stück	Länge	Breite	Stärke	Bezeichnung
Leimholz	1	25,0 cm	25,0 cm	1,8 cm	Boden
Leimholz	1	23,0 cm	23,0 cm	1,8 cm	Deckel
Fichtenholz	2	49,7 cm	18,6 cm	1,8 cm	Seiten
Fichtenholz	2	49,7 cm	15,0 cm	1,8 cm	Seiten

Höhe 80 cm

Material	Stück	Länge	Breite	Stärke	Bezeichnung
Leimholz	1	25,0 cm	25,0 cm	1,8 cm	Boden
Leimholz	1	23,0 cm	23,0 cm	1,8 cm	Deckel
Fichtenholz	2	76,4 cm	18,6 cm	1,8 cm	Seiten
Fichtenholz	2	76,4 cm	15,0 cm	1,8 cm	Seiten

Arbeitsschritte	Werkzeug	Wichtig
1. **eine** Brettlänge anzeichnen	Bleistift Zollstock Winkel	▶ Größe auswählen ▶ schadhafte Stellen (Äste, Risse, Harzgallen) abfallen lassen ▶ auf Winkelgenauigkeit achten
2. **eine** Brettlänge zuschneiden, 1. und 2. Arbeitsschritt wiederholen	Stichsäge Führungsschiene Schraubzwingen	▶ nur unter Anleitung! ▶ Maßgenauigkeit wird nur dann erreicht, wenn jedes Brett für sich gemessen und gesägt wird ▶ Führungsschiene befestigen und Werkstück sichern
3. Brettbreiten zuschneiden	Bandsäge Anschlag	▶ nur unter Anleitung!
4. Bohrlöcher anzeichnen → siehe Abb. 1 u. Abb. 2	Bleistift Zollstock Winkel	▶ auf den Außenflächen anzeichnen (Kernseite = runde Seite) ▶ auf dem Boden bzw. Deckel das Mittelkreuz anzeichnen, dann die Maße übertragen ▶ an den Seiten auf den Hirnholzkanten und auf den Längskanten (15 cm Breite) anzeichnen
5. Bohrlöcher bohren	Standbohrmaschine	▶ nur unter Anleitung! ▶ Bohrunterlage benutzen
Deckel, Boden, Seiten (18,6 cm): zunächst die 8 mm Bohrlöcher setzen, dann mit 4 mm Bohrer durchgehend nachbohren	Ø 8 mm Spiralbohrer mit Zentrierspitze Ø 4 mm Spiralbohrer	▶ Tiefenanschlag: 1 cm (Sacklochbohrung) ▶ in der Mitte der 8 mm-Bohrung ansetzen

ARBEITSANLEITUNG BLUMENSÄULE

Arbeitsschritte	Werkzeug	Wichtig
Seiten: in die Hirnholzkanten der Seitenbretter bohren **Seiten (15 cm):** in die Längskanten bohren	Akkuschraubbohrer Ø 3 mm Spiralbohrer	▶ ca. 2 cm tief bohren ▶ in die Hobelbank einspannen
6. an den 18,6 cm breiten Seitenbrettern die Kanten extra rund „Softline" hobeln und nacharbeiten; beim Boden und Deckel **alle** Kanten „Softline" hobeln und nacharbeiten	Hobel Feile Schleifpapier P 80 Schleifpapier P 120	
7. an den 15 cm breiten Seitenbrettern eine Fase anhobeln	Hobel	
8. Kanten nacharbeiten	Schleifklotz Schleifpapier P 80 Schleifpapier P 120	
9. Oberflächen schleifen	Schwingschleifer Schleifpapier P 120	▶ Werkstück in die Hobelbank einspannen ▶ Hirnholzkanten nicht schleifen, um Passgenauigkeit zu gewährleisten
10. Seitenteile auf gleiche Länge prüfen	Feile oder Tellerschleifer	▶ Hirnholzkanten evtl. nacharbeiten, um Passgenauigkeit zu gewähleisten
11. zuerst Seiten verleimen und verschrauben, anschließend Boden und Deckel befestigen	Holzleim 4 x 40 Spaxschrauben Akkuschraubbohrer Magnethalter und Bit Winkel	▶ flächig verstreichen ▶ überschüssigen Leim mit einem feuchten Lappen entfernen ▶ 15-30 Min. Trockenzeit ▶ auf Winkelgenauigkeit achten
12. Dübel absägen und einleimen	Ø 8 mm Dübel Gehrungssäge Holzleim Hammer	▶ Dübel ca. 2 cm lang zuschneiden ▶ Schraubenköpfe mit den Dübelenden verdecken
13. Dübel bündig sägen	Feinsäge Folie	▶ Folie lochen und über den Dübel legen, dann die Überstände absägen
14. Außenflächen schleifen	Schwingschleifer Schleifklotz Schleifpapier P 120	▶ Werkstück in die Hobelbank einspannen ▶ Werkstück kontrollieren
15. Blumensäule ölen	Hartwachsöl Pinsel zum Ölen Baumwolllappen	▶ Öl gut aufrühren, dünn einstreichen und nach 10 Min. sorgfältig abreiben (Herstellerhinweise beachten)
oder Blumensäule lackieren, trocknen lassen, zwischenschleifen, lackieren	Klarlack, Pinsel, Schleifpapier P 220	▶ nach Lackierung ½ Std. Trockenzeit (Herstellerhinweise beachten)

ABBILDUNGEN BLUMENSÄULE

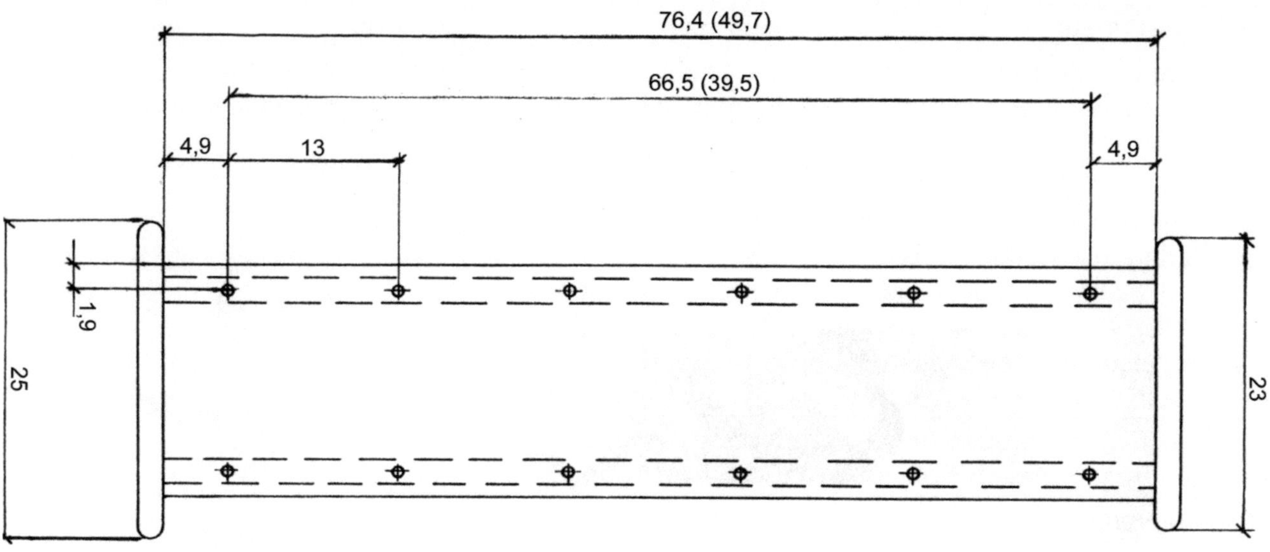

Abb. 1

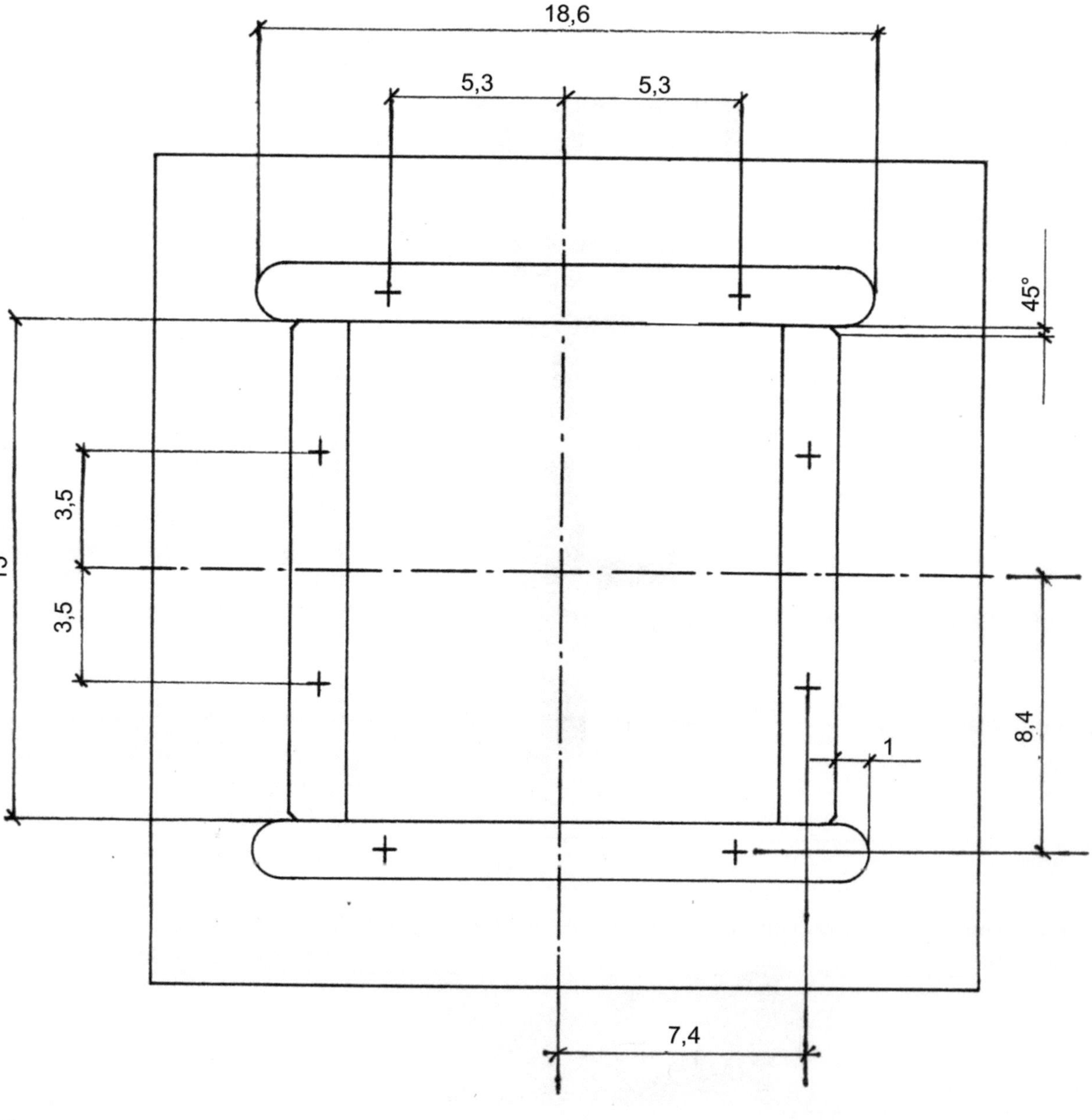

Abb. 2

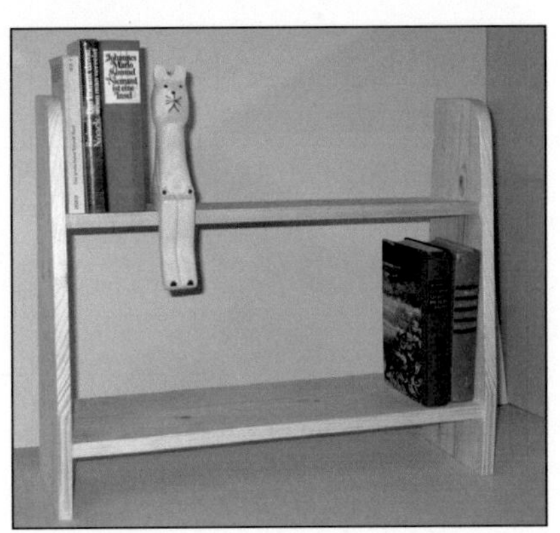

Bücherregal

Für die Herstellung des Bücherregals benötigen Sie folgende Materialien und Werkzeuge:

Material

- ❒ Fichtenholz (ausgehobelt auf 1,8 cm Stärke), Länge x Breite: ca. 220 cm x 19,5 cm

- ❒ Aufhängebleche 2 x
- ❒ Baumwolllappen
- ❒ Dübelstange Ø 8 mm, ca. 25 cm lang
- ❒ Holzleim
- ❒ Klarlack oder Hartwachsöl
- ❒ Leimlappen
- ❒ Schleifpapier P 80, P 120, P 220
- ❒ Spaxschrauben 3 x 20, 4 Stück
- ❒ Spaxschrauben 4 x 40, 12 Stück

Werkzeuge

- ❒ Akkuschraubbohrer mit Magnethalter und Bit oder Kreuzschraubendreher
- ❒ Bandsäge mit Anschlag
- ❒ Bleistift
- ❒ (Dekupiersäge)
- ❒ Feile
- ❒ Feinsäge
- ❒ Gehrungssäge oder Gehrungslade
- ❒ Hammer
- ❒ Hobel
- ❒ Klopfholz
- ❒ Maschinenschraubstock
- ❒ Pinsel
- ❒ Schleifklotz
- ❒ Schraubzwingen
- ❒ Schwingschleifer
- ❒ Spitzbohrer
- ❒ Standbohr- oder Handbohrmaschine mit 2,5 mm, 3 mm, 4 mm Spiralbohrer; 8 mm und 10 mm Spiralbohrer mit Zentrierspitze
- ❒ Stecheisen (16 mm)
- ❒ Stichsäge mit Führungsschiene
- ❒ Winkel oder Geodreieck
- ❒ Zirkel
- ❒ Zollstock

ARBEITSANLEITUNG BÜCHERREGAL

Material	Stück	Länge	Breite	Stärke	Bezeichnung
Fichtenholz	1	56 cm	15,0 cm	1,8 cm	oberer Boden
Fichtenholz	1	56 cm	19,0 cm	1,8 cm	unterer Boden
Fichtenholz	2	52 cm	19,5 cm	1,8 cm	Seitenteil

Arbeitsschritte	Werkzeug	Wichtig
1. **eine** Brettlänge anzeichnen	Bleistift Zollstock Winkel	▶ schadhafte Stellen (Äste, Risse, Harzgallen) abfallen lassen ▶ auf Winkelgenauigkeit achten
2. **eine** Brettlänge zuschneiden, 1. und 2. Arbeitsschritt wiederholen	Stichsäge Führungsschiene Schraubzwingen	▶ nur unter Anleitung! ▶ Maßgenauigkeit wird nur dann erreicht, wenn jedes Brett für sich gemessen und gesägt wird ▶ Führungsschiene befestigen und das Werkstück sichern
3. Brettbreiten zuschneiden	Bandsäge Anschlag	▶ nur unter Anleitung!
4. Schrägen an den Seitenteilen anzeichnen → siehe Abb. 1 u. Abb. 2	Bleistift Zollstock Winkel	▶ auf den Außenflächen anzeichnen (Kernseite = runde Seite) ▶ ein rechtes und ein linkes Seitenteil herstellen
5. Schrägen an den Seitenteilen sägen	Stichsäge Führungsschiene Schraubzwingen	▶ nur unter Anleitung! ▶ Führungsschiene befestigen und das Werkstück sichern
6. Rundung an den Seitenteilen anzeichnen und sägen	Zirkel Dekupiersäge	▶ bei Gebrauch einer Stichsäge Pendelhub einstellen, Kurvensägeblatt benutzen
7. vordere Kanten nacharbeiten und schleifen	Hobel Feile Schleifklotz Schleifpapier P 80 Schleifpapier P 120	▶ die Seitenteile deckungsgleich in die Hobelbank einspannen
8. Bohrlöcher anzeichnen → siehe Abb. 2	Bleistift Zollstock Winkel	▶ an den Seitenteilen auf den Außenflächen anzeichnen ▶ an den Böden auf den Hirnholzkanten anzeichnen
9. Bohrlöcher bohren	Standbohrmaschine	▶ nur unter Anleitung! ▶ Bohrunterlage benutzen
Seiten: zunächst die 8 mm Bohrlöcher setzen, dann mit 4 mm Bohrer durchgehend nachbohren	Ø 8 mm Spiralbohrer mit Zentrierspitze Ø 4 mm Spiralbohrer	▶ Tiefenanschlag: 1 cm (Sacklochbohrung) ▶ in der Mitte der 8 mm-Bohrung ansetzen
oberer und unterer Boden: in die Hirnholzkanten bohren	Akkuschraubbohrer Ø 3 mm Spiralbohrer	▶ ca. 2 cm tief bohren ▶ in die Hobelbank einspannen

ARBEITSANLEITUNG BÜCHERREGAL

Arbeitsschritte	Werkzeug	Wichtig
10. Oberflächen schleifen	Schwingschleifer Schleifpapier P 120	▶ Werkstück in die Hobelbank einspannen ▶ Hirnholzkanten nicht schleifen, um Passgenauigkeit zu gewährleisten
11. Aufhängebleche anzeichnen, Sacklochbohrung bohren	Bleistift Aufhängebleche Standbohrmaschine Ø 10 mm Spiralbohrer mit Zentrierspitze Maschinenschraubstock Stecheisen Klopfholz	▶ Aussparung anzeichnen, Bohrlöcher markieren ▶ nur unter Anleitung! ▶ Tiefenanschlag: 1 cm ▶ Seiten einspannen ▶ Langloch mit Stecheisen einarbeiten
12. Aufhängebleche einlassen	Feinsäge Stecheisen Klopfholz oder Dekupiersäge	▶ Blechstärke ausarbeiten
13. Böden und Seitenteile verleimen und verschrauben	Holzleim 4 x 40 Spaxschrauben Akkuschraubbohrer Magnethalter und Bit Winkel	▶ Böden auf gleiche Länge prüfen ▶ flächig verstreichen ▶ überschüssigen Leim mit einem feuchten Lappen entfernen ▶ 15-30 Min. Trockenzeit ▶ auf Winkelgenauigkeit achten!
14. Dübel absägen und einleimen	Ø 8 mm Dübel Gehrungssäge Holzleim Hammer	▶ Dübel ca. 2 cm lang zuschneiden ▶ Schraubenköpfe mit den Dübelenden verdecken
15. Dübel bündig sägen	Feinsäge Folie	▶ Folie lochen und über den Dübel legen, dann die Überstände absägen
16. Außenflächen und Kanten schleifen, anschließend Kanten brechen	Schwingschleifer Schleifklotz Schleifpapier P 120	▶ Werkstück in die Hobelbank einspannen ▶ Werkstück kontrollieren
17. Aufhängebleche anschrauben	Akkuschraubbohrer Ø 2,5 mm Spiralbohrer Magnethalter und Bit 3 x 20 Spaxschrauben	▶ Schrauben vorbohren ▶ Werkstück kontrollieren
18. Bücherregal ölen	Hartwachsöl Pinsel zum Ölen Baumwolllappen	▶ Öl gut aufrühren, dünn einstreichen und nach 10 Min. sorgfältig abreiben (Herstellerhinweise beachten)
oder Bücherregal lackieren, trocknen lassen, zwischenschleifen, lackieren	Klarlack, Pinsel, Schleifpapier P 220	▶ nach Lackierung ½ Std. Trockenzeit (Herstellerhinweise beachten)

ABBILDUNGEN BÜCHERREGAL

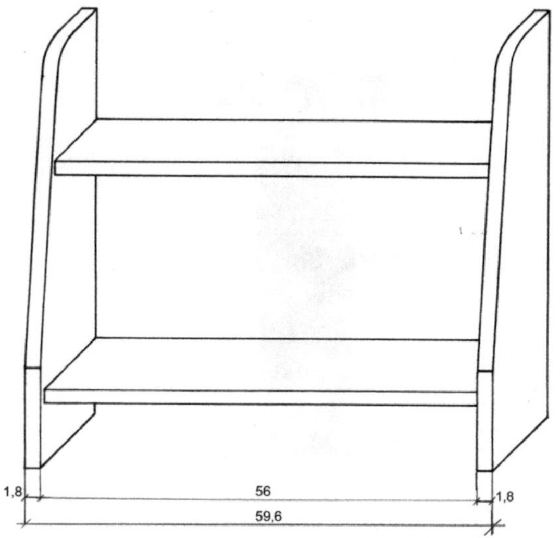

Abb. 1

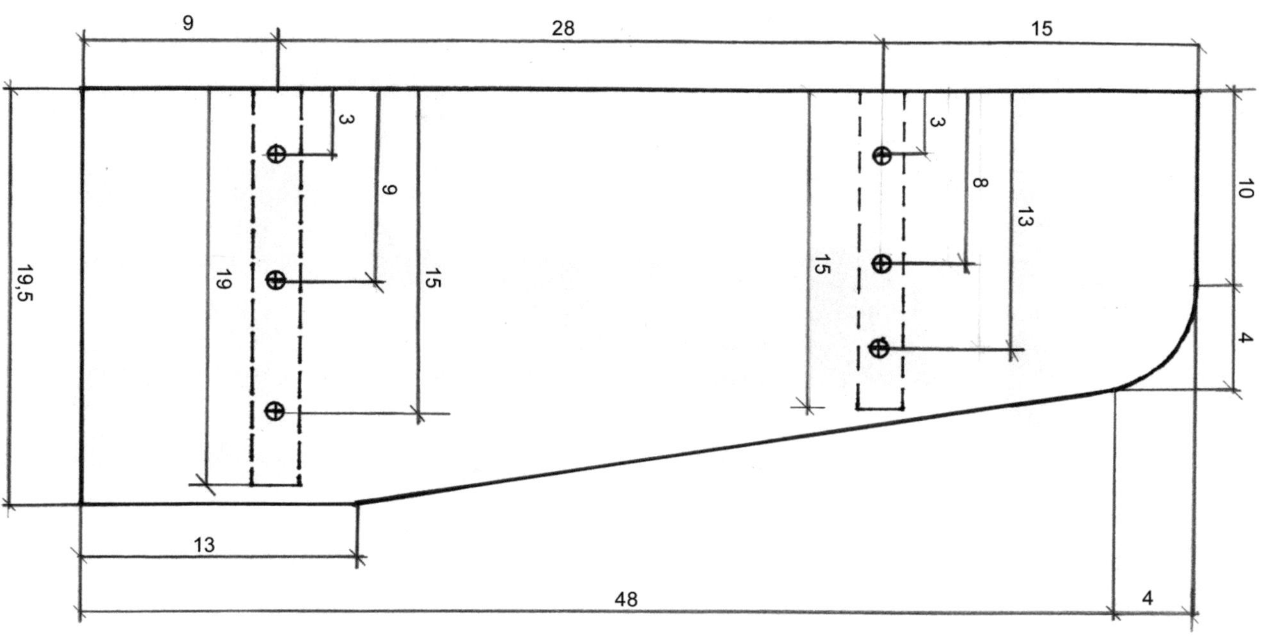

Abb. 2

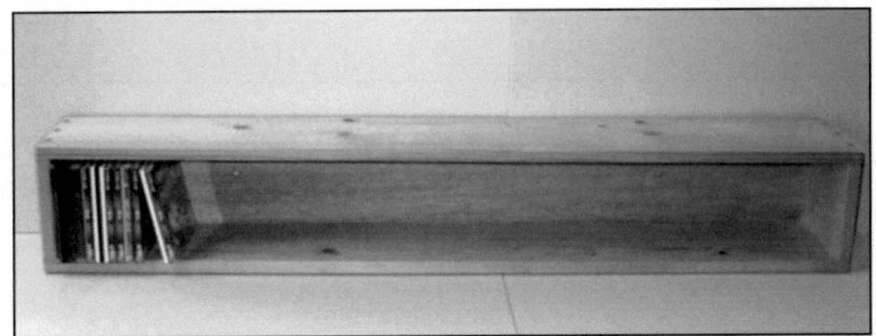

CD-Regal

Für die Herstellung des CD-Regals benötigen Sie folgende Materialien und Werkzeuge:

Material

- ❒ Fichtenholz (ausgehobelt auf 1,8 cm Stärke), Länge x Breite: ca. 230 cm x 13,6 cm
- ❒ Sperrholz (0,4 cm Stärke), Länge x Breite: 100 cm x 16,6 cm

- ❒ Baumwolllappen
- ❒ Dübelstange Ø 8 mm, ca. 25 cm lang
- ❒ Holzleim
- ❒ Klarlack oder Hartwachsöl
- ❒ Leimlappen
- ❒ Nägel (klein) 1,2 x 20 mm, gestaucht
- ❒ Schleifpapier P 120, P 220
- ❒ Spaxschrauben 4 x 40, 12 Stück

Werkzeuge

- ❒ Akkuschraubbohrer mit Magnethalter und Bit oder Kreuzschraubendreher
- ❒ Bandsäge mit Anschlag
- ❒ Bleistift
- ❒ Feinsäge
- ❒ Gehrungssäge oder Gehrungslade
- ❒ Hammer
- ❒ Maschinenschraubstock
- ❒ Pinsel
- ❒ Schleifklotz
- ❒ Schraubzwingen
- ❒ Schwingschleifer
- ❒ Senkstift
- ❒ Standbohr- oder Handbohrmaschine mit 3 mm, 4 mm Spiralbohrer;
  6 mm und 8 mm Spiralbohrer mit Zentrierspitze
- ❒ Stichsäge mit Führungsschiene
- ❒ Winkel oder Geodreieck
- ❒ Zollstock

ARBEITSANLEITUNG CD-REGAL

Material	Stück	Länge	Breite	Stärke	Bezeichnung
Fichtenholz	2	100 cm	13,6 cm	1,8 cm	oberer u. unterer Boden
Fichtenholz	2	13 cm	13,6 cm	1,8 cm	Seiten
Sperrholz	1	100 cm	16,6 cm	0,4 cm	Rückwand

Arbeitsschritte	Werkzeug	Wichtig
1. **eine** Brettlänge anzeichnen	Bleistift Zollstock Winkel	▶ schadhafte Stellen (Äste, Risse, Harzgallen) abfallen lassen ▶ auf Winkelgenauigkeit achten
2. **eine** Brettlänge zuschneiden, 1. und 2. Arbeitsschritt wiederholen	Stichsäge Führungsschiene Schraubzwingen	▶ nur unter Anleitung ▶ Maßgenauigkeit wird nur dann erreicht, wenn jedes Brett für sich gemessen und gesägt wird ▶ Führungsschiene befestigen und das Werkstück sichern
3. Brettbreiten zuschneiden	Bandsäge Anschlag	▶ nur unter Anleitung!
4. Bohrlöcher anzeichnen → siehe Abb. 1	Bleistift Zollstock Winkel	▶ an den Böden auf den Außenflächen anzeichnen (Kernseite = runde Seite) ▶ an den Seiten auf den Hirnholzkanten anzeichnen
5. Bohrlöcher bohren	Standbohrmaschine	▶ nur unter Anleitung! ▶ Bohrunterlage benutzen
Böden: zunächst die 8 mm Bohrlöcher setzen, dann mit 4 mm Bohrer durchgehend nachbohren	Ø 8 mm Spiralbohrer mit Zentrierspitze Ø 4 mm Spiralbohrer	▶ Tiefenanschlag: 1 cm (Sacklochbohrung) ▶ in der Mitte der 8 mm-Bohrung ansetzen
Seiten: in die Hirnholzkanten bohren	Ø 3 mm Spiralbohrer Maschinenschraubstock	▶ ca. 2 cm tief bohren ▶ Werkstück einspannen
6. Oberflächen schleifen	Schwingschleifer Schleifpapier P 120	▶ Werkstück in die Hobelbank einspannen ▶ Hirnholzkanten nicht schleifen, um Passgenauigkeit zu gewährleisten
7. Böden mit Seitenteilen verleimen und verschrauben	Holzleim 4 x 40 Spaxschrauben Akkuschraubbohrer Magnethalter und Bit Winkel	▶ flächig verstreichen ▶ überschüssigen Leim mit einem feuchten Lappen entfernen ▶ 15-30 Min. Trockenzeit ▶ auf Winkelgenauigkeit achten!
8. Rückwand mit ca. 2 mm Zugabe anzeichnen und zuschneiden	Bleistift Zollstock Winkel Stichsäge Führungsschiene Schraubzwingen	▶ nur unter Anleitung! ▶ Führungsschiene befestigen und das Werkstück sichern

ARBEITSANLEITUNG CD-REGAL

Arbeitsschritte	Werkzeug	Wichtig
9. zwei Aufhängelöcher an der Rückwand anzeichnen und bohren	Bleistift Zollstock Winkel Standbohrmaschine Ø 6 mm Spiralbohrer mit Zentrierspitze	▶ zwei parallel liegende Löcher im oberen Drittel ansetzen ▶ nur unter Anleitung! ▶ Bohrunterlage benutzen
10. Rückwand schleifen	Schwingschleifer Schleifklotz Schleifpapier P 120	▶ Werkstück in die Hobelbank einspannen
11. Rückwand aufnageln	Hammer Nägel (klein) 1,2 x 20 mm	▶ mit dem Hammer leicht auf die Nagelspitze schlagen, damit das Holz nicht so schnell spaltet
12. Nägel absenken	Hammer Senkstift	▶ gestauchte Nägelköpfe tiefer treiben = leicht versenkt
13. Dübel absägen und einleimen	Ø 8 mm Dübel Gehrungssäge Holzleim, Hammer	▶ Dübel ca. 2 cm lang zuschneiden ▶ Schraubenköpfe mit den Dübelenden verdecken
14. Dübel bündig sägen	Feinsäge Folie	▶ Folie lochen und über den Dübel legen, dann die Überstände absägen
15. Außenflächen und Kanten schleifen, anschließend Kanten brechen	Schwingschleifer Schleifklotz Schleifpapier P 120	▶ Werkstück in die Hobelbank einspannen ▶ Werkstück kontrollieren
16. CD-Regal ölen	Hartwachsöl Pinsel zum Ölen Baumwolllappen	▶ Öl gut aufrühren, dünn einstreichen und nach 10 Min. sorgfältig abreiben (Herstellerhinweise beachten)
oder CD-Regal lackieren, trocknen lassen, zwischenschleifen, lackieren	Klarlack, Pinsel, Schleifpapier P 220	▶ nach Lackierung ½ Std. Trockenzeit (Herstellerhinweise beachten)

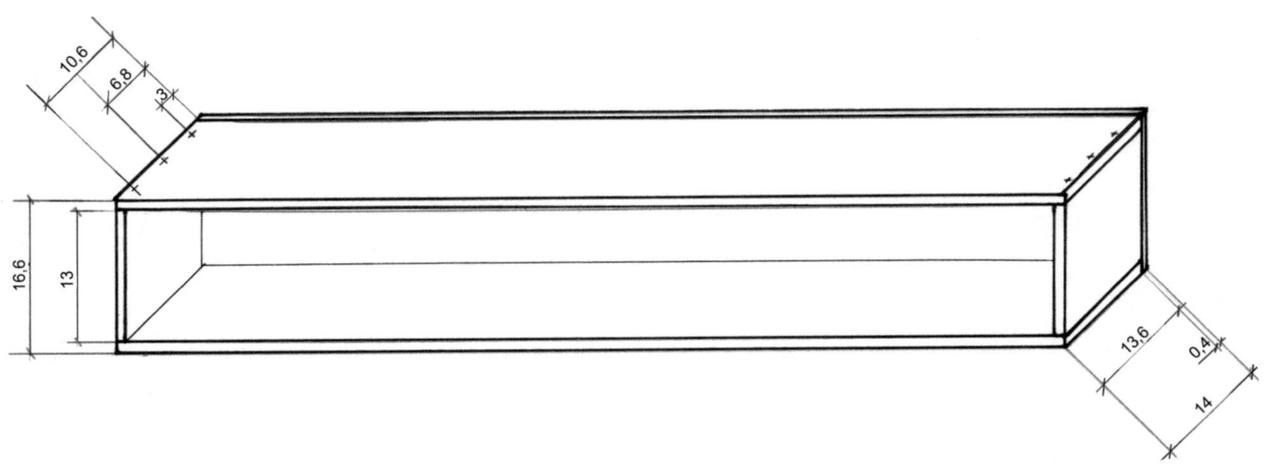

Abb. 1

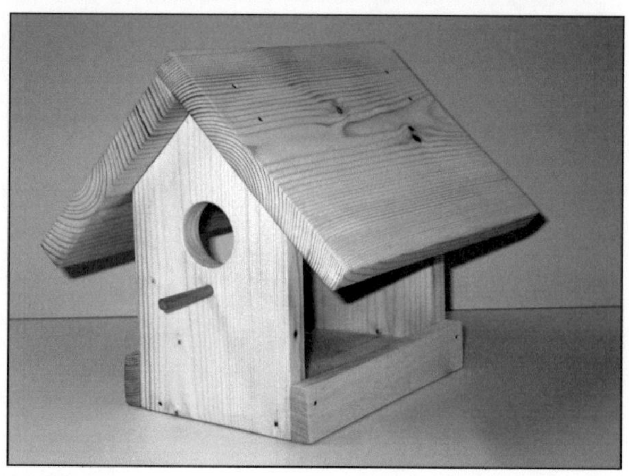

Futterhäuschen

Für die Herstellung des Futterhäuschens benötigen Sie folgende Materialien und Werkzeuge:

Material

- ❐ Fichtenholz (ausgehobelt auf ca. 2 cm Stärke)
  Die Hölzer sind in der Breite auf Fertigmaß zugeschnitten!
  Länge x Breite: ca. 78 cm x 14 cm
  Länge x Breite: ca. 30 cm x 18 cm
  Länge x Breite: ca. 30 cm x 20 cm
- ❐ Fichtenholzleiste (1,2 cm Stärke), Länge x Breite: ca. 48 cm x 4 cm
- ❐ Dübelstange Ø 8 mm, ca. 12 cm lang
- ❐ Holzleim
- ❐ Holzschutzgrundierung, Wetterschutzlasur, farbige Lasur
- ❐ Leimlappen
- ❐ Nägel 1,8 x 40 mm und 2,5 x 55 mm, gestaucht
- ❐ Ringöse
- ❐ Schleifpapier P 120

Werkzeuge

- ❐ Abstandhalter (Leiste 18 cm lang)
- ❐ Anspitzer
- ❐ Bleistift
- ❐ Bügelsäge oder Gestellsäge
- ❐ Feile
- ❐ Fuchsschwanz
- ❐ Gehrungssäge oder Gehrungslade
- ❐ Geodreieck
- ❐ Hammer
- ❐ Kneifzange
- ❐ Pinsel
- ❐ Raspel
- ❐ Schraubzwingen
- ❐ Senkstift
- ❐ Spitzbohrer
- ❐ Standbohr- oder Handbohrmaschine mit 5 mm und 8 mm Spiralbohrer mit Zentrierspitze, 45 mm Forstnerbohrer
- ❐ (Tellerschleifer)
- ❐ Winkel
- ❐ Zollstock

ARBEITSANLEITUNG FUTTERHÄUSCHEN

Material	Stück	Länge	Breite	Stärke	Bezeichnung
Fichtenholz	2	24/16 cm	14 cm	ca. 2 cm	Seiten
Fichtenholz	1	26 cm	18 cm	ca. 2 cm	Dach
Fichtenholz	1	26 cm	20 cm	ca. 2 cm	Dach
Fichtenholz	1	18 cm	14 cm	ca. 2 cm	Boden
Fichtenholz	2	ca. 22 cm	4 cm	1,2 cm	Blenden

Arbeitsschritte	Werkzeug	Wichtig
1. Bretter aufteilen, Längen mit Zugabe anzeichnen	Bleistift Zollstock Winkel	▶ auf jede Länge 3 cm zugeben
2. Längen grob absägen (außer Blenden)	Bügelsäge oder Gestellsäge Schraubzwingen	▶ Brett auf der Hobelbank mit Schraubzwingen befestigen
3. auf jedes Brett genaue Längen anzeichnen (außer Blenden)	Bleistift Zollstock Winkel	▶ an einem Ende winkelige Linie anzeichnen, dann das Maß übertragen
4. genaue Längen absägen (außer Blenden)	Fuchsschwanz Schraubzwingen	▶ Brett auf der Hobelbank mit Schraubzwingen befestigen
5. Schrägen an den Seitenteilen anzeichnen → siehe Abb. 1	Bleistift Geodreieck	▶ Mittellinie der Brettbreite anzeichnen ▶ Spitze des Geodreiecks an die Oberkante legen ▶ Nulllinie und Mittellinie deckungsgleich legen ▶ rechtwinklige Linien anzeichnen
6. Schrägen an den Seitenteilen sägen	Fuchsschwanz Schraubzwingen	▶ Brett auf der Hobelbank mit Schraubzwingen befestigen
7. alle Bohrlöcher anzeichnen	Bleistift Zollstock Winkel	▶ auf der Kernseite = runde Seite anzeichnen
Seitenwände/Fluglöcher: 14 cm von der Unterkante mittig der Brettbreite anzeichnen		
Seitenwände/Dübellöcher: 10 cm von der Unterkante mittig der Brettbreite anzeichnen		
Boden/Abflusslöcher: ca. 5 cm von den Brettenden 2 diagonal liegende Löcher anzeichnen		
8. alle Bohrlöcher bohren	Standbohrmaschine	▶ nur unter Anleitung! ▶ Bohrunterlage benutzen
Seitenwände/Fluglöcher bohren	Ø 45 mm Forstnerbohrer Schraubzwingen	▶ Werkstück mit Schraubzwingen sichern

ARBEITSANLEITUNG FUTTERHÄUSCHEN

Arbeitsschritte	Werkzeug	Wichtig
Seitenwände/Dübellöcher bohren	Ø 8 mm Spiralbohrer mit Zentrierspitze	▶ Tiefenanschlag einstellen! (Sacklochbohrung) je nach Brettstärke: Holzstärke minus 8 mm
Boden/Abflusslöcher bohren	Ø 5 mm Spiralbohrer mit Zentrierspitze	
9. Oberflächen schleifen, Kanten brechen	Schleifklotz Schleifpapier P 120	▶ alle Flächen glätten ▶ Bretter in die Hobelbank einspannen
10. Giebel überprüfen und evtl. nacharbeiten	Tellerschleifer oder Raspel Feile	▶ Seitenwände deckungsgleich übereinander legen
11. Seitenteile an den Boden nageln	Hammer Nägel 2,5 x 55 mm	▶ Boden in die Hobelbank einspannen, Seiten aufnageln ▶ mit dem Hammer leicht auf die Nagelspitze schlagen, damit sich das Holz nicht so schnell spaltet
12. Länge der Blenden anzeichnen und zusägen	Bleistift Zollstock Winkel Gehrungssäge	▶ Länge der Blenden am Werkstück genau ausmessen
13. Blenden schleifen und aufnageln	Schleifklotz Schleifpapier P 120 Hammer Nägel 1,8 x 40 mm Winkel	▶ auf Winkelgenauigkeit der Seiten zum Boden achten
14. Dachplatten aufnageln a. schmale Dachplatte b. zweite Dachplatte bündig anlegen	Abstandhalter Hammer Nägel 2,5 x 55 mm	▶ Werkstück in die Hobelbank einspannen, eine Leiste von 18 cm Länge als Abstandhalter einsetzen
15. Nägel absenken	Hammer Senkstift	▶ gestauchte Nägelköpfe tiefer treiben = leicht versenkt
16. Dübel zusägen 2 Stück Ø 8 mm, 6 cm lang	Ø 8 mm Dübelstange Gehrungssäge Anspitzer	▶ Dübelenden leicht anspitzen
17. Dübel in die Seitenwände einleimen	Holzleim Hammer	▶ überschüssigen Leim mit einem feuchten Lappen entfernen
18. Futterhäuschen mit Holzschutzmittel streichen	Holzschutzimprägnierung Pinsel	▶ ½ Tag ablüften lassen (Herstellerhinweise beachten) ▶ Pinsel mit Verdünnung reinigen
19. Futterhäuschen lasieren, trocknen lassen, lasieren	Wetterschutzlasur Pinsel	▶ Pinsel mit Wasser reinigen ▶ nach dem Lasieren ½ Tag Trockenzeit (Herstellerhinweise beachten)
im Anschluss nach Wunsch Dach farbig lasieren	farbige Lasur Pinsel	▶ Lasur gut durchrühren ▶ in Maserrichtung streichen
20. Aufhängung mittig anbringen	Spitzbohrer Hammer Ringöse	▶ mit dem Spitzbohrer kleines Loch vorstechen, dann das Gewinde eindrehen

ABBILDUNG FUTTERHÄUSCHEN

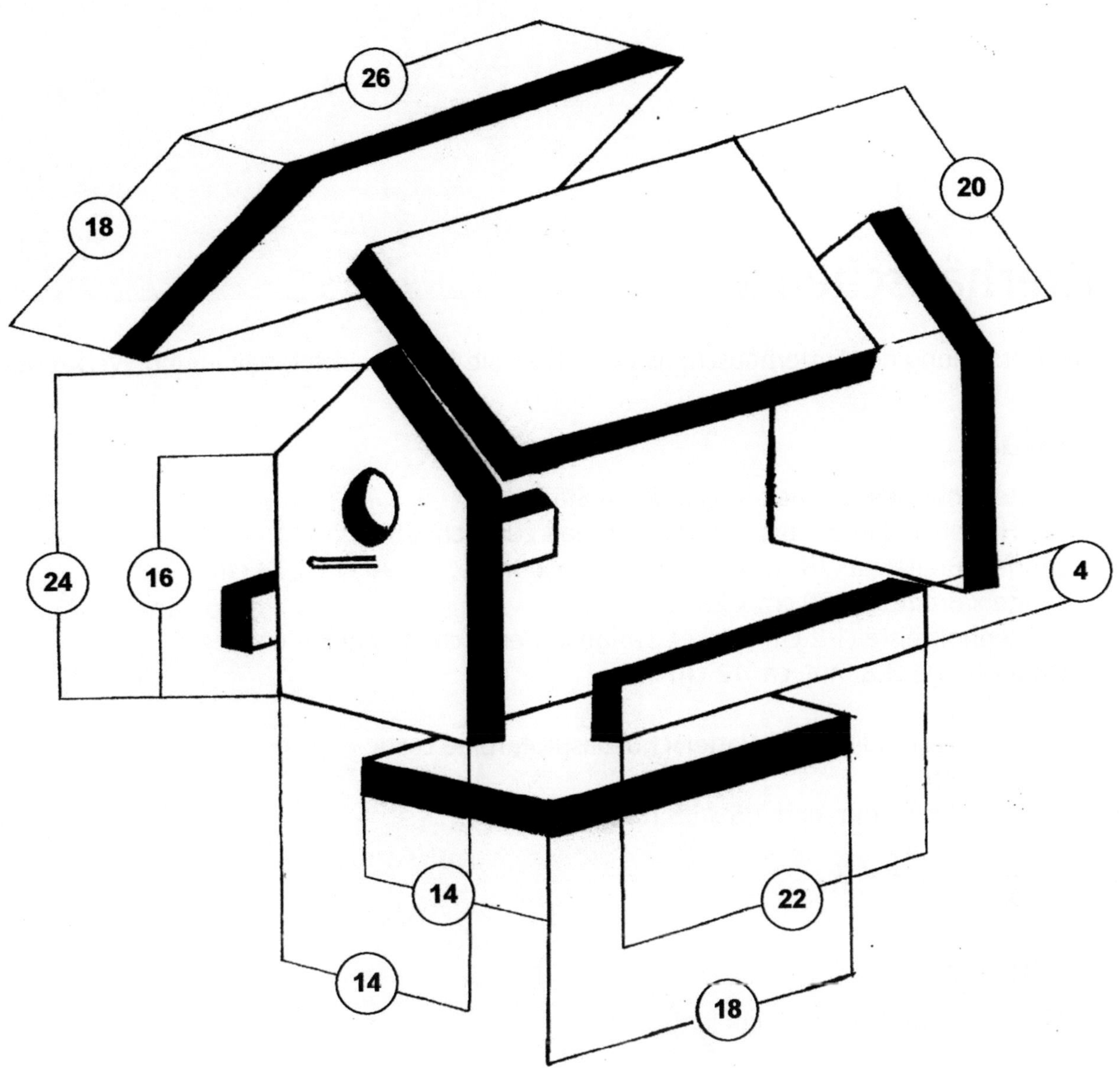

Abb. 1

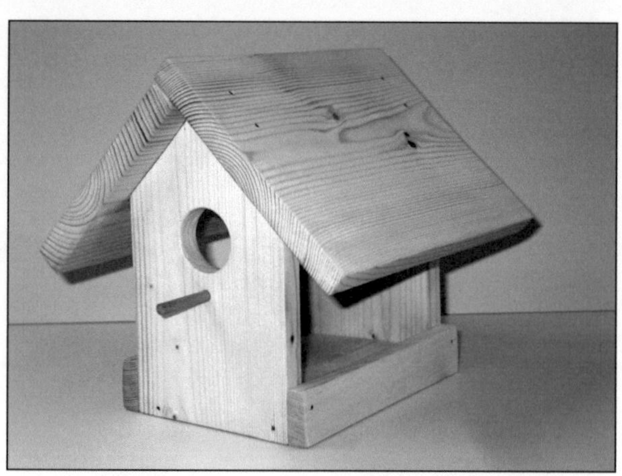

Futterhäuschen 2

Für die Herstellung des Futterhäuschens benötigen Sie folgende Materialien und Werkzeuge:

Material

- ❐ Fichtenholz (ausgehobelt auf ca. 2 cm Stärke)
  Die Hölzer sind in der Breite auf Fertigmaß zugeschnitten!
  Länge x Breite: ca. 78 cm x 14 cm; Länge x Breite: ca. 30 cm x 18 cm
  Länge x Breite: ca. 30 cm x 20 cm
- ❐ Fichtenholzleiste (1,2 cm Stärke), Länge x Breite: ca. 48 cm x 4 cm
- ❐ Dübelstange Ø 8 mm, ca. 12 cm lang
- ❐ Holzleim
- ❐ Holzschutzgrundierung, Wetterschutzlasur, farbige Lasur
- ❐ Leimlappen
- ❐ Nägel 1,8 x 40 mm und 2,5 x 55 mm, gestaucht
- ❐ Ringöse
- ❐ Schleifpapier P 120

Werkzeuge

- ❐ Abstandhalter (Leiste 18 cm lang)
- ❐ Anspitzer
- ❐ Bleistift
- ❐ Bügelsäge oder Gestellsäge
- ❐ Feile
- ❐ Fuchsschwanz
- ❐ Gehrungssäge oder Gehrungslade
- ❐ Geodreieck
- ❐ Hammer
- ❐ Kneifzange
- ❐ Pinsel
- ❐ Raspel
- ❐ Schraubzwingen
- ❐ Senkstift
- ❐ Spitzbohrer
- ❐ Standbohr- oder Handbohrmaschine mit 5 mm und 8 mm Spiralbohrer mit Zentrierspitze, 45 mm Forstnerbohrer
- ❐ (Tellerschleifer)
- ❐ Winkel
- ❐ Zollstock

ARBEITSANLEITUNG FUTTERHÄUSCHEN 2

Zu dieser Arbeitsanleitung benötigen Sie entweder ein Anschauungsstück oder von Ihnen festgelegte Maße.

Material	**Stück**	**Länge**	**Breite**	**Stärke**	**Bezeichnung**
Fichtenholz					Seiten
Fichtenholz					Dach
Fichtenholz					Dach
Fichtenholz					Boden
Fichtenholz					Blenden

Arbeitsschritte	**Werkzeug**	**Wichtig**
1. Ermitteln Sie die Maße der einzelnen Bretter für das Futterhäuschen. Tragen Sie diese in die Abb. 1 ein	Bleistift Zollstock	▶ alle Maße auf volle cm aufrunden
2. Übertragen Sie die ermittelten Maße in die Materialliste, siehe oben		
3. Ermitteln Sie die Brettstärken und übertragen Sie die Maße in die Materialliste	Bleistift Zollstock	▶ genaue Maße angeben
4. Bretter aufteilen, Längen mit Zugabe anzeichnen	Bleistift Zollstock Winkel	▶ auf jede Länge 3 cm zugeben
5. Längen grob absägen (außer Blenden)	Bügelsäge oder Gestellsäge Schraubzwingen	▶ Brett auf der Hobelbank mit Schraubzwingen befestigen
6. auf jedes Brett genaue Längen anzeichnen (außer Blenden)	Bleistift Zollstock Winkel	▶ an einem Ende winkelige Linie anzeichnen, dann das Maß übertragen
7. genaue Längen absägen (außer Blenden)	Fuchsschwanz Schraubzwingen	▶ Brett auf der Hobelbank mit Schraubzwingen befestigen
8. Schrägen an den Seitenteilen anzeichnen → siehe Abb. 1	Bleistift Geodreieck	▶ Mittellinie der Brettbreite anzeichnen ▶ Spitze des Geodreiecks an die Oberkante legen ▶ Nulllinie und Mittellinie deckungsgleich legen ▶ rechtwinklige Linien anzeichnen
9. Schrägen an den Seitenteilen sägen	Fuchsschwanz Schraubzwingen	▶ Brett auf der Hobelbank mit Schraubzwingen befestigen
10. alle Bohrlöcher anzeichnen	Bleistift Zollstock Winkel	▶ auf der Kernseite = runde Seite anzeichnen

ARBEITSANLEITUNG FUTTERHÄUSCHEN 2

Arbeitsschritte	Werkzeug	Wichtig
Seitenwände/Fluglöcher: 14 cm von der Unterkante mittig der Brettbreite anzeichnen		
Seitenwände/Dübellöcher: 10 cm von der Unterkante mittig der Brettbreite anzeichnen		
Boden/Abflusslöcher: ca. 5 cm von den Brettenden 2 diagonal liegende Löcher anzeichnen		
11. alle Bohrlöcher bohren	Standbohrmaschine	▶ nur unter Anleitung! ▶ Bohrunterlage benutzen
Seitenwände/Fluglöcher bohren	Ø 45 mm Forstnerbohrer Schraubzwingen	▶ Werkstück mit Schraubzwingen sichern
Seitenwände/Dübellöcher bohren	Ø 8 mm Spiralbohrer mit Zentrierspitze	▶ Tiefenanschlag einstellen! (Sacklochbohrung) je nach Brettstärke: Holzstärke minus 8 mm
Boden/Abflusslöcher bohren	Ø 5 mm Spiralbohrer mit Zentrierspitze	
12. Oberflächen schleifen, Kanten brechen	Schleifklotz Schleifpapier P 120	▶ alle Flächen glätten ▶ Bretter in die Hobelbank einspannen
13. Giebel überprüfen und evtl. nacharbeiten	Tellerschleifer oder Raspel Feile	▶ Seitenwände deckungsgleich übereinander legen
14. Seitenteile an den Boden nageln	Hammer Nägel 2,5 x 55 mm	▶ Boden in die Hobelbank einspannen, Seiten aufnageln ▶ mit dem Hammer leicht auf die Nagelspitze schlagen, damit sich das Holz nicht so schnell spaltet
15. Länge der Blenden anzeichnen und zusägen	Bleistift Zollstock Winkel Gehrungssäge	▶ Länge der Blenden am Werkstück genau ausmessen
16. Blenden schleifen und aufnageln	Schleifklotz Schleifpapier P 120 Hammer Nägel 1,8 x 40 mm Winkel	▶ auf Winkelgenauigkeit der Seiten zum Boden achten
17. Dachplatten aufnageln a. schmale Dachplatte b. zweite Dachplatte bündig anlegen	Abstandhalter Hammer Nägel 2,5 x 55 mm	▶ Werkstück in die Hobelbank einspannen, eine Leiste von 18 cm Länge als Abstandhalter einsetzen
18. Nägel absenken	Hammer Senkstift	▶ gestauchte Nägelköpfe tiefer treiben = leicht versenkt

ARBEITSANLEITUNG / ABBILDUNG FUTTERHÄUSCHEN 2

Arbeitsschritte	Werkzeug	Wichtig
19. Dübel zusägen 2 Stück Ø 8 mm, 6 cm lang	Ø 8 mm Dübelstange Gehrungssäge Anspitzer	▶ Dübelenden leicht anspitzen
20. Dübel in die Seitenwände einleimen	Holzleim Hammer	▶ überschüssigen Leim mit einem feuchten Lappen entfernen
21. Futterhäuschen mit Holzschutzmittel streichen	Holzschutzimprägnierung Pinsel	▶ ½ Tag ablüften lassen (Herstellerhinweise beachten) ▶ Pinsel mit Verdünnung reinigen
22. Futterhäuschen lasieren, trocknen lassen, lasieren	Wetterschutzlasur Pinsel	▶ Pinsel mit Wasser reinigen ▶ nach dem Lasieren ½ Tag Trockenzeit (Herstellerhinweise beachten)
im Anschluss nach Wunsch Dach farbig lasieren	farbige Lasur Pinsel	▶ Lasur gut durchrühren ▶ in Maserrichtung streichen (Herstellerhinweise beachten)
23. Aufhängung mittig anbringen	Spitzbohrer Hammer Ringöse	▶ mit dem Spitzbohrer kleines Loch vorstechen, dann das Gewinde eindrehen

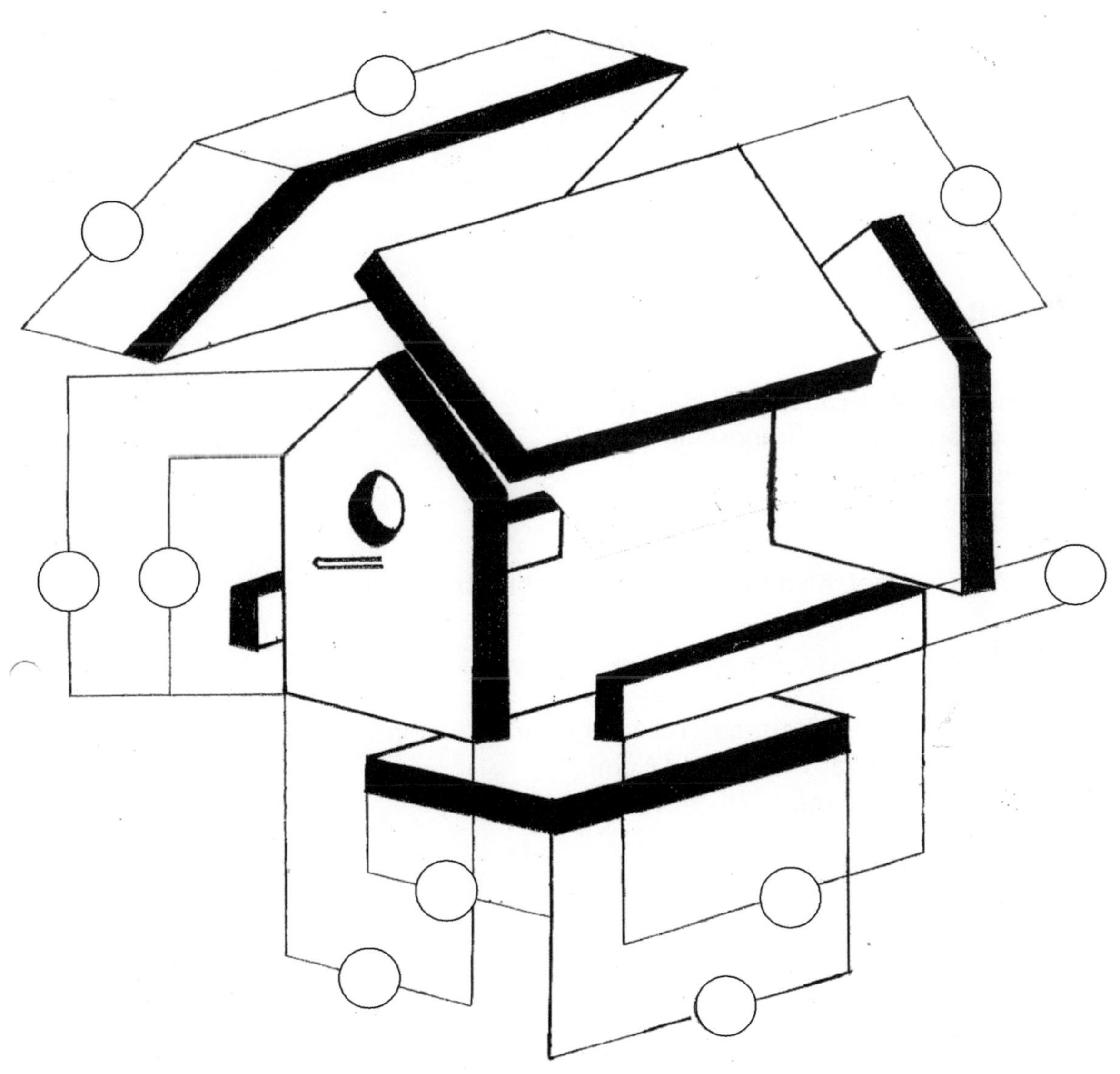

Abb. 1

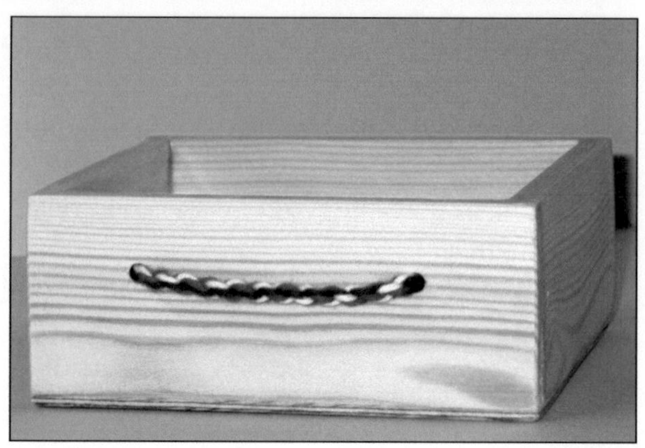

Kleiner Schubkasten

Für die Herstellung des kleinen Schubkastens benötigen Sie folgende Materialien und Werkzeuge:

Material

- ❒ Kiefernleisten (1 cm Stärke), Länge x Breite: ca. 58 cm x 6 cm
- ❒ Sperrholz (0,4 cm Stärke), Länge x Breite: 15 cm x 15 cm

- ❒ Alleskleber
- ❒ Baumwollgarn (farbig) 0,2 mm, ca. 180 cm lang
- ❒ Holzleim
- ❒ Klarlack
- ❒ Leimlappen
- ❒ Nägel (klein) 1,2 x 20 mm
- ❒ Schleifpapier P 120, P 220

Werkzeuge

- ❒ Bleistift
- ❒ Dekupiersäge oder Laubsäge
- ❒ Gehrungssäge oder Gehrungslade
- ❒ Hammer
- ❒ Kugelschreiber
- ❒ Pinsel
- ❒ Rahmeneckspanner, Klemmzwingen oder Schraubzwingen
- ❒ Schere
- ❒ Schleifklotz
- ❒ Senkstift
- ❒ Standbohr- oder Handbohrmaschine mit 6 mm Spiralbohrer mit Zentrierspitze
- ❒ Verleimhilfe (Spanplatte 13 cm x 13 cm)
- ❒ Winkel oder Geodreieck
- ❒ Zollstock

ARBEITSANLEITUNG KLEINER SCHUBKASTEN

Material	Stück	Länge	Breite	Stärke	Bezeichnung
Kiefernleisten	2	15 cm	6 cm	1,0 cm	Vorder- und Hinterstück
Kiefernleisten	2	13 cm	6 cm	1,0 cm	Seiten
Sperrholz	1	15 cm	15 cm	0,4 cm	Boden

Arbeitsschritte	Werkzeug	Wichtig
1. **eine** Brettlänge anzeichnen	Bleistift Zollstock Winkel	▶ schadhafte Stellen (Äste, Risse, Harzgallen) abfallen lassen ▶ auf Winkelgenauigkeit achten
2. **eine** Brettlänge zuschneiden, 1. und 2. Arbeitsschritt wiederholen	Gehrungssäge	▶ Maßgenauigkeit wird nur dann erreicht, wenn jedes Brett für sich gemessen und gesägt wird
3. Bohrlöcher anzeichnen ➝ siehe Abb. 1 u. Abb. 2	Bleistift Zollstock Winkel	▶ Mittellinien der Bohrlöcher anzeichnen
4. Vorderstück bohren	Standbohrmaschine Ø 6 mm Spiralbohrer mit Zentrierspitze	▶ nur unter Anleitung! ▶ Bohrunterlage benutzen
5. Oberflächen schleifen	Schleifklotz Schleifpapier P 120	▶ in Maserrichtung schleifen ▶ Brettchen in die Hobelbank einspannen ▶ Hirnholzkanten nicht schleifen, um Passgenauigkeit zu gewährleisten
6. Kasten verleimen ➝ siehe Abb. 2 u. Abb. 3	Holzleim Verleimhilfe Rahmeneckspanner, Klemmzwingen oder Schraubzwingen	▶ Kernseite = runde Seite nach außen ▶ überschüssigen Leim mit einem feuchten Lappen entfernen ▶ 15-30 Min. Trockenzeit
7. Sperrholzboden anzeichnen und zuschneiden	Bleistift Zollstock Winkel Dekupiersäge	▶ Restsperrholz verwenden ▶ mit ca. 2 mm Zugabe zuschneiden
8. Bodenplatte schleifen	Schleifklotz Schleifpapier P 120	▶ in Maserrichtung schleifen
9. Bodenplatte aufnageln	Hammer Nägel (klein) 1,2 x 20 mm	▶ mit dem Hammer leicht auf die Nagelspitze schlagen, damit das Holz nicht so schnell spaltet
10. Nägel absenken	Hammer Senkstift	▶ gestauchte Nägelköpfe tiefer treiben = leicht versenkt
11. Kasten schleifen, Bodenplatte bündig schleifen, Kanten brechen	Schleifklotz Schleifpapier P 120	▶ Werkstück kontrollieren
12. Kasten lackieren, trocknen lassen, zwischenschleifen, lackieren	Klarlack, Pinsel, Schleifpapier P 220	▶ nach Lackierung ½ Std. Trockenzeit (Herstellerhinweise beachten)

ARBEITSANLEITUNG / ABBILDUNG KL. SCHUBKASTEN

Arbeitsschritte	Werkzeug	Wichtig
13. Herstellen einer Kordel ▶ Materialien: Alleskleber; Baumwollgarn 0,02 mm, ca. 1,80 m; Bleistift; Klebestreifen- oder Heftzwecken; Kugelschreiber; Schere; Zollstock ▶ 3 Fäden auf 60 cm Länge abschneiden und an den Enden verknoten. Ein Ende am Tisch mit Klebestreifen oder Heftzwecken befestigen, am anderen Ende einen Bleistift durchstecken. Den Bleistift in eine Richtung drehen, einen Kugelschreiber mittig einhängen, beide Kordelenden zusammenlegen, so dass durch die Drehbewegung des Kugelschreibers eine Kordel entsteht. Die Kordel am Ende verknoten und mit Alleskleber sichern.		
14. Kordel befestigen	Alleskleber Schere	

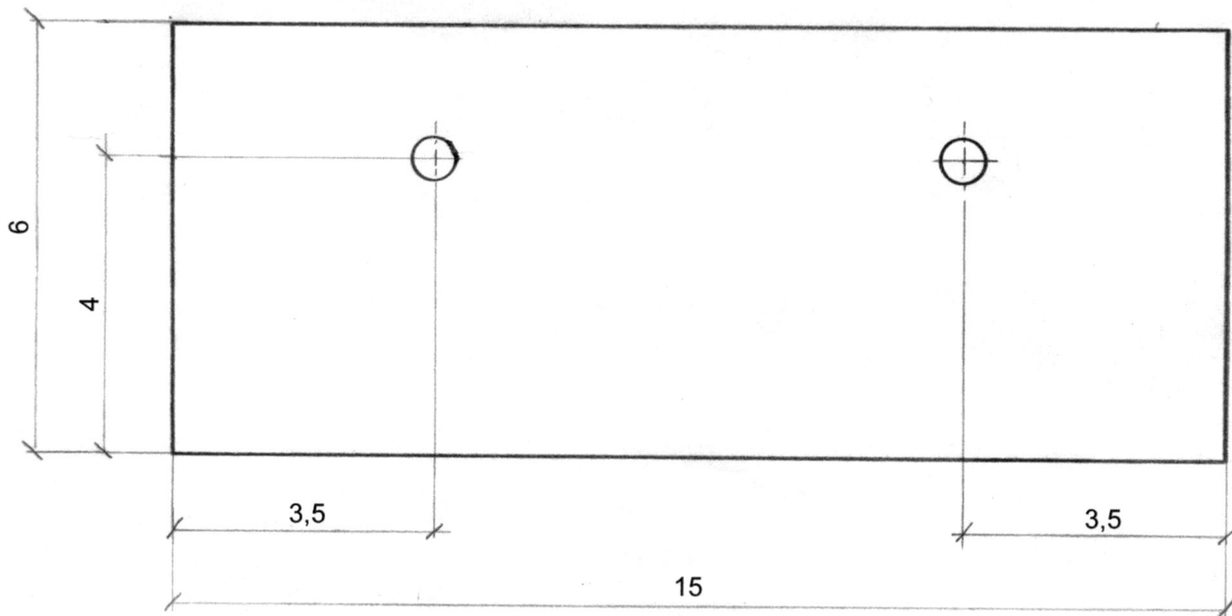

Abb. 1

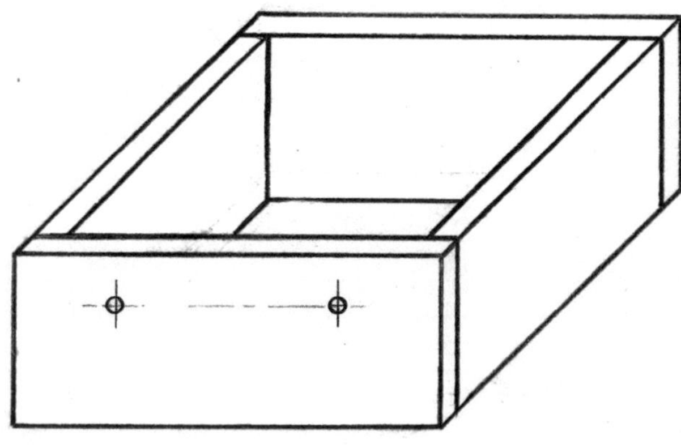

Abb. 2

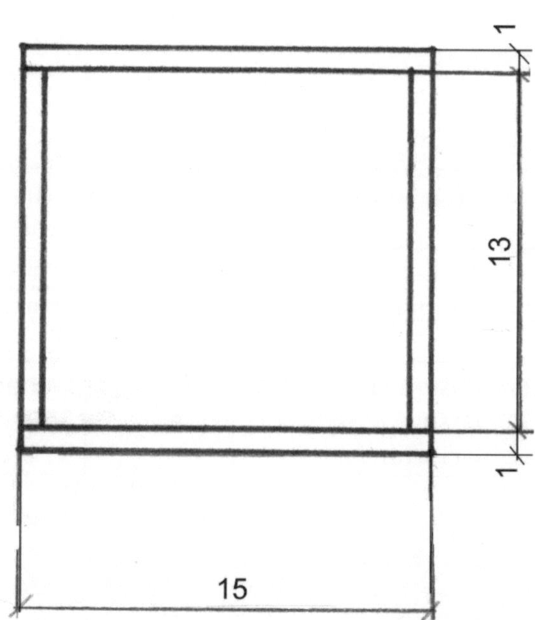

Abb. 3

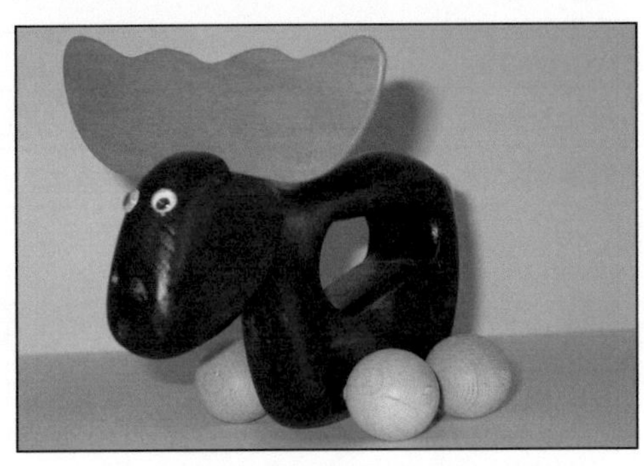

Massageelch

Für die Herstellung des Massageelchs benötigen Sie folgende Materialien und Werkzeuge:

Material

- ❒ Fichtenholz (ausgehobelt auf ca. 2 cm Stärke), Länge x Breite: ca. 45 cm x 14 cm
- ❒ Sperrholz (4 mm Stärke), Länge x Breite: ca. 17 cm x 5 cm
- ❒ Alleskleber
- ❒ Dübelstange Ø 8 mm, ca. 27 cm lang
- ❒ Holzkugeln Ø 40 mm, 4 Stück
- ❒ Holzleim
- ❒ Klarlack
- ❒ Leder, kleine Perle, Messingschraube
- ❒ Leimlappen
- ❒ Nägel 1,2 x 35 mm, gestaucht
- ❒ Schablonen (Geweih, Körper), siehe Abb. 1 und Abb. 2
- ❒ Schleifpapier P 80, P 120, P 220
- ❒ Wackelaugen
- ❒ Wasserbeize

Werkzeuge

- ❒ Akkuschraubbohrer mit Versenker oder Handversenker
- ❒ Anspitzer
- ❒ Beizpinsel
- ❒ Bleistift
- ❒ Dekupiersäge
- ❒ Einspannhilfe (2 Hölzer mit je halber 40er-Bohrung)
- ❒ Feile
- ❒ Fuchsschwanz
- ❒ Gehrungssäge oder Gehrungslade
- ❒ Hammer
- ❒ Heißklebepistole
- ❒ Lineal
- ❒ Maschinenschraubstock
- ❒ Pinsel
- ❒ Raspel
- ❒ Schere
- ❒ Schraubstock
- ❒ Schraubzwingen
- ❒ Senkstift
- ❒ Standbohr- oder Handbohrmaschine, 8,2 mm (oder 8 mm) Spiralbohrer, 9 mm Spiralbohrer mit Zentrierspitze, 25 mm und 35 mm Forstnerbohrer
- ❒ Zollstock

ARBEITSANLEITUNG MASSAGEELCH

Material	Stück	Länge	Breite	Stärke	Bezeichnung
Fichtenholz	2	ca. 22 cm	ca. 14 cm	ca. 2,0 cm	Körper
Sperrholz	1	ca. 17 cm	ca. 5 cm	0,4 cm	Geweih

Arbeitsschritte	Werkzeug	Wichtig
1. 2 Bretter von ca. 22 cm Länge absägen und verleimen	Fuchsschwanz Schraubzwingen Holzleim Hammer Nägel 1,2 x 35 mm Zulagen Schraubzwingen	▶ Brett auf der Hobelbank mit Schraubzwingen befestigen ▶ Kernseite = runde Seite nach außen ▶ Leim flächig verstreichen ▶ außerhalb des Motives einschlagen ▶ Spanplatten o. Ä. ▶ 15-30 Min. Trockenzeit ▶ überschüssigen Leim mit einem feuchten Lappen entfernen
2. Form des Massageelches aufzeichnen → siehe Abb. 2	Schablone Bleistift	▶ Bohrpunkte markieren
3. äußere Form ausschneiden	Dekupiersäge	▶ zuletzt den Schlitz für das Geweih anzeichnen u. sägen (Sperrholzstärke beachten)
4. Bohrlöcher für Griffolive und Achsaufnahme bohren	Standbohrmaschine Ø 35, Ø 25 mm Forstnerbohrer Ø 9 mm Spiralbohrer mit Zentrierspitze Schraubzwingen	▶ nur unter Anleitung! ▶ Bohrunterlage benutzen ▶ mit Schraubzwingen festspannen
5. Griffolive anzeichnen und ausschneiden	Bleistift Lineal Dekupiersäge	▶ die äußeren Ränder der Bohrungen mit Bleistiftlinie verbinden
6. Form nacharbeiten	Schraubstock Raspel Feile Schleifpapier P 80 Schleifpapier P 120	▶ Werkstück einspannen
7. Nasenlöcher bohren	Akkuschraubbohrer Versenker oder Handversenker	▶ Werkstück einspannen
8. Form des Geweihs aufzeichnen und ausschneiden → siehe Abb. 1	4 mm Sperrholz Schablone Dekupiersäge	▶ die Maserung läuft mit der Längskante
9. Geweih nacharbeiten	Schleifpapier P 120	
10. 2 Achsen auf 12 cm bis 13 cm Länge zuschneiden	Ø 8 mm Dübel Gehrungssäge	▶ Enden mit Anspitzer fasen
11. Holzkugeln aufbohren	Standbohrmaschine Ø 40 mm Kugeln Ø 8,2 mm Spiralbohrer Maschinenschraubstock	▶ nur unter Anleitung! ▶ im Maschinenschraubstock mit der Einspannhilfe festspannen

ARBEITSANLEITUNG / ABBILDUNG MASSAGEELCH

Arbeitsschritte	Werkzeug	Wichtig
12. Massageelch farbig beizen: wässern, trocknen lassen, zwischenschleifen, beizen, trocknen lassen	Wasser, Pinsel, Schleifpapier P 220 Beize, Beizpinsel, Einmalhandschuhe	▶ nach Wässern und Beizen jeweils gut trocknen lassen ▶ Beizarbeitsplatz vorbereiten: Spritzschutz aufstellen!
lackieren, trocknen lassen, zwischenschleifen, lackieren	Lack-Beize-Gemisch Schleifpapier P 220 Klarlack, Pinsel	▶ nach Lackierung ½ Std. Trockenzeit (Herstellerhinweise beachten)
13. Montage: Kugeln mit Achsen verleimen	Holzleim Hammer	▶ überschüssigen Leim mit einem feuchten Lappen entfernen ▶ 15-30 Min. Trockenzeit
Wackelaugen aufkleben	2 x Ø 10 mm Wackelaugen Alleskleber	
Schwanz zuschneiden und anschrauben	Leder, Schere, Perle Messingschraube Spitzbohrer Schraubendreher	▶ eine kleine Perle kann am Schwanzende angebracht werden ▶ durch das Leder bis ins Holz vorstechen
Geweih befestigen	Alleskleber oder Heißklebepistole	▶ 15-30 Min. Trockenzeit

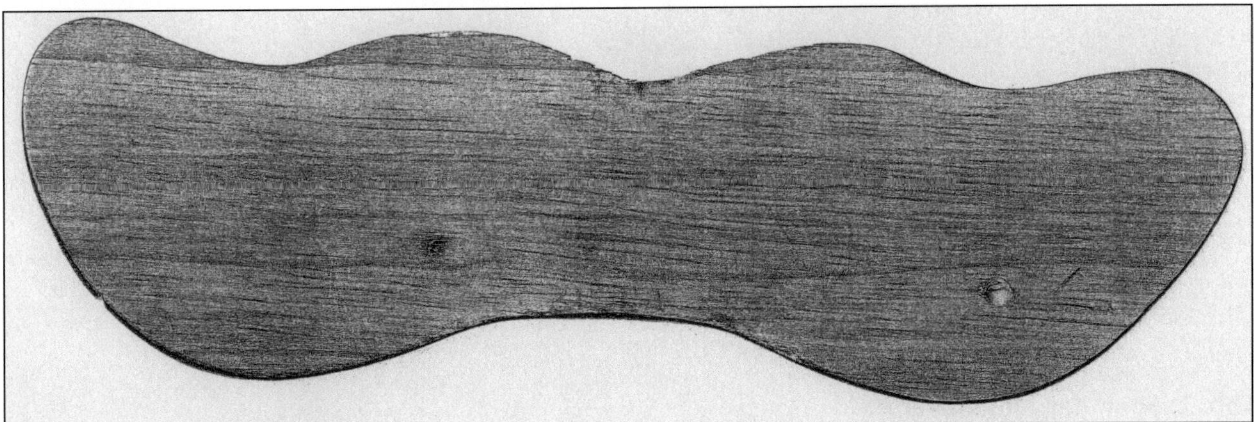

Abb. 1: Form des Geweihs

ABBILDUNG MASSAGEELCH

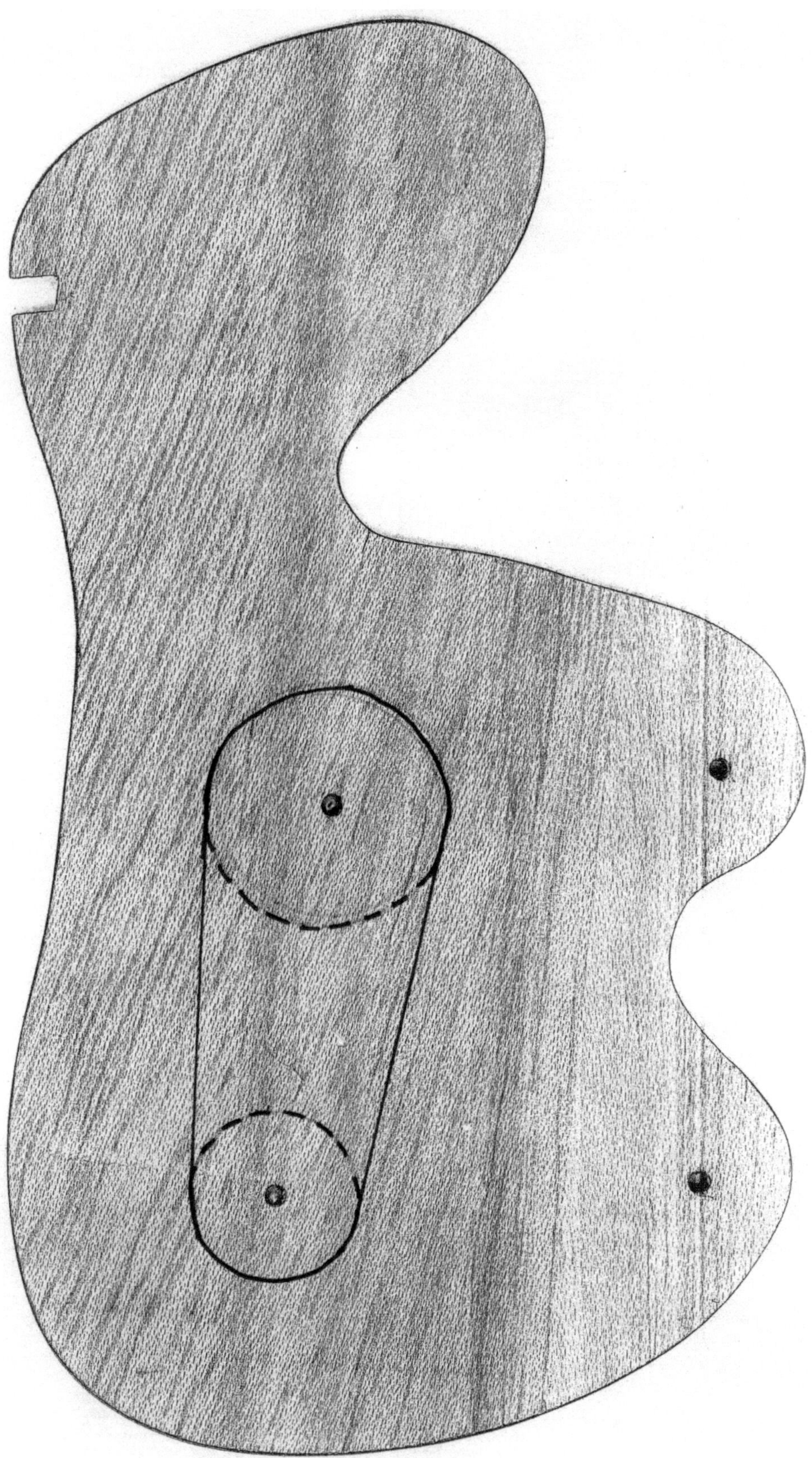

Abb. 2: Form des Massageelchs

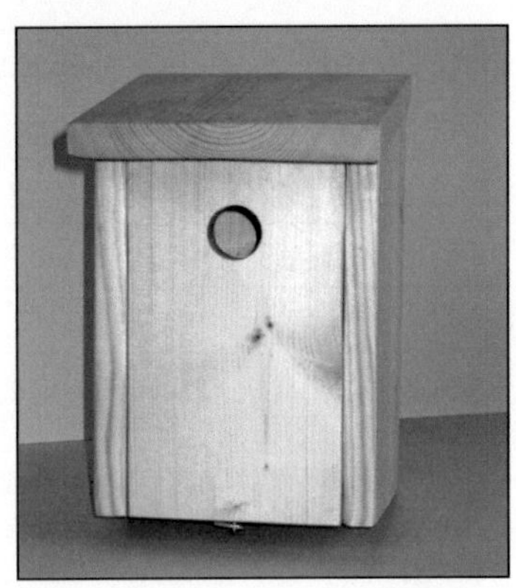

Nistkasten für Meisen

Für die Herstellung des Nistkastens für Meisen benötigen Sie folgende Materialien und Werkzeuge:

Material

- ❐ Fichtenholz (ausgehobelt auf ca. 2 cm Stärke)
  Die Hölzer sind in der Breite auf Fertigmaß zugeschnitten!
  Länge x Breite: ca. 75 cm x 14 cm
  Länge x Breite: ca. 60 cm x 18 cm
  Länge x Breite: 27 cm x 20 cm

- ❐ Dübelstange Ø 8 mm, ca. 11 cm lang
- ❐ Holzleim
- ❐ Holzschutzgrundierung, Wetterschutzlasur, farbige Lasur
- ❐ Leimlappen
- ❐ Nägel 2,5 x 55 mm, gestaucht
- ❐ Schleifpapier P 120

Werkzeuge

- ❐ Anspitzer
- ❐ Bleistift
- ❐ Bügelsäge oder Gestellsäge
- ❐ Feile
- ❐ Fuchsschwanz
- ❐ Hammer
- ❐ Kneifzange
- ❐ Maschinenschraubstock
- ❐ Pinsel
- ❐ Raspel
- ❐ Schraubhaken (Sturmhaken)
- ❐ Schrauböse
- ❐ Schraubzwingen
- ❐ Senkstift
- ❐ Spitzbohrer
- ❐ Standbohr- oder Handbohrmaschine mit 5 mm und 8 mm Spiralbohrer mit Zentrierspitze, 8,2 mm (oder 8,5 mm) Spiralbohrer, 35 mm Forstnerbohrer
- ❐ (Tellerschleifer)
- ❐ Winkel oder Geodreieck
- ❐ Zollstock

ARBEITSANLEITUNG NISTKASTEN FÜR MEISEN

Material	Stück	Länge	Breite	Stärke	Bezeichnung
Fichtenbrett	1	24 cm	14 cm	ca. 2 cm	Vorderwand
Fichtenbrett	2	24/27 cm	18 cm	ca. 2 cm	Seitenwand
Fichtenbrett	1	27 cm	14 cm	ca. 2 cm	Rückwand
Fichtenbrett	1	14 cm	14 cm	ca. 2 cm	Boden
Fichtenbrett	1	24 cm	20 cm	ca. 2 cm	Dach

Arbeitsschritte	Werkzeug	Wichtig
1. Bretter aufteilen, Längen mit Zugabe anzeichnen	Bleistift Zollstock Winkel	▶ auf jede Länge ca. 3 cm zugeben ▶ Kernseite = runde Seite nach außen; ein rechtes und ein linkes Seitenteil herstellen
2. Längen grob absägen	Bügelsäge oder Gestellsäge Schraubzwingen	▶ Brett auf der Hobelbank mit Schraubzwingen befestigen
3. auf jedes Brett genaue Längen anzeichnen (außer Rückwand)	Bleistift Zollstock Winkel	▶ an einem Ende winkelige Linie anzeichnen, dann das Maß übertragen
4. genaue Längen absägen (außer Rückwand)	Fuchsschwanz Schraubzwingen	▶ Brett auf der Hobelbank mit Schraubzwingen befestigen
5. die Rückwand länger lassen und die Schräge der Seiten anzeichnen, dann genau sägen	Bleistift Fuchsschwanz Schraubzwingen	▶ Seiten passgenau an die Rückwand stellen und mit dem Bleistift über die Schrägen ziehen
6. alle Bohrlöcher anzeichnen → siehe Abb. 1	Bleistift Zollstock Winkel	▶ auf der Kernseite = runde Seite anzeichnen
Vorderwand/Flugloch: 5 cm von der Oberkante mittig der Brettbreite anzeichnen		
Vorderwand/Türmechanik: auf den Seitenkanten von oben Abstand von 3 cm markieren, 1 cm von den vorderen Kanten abmessen und anzeichnen		
Seitenwände/Türmechanik: 3 cm von den Oberkanten und 1 cm von den Vorderkanten auf der Fläche anzeichnen		
Rückwand/Aufhängung: ca. 5 cm vom oberen Brettende 2 parallel liegende Löcher anzeichnen		
Boden/Abflusslöcher: ca. 5 cm von den Brettenden 2 diagonal liegende Löcher anzeichnen		
7. alle Bohrlöcher bohren	Standbohrmaschine	▶ nur unter Anleitung! ▶ Bohrunterlage benutzen

ARBEITSANLEITUNG NISTKASTEN FÜR MEISEN

Arbeitsschritte	Werkzeug	Wichtig
Vorderwand/Flugloch bohren	Ø 35 mm Forstnerbohrer Schraubzwingen	▶ Werkstück mit Schraubzwingen sichern
Vorderwand/Türmechanik bohren	Ø 8 mm Spiralbohrer mit Zentrierspitze Maschinenschraubstock	▶ Tiefenanschlag: (Sacklochbohrung) auf 30 mm einstellen, in die Kanten bohren ▶ die Standfestigkeit wird durch das Einspannen erhöht
Seitenwände/Türmechanik bohren	Ø 8 mm Spiralbohrer mit Zentrierspitze, mit Ø 8,2 mm Spiralbohrer aufbohren	▶ in die Flächen durchgehend bohren ▶ aufbohren, um die Beweglichkeit der Türmechanik zu gewährleisten
Rückwand/Aufhängung bohren	Ø 5 mm Spiralbohrer mit Zentrierspitze	
Boden/Abflusslöcher bohren	Ø 5 mm Spiralbohrer mit Zentrierspitze	
8. an der Vorderwand die obere vordere Kante fasen (= Kante über dem Flugloch)	Raspel Feile	▶ fasen = Abschrägen der Vorderkante
9. Schrägen an den Seitenwänden überprüfen und evtl. nacharbeiten	Tellerschleifer oder Raspel Feile	▶ Seitenwände deckungsgleich übereinander legen
10. Dübel zusägen: 2 Stück Ø 8 mm, 5 cm lang	Ø 8 mm Dübelstange Gehrungssäge Anspitzer	▶ Dübelenden leicht anspitzen
11. Dübel in die Vorderwand einleimen	Holzleim Hammer	▶ überschüssigen Leim mit einem feuchten Lappen entfernen
12. Seiten an die Rückwand nageln	Schraubzwingen Hammer Nägel 2,5 x 55 mm	▶ Seiten auf die Vorderwand stecken, Rückwand passgenau einfügen, dann das Werkstück mit Schraubzwingen auf der Hobelbank festspannen ▶ Kernseite = runde Seite nach außen ▶ mit dem Hammer leicht auf die Nagelspitze schlagen, damit sich das Holz nicht so schnell spaltet
13. Boden einpassen und anschließend festnageln	Fuchsschwanz oder Raspel Hammer Nägel 2,5 x 55 mm	▶ **nur ins Langholz nageln!** (Maserung läuft von der Vorderwand zur Rückwand)
14. Nägel absenken	Hammer Senkstift	▶ gestauchte Nägel tiefer treiben = leicht versenkt
15. Nistkasten und Dachplatte schleifen, alle Kanten brechen	Schleifklotz Schleifpapier P 120	▶ in die Hobelbank einspannen ▶ in Maserrichtung schleifen
16. Dach aufnageln	Hammer Nägel 2,5 x 55 mm	▶ gleichmäßiger seitlicher Dachüberstand ▶ Dachplatte mit Rückwand bündig legen

ARBEITSANLEITUNG / ABBILDUNG NISTKASTEN

Arbeitsschritte	Werkzeug	Wichtig
17. Nägel absenken	Hammer Senkstift	▶ gestauchte Nagelköpfe tiefer treiben = leicht versenkt
18. Nistkasten mit Holzschutzmittel nur von außen streichen	Holzschutzimprägnierung Pinsel	▶ ½ Tag ablüften lassen ▶ Pinsel mit Verdünnung reinigen (Herstellerhinweise beachten)
19. Nistkasten lasieren, trocknen lassen, lasieren	Wetterschutzlasur Pinsel	▶ Pinsel mit Wasser reinigen (Herstellerhinweise beachten) ▶ nach dem Lasieren ½ Tag Trockenzeit (Herstellerhinweise beachten)
im Anschluss nach Wunsch Dach farbig lasieren	farbige Lasur Pinsel	▶ Lasur gut durchrühren ▶ in Maserrichtung streichen (Herstellerhinweise beachten)
20. Verschluss anbringen	Schrauböse Schraubhaken Spitzbohrer Hammer	▶ mit dem Spitzbohrer kleines Loch vorstechen, dann das Gewinde eindrehen

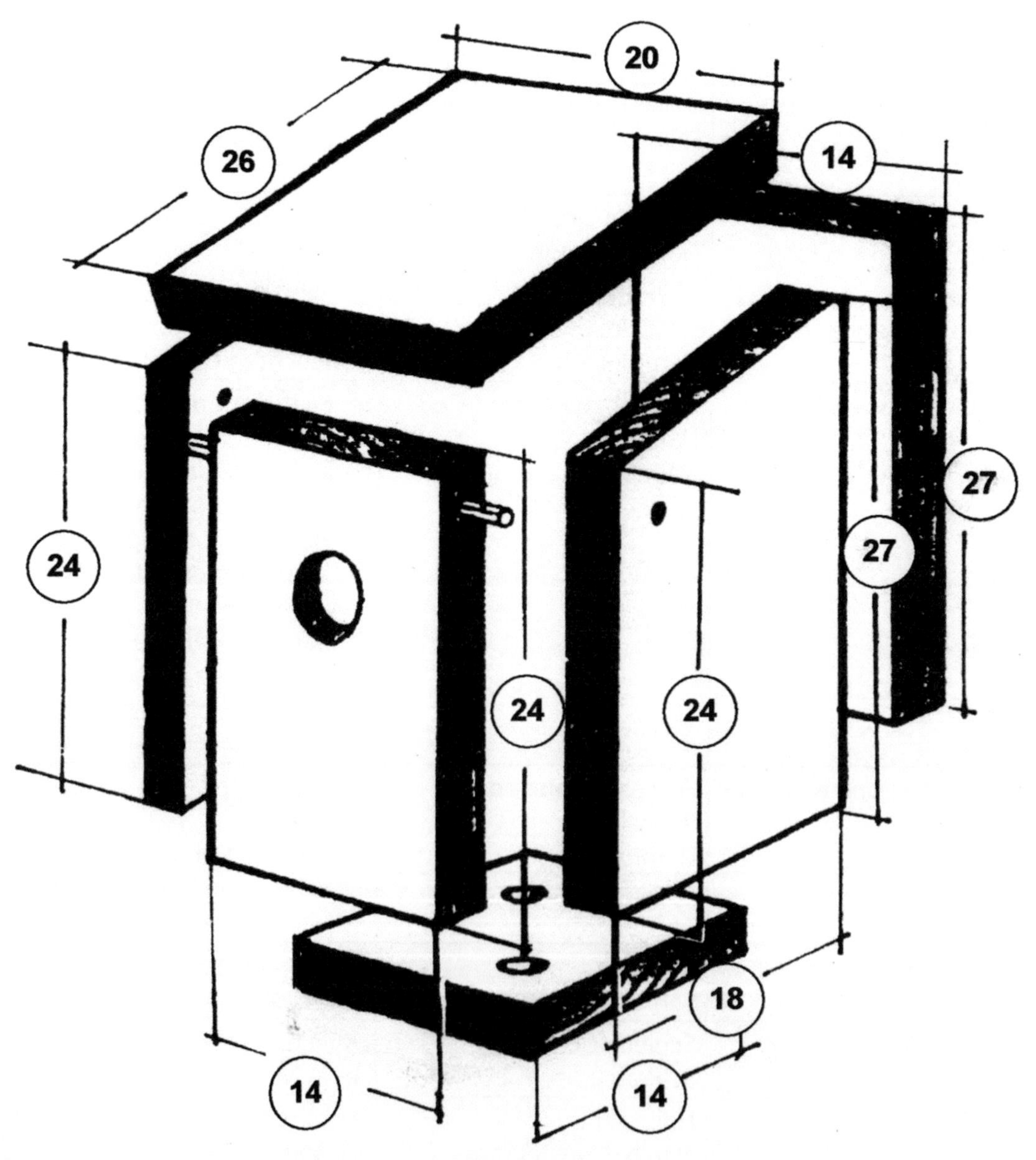

Abb. 1

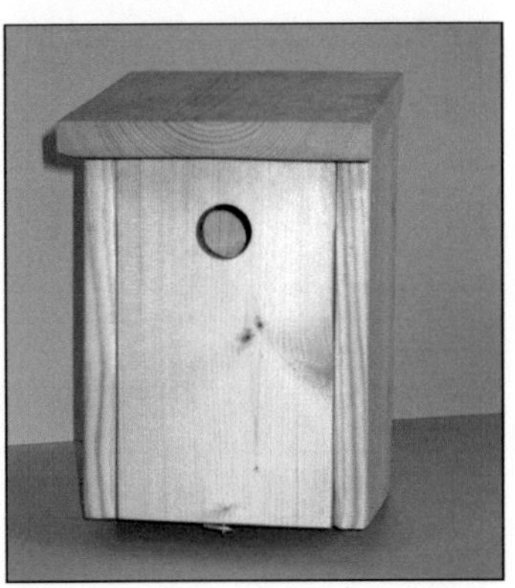

Nistkasten für Meisen 2

Für die Herstellung des Nistkastens für Meisen benötigen Sie folgende Materialien und Werkzeuge:

Material

- ❒ Fichtenholz (ausgehobelt auf ca. 2 cm Stärke)
  Die Hölzer sind in der Breite auf Fertigmaß zugeschnitten!
  Länge x Breite: ca. 75 cm x 14 cm
  Länge x Breite: ca. 60 cm x 18 cm
  Länge x Breite: 27 cm x 20 cm

- ❒ Dübelstange Ø 8 mm, ca. 11 cm lang
- ❒ Holzleim
- ❒ Holzschutzgrundierung, Wetterschutzlasur, farbige Lasur
- ❒ Leimlappen
- ❒ Nägel 2,5 x 55 mm, gestaucht
- ❒ Schleifpapier P 120

Werkzeuge

- ❒ Anspitzer
- ❒ Bleistift
- ❒ Bügelsäge oder Gestellsäge
- ❒ Feile
- ❒ Fuchsschwanz
- ❒ Hammer
- ❒ Kneifzange
- ❒ Maschinenschraubstock
- ❒ Pinsel
- ❒ Raspel
- ❒ Schraubhaken (Sturmhaken)
- ❒ Schrauböse
- ❒ Schraubzwingen
- ❒ Senkstift
- ❒ Spitzbohrer
- ❒ Standbohr- oder Handbohrmaschine mit 5 mm und 8 mm Spiralbohrer mit Zentrierspitze, 8,2 mm (oder 8,5 mm) Spiralbohrer, 35 mm Forstnerbohrer
- ❒ (Tellerschleifer)
- ❒ Winkel oder Geodreieck
- ❒ Zollstock

ARBEITSANLEITUNG NISTKASTEN FÜR MEISEN 2

Zu dieser Arbeitsanleitung benötigen Sie entweder ein Anschauungsstück oder von Ihnen festgelegte Maße.

Material	Stück	Länge	Breite	Stärke	Bezeichnung
Fichtenbrett					Vorderwand
Fichtenbrett					Seitenwand
Fichtenbrett					Rückwand
Fichtenbrett					Boden
Fichtenbrett					Dach

Arbeitsschritte	Werkzeug	Wichtig
1. Ermitteln Sie die Maße der einzelnen Nistkastenbretter. Tragen Sie diese in die Abb. 1 ein	Zollstock Bleistift	▶ alle Maße auf volle cm aufrunden
2. Übertragen Sie die ermittelten Maße in die Materialliste, siehe oben		
3. Ermitteln Sie die Brettstärken und übertragen Sie die Maße in die Materialliste	Zollstock Bleistift	▶ genaue Maße angeben
4. Bretter aufteilen, Längen mit Zugabe anzeichnen	Bleistift Zollstock Winkel	▶ auf jede Länge ca. 3 cm zugeben
5. Längen grob absägen	Bügelsäge oder Gestellsäge Schraubzwingen	▶ Brett auf der Hobelbank mit Schraubzwingen befestigen ▶ Kernseite = runde Seite nach außen; ein rechtes und ein linkes Seitenteil herstellen
6. auf jedes Brett genaue Längen anzeichnen (außer Rückwand)	Bleistift Zollstock Winkel	▶ an einem Ende winkelige Linie anzeichnen, dann das Maß übertragen
7. genaue Längen absägen (außer Rückwand)	Fuchsschwanz Schraubzwingen	▶ Brett auf der Hobelbank mit Schraubzwingen befestigen
8. die Rückwand länger lassen und die Schräge der Seiten anzeichnen, dann genau sägen	Bleistift Fuchsschwanz Schraubzwingen	▶ Seiten passgenau an die Rückwand stellen und mit dem Bleistift über die Schrägen ziehen
9. alle Bohrlöcher anzeichnen → siehe Abb. 1	Bleistift Zollstock Winkel	▶ auf der Kernseite = runde Seite anzeichnen
Vorderwand/Flugloch: 5 cm von der Oberkante mittig der Brettbreite anzeichnen		
Vorderwand/Türmechanik: auf den Seitenkanten von oben Abstand von 3 cm markieren, 1 cm von den vorderen Kanten abmessen und anzeichnen		
Seitenwände/Türmechanik: 3 cm von den Oberkanten und 1 cm von den Vorderkanten auf der Fläche anzeichnen		

ARBEITSANLEITUNG NISTKASTEN FÜR MEISEN 2

Arbeitsschritte	Werkzeug	Wichtig
Rückwand/Aufhängung: ca. 5 cm vom Brettende 2 parallel liegende Löcher anzeichnen		
Boden/Abflusslöcher: ca. 5 cm vom Brettende 2 diagonal liegende Löcher anzeichnen		
10. alle Bohrlöcher bohren	Standbohrmaschine	▶ nur unter Anleitung! ▶ Bohrunterlage benutzen
Vorderwand/Flugloch bohren	Ø 35 mm Forstnerbohrer Schraubzwingen	▶ Werkstück mit Schraubzwingen sichern
Vorderwand/Türmechanik bohren	Ø 8 mm Spiralbohrer mit Zentrierspitze Maschinenschraubstock	▶ Tiefenanschlag: (Sacklochbohrung) auf 30 mm einstellen, in die Kanten bohren ▶ die Standfestigkeit wird durch das Einspannen erhöht
Seitenwände/Türmechanik bohren	Ø 8 mm Spiralbohrer mit Zentrierspitze, mit Ø 8,2 mm Spiralbohrer aufbohren	▶ in die Flächen durchgehend bohren ▶ aufbohren, um die Beweglichkeit der Türmechanik zu gewährleisten
Rückwand/Aufhängung bohren	Ø 5 mm Spiralbohrer mit Zentrierspitze	
Boden/Abflusslöcher bohren	Ø 5 mm Spiralbohrer mit Zentrierspitze	
11. an der Vorderwand die obere vordere Kante fasen (= Kante über dem Flugloch)	Raspel Feile	▶ fasen = Abschrägen der Vorderkante
12. Schrägen an den Seitenwänden überprüfen und evtl. nacharbeiten	Tellerschleifer oder Raspel Feile	▶ Seitenwände deckungsgleich übereinander legen
13. Dübel zusägen: 2 Stück Ø 8 mm, 5 cm lang	Ø 8 mm Dübelstange Gehrungssäge Anspitzer	▶ Dübelenden leicht anspitzen
14. Dübel in die Vorderwand einleimen	Hammer Holzleim	▶ überschüssigen Leim mit einem feuchten Lappen entfernen
15. Seiten an die Rückwand nageln	Schraubzwingen Hammer Nägel 2,5 x 55 mm	▶ Seiten auf die Vorderwand stecken, Rückwand passgenau einfügen, dann das Werkstück mit Schraubzwingen auf der Hobelbank festspannen ▶ die Kernseite = runde Seite nach außen ▶ mit dem Hammer leicht auf die Nagelspitze schlagen, damit sich das Holz nicht so schnell spaltet

ARBEITSANLEITUNG NISTKASTEN 2

Arbeitsschritte	Werkzeug	Wichtig
16. Boden einpassen und anschließend festnageln	Fuchsschwanz oder Raspel Hammer Nägel 2,5 x 55 mm	▶ **nur ins Langholz nageln!** (Maserung läuft von der Vorderwand zur Rückwand)
17. Nägel absenken	Hammer Senkstift	▶ gestauchte Nägel tiefer treiben = leicht versenkt
18. Nistkasten und Dachplatte schleifen, alle Kanten brechen	Schleifklotz Schleifpapier P 120	▶ in die Hobelbank einspannen ▶ in Maserrichtung schleifen
19. Dach aufnageln	Hammer Nägel 2,5 x 55 mm	▶ gleichmäßiger seitlicher Dachüberstand ▶ Dachplatte mit Rückwand bündig legen
20. Nägel absenken	Hammer Senkstift	▶ gestauchte Nagelköpfe tiefer treiben = leicht versenkt
21. Nistkasten mit Holzschutzmittel nur von außen streichen	Holzschutzimprägnierung Pinsel	▶ ½ Tag ablüften lassen ▶ Pinsel mit Verdünnung reinigen (Herstellerhinweise beachten)
22. Nistkasten lasieren, trocknen lassen, lasieren	Wetterschutzlasur Pinsel	▶ Pinsel mit Wasser reinigen (Herstellerhinweise beachten) ▶ nach dem Lasieren ½ Tag Trockenzeit (Herstellerhinweise beachten)
im Anschluss nach Wunsch Dach farbig lasieren	farbige Lasur Pinsel	▶ Lasur gut durchrühren ▶ in Maserrichtung streichen (Herstellerhinweise beachten)
23. Verschluss anbringen	Schrauböse Schraubhaken Spitzbohrer Hammer	▶ mit dem Spitzbohrer kleines Loch vorstechen, dann Gewinde eindrehen

ABBILDUNG NISTKASTEN 2

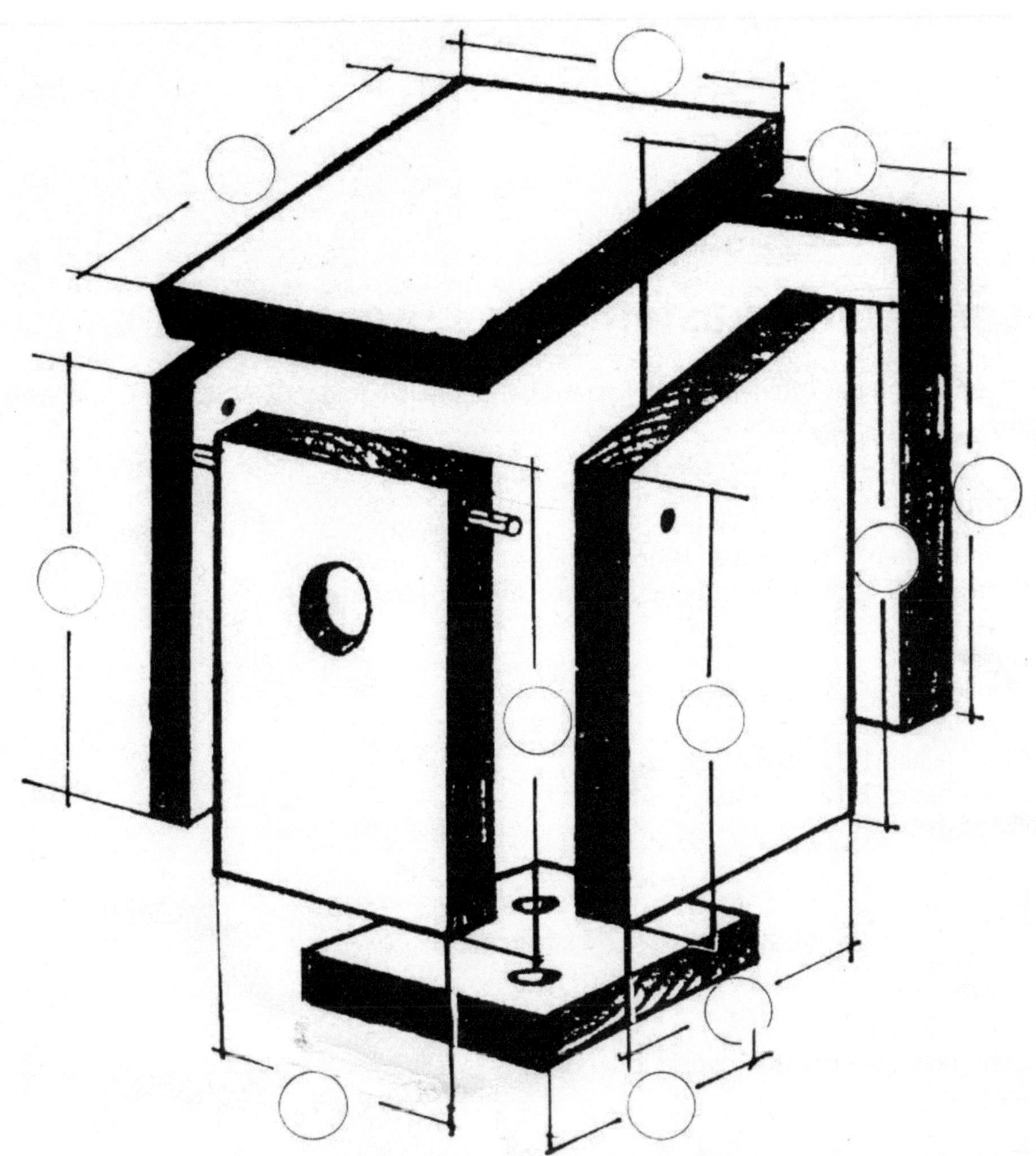

Abb. 1

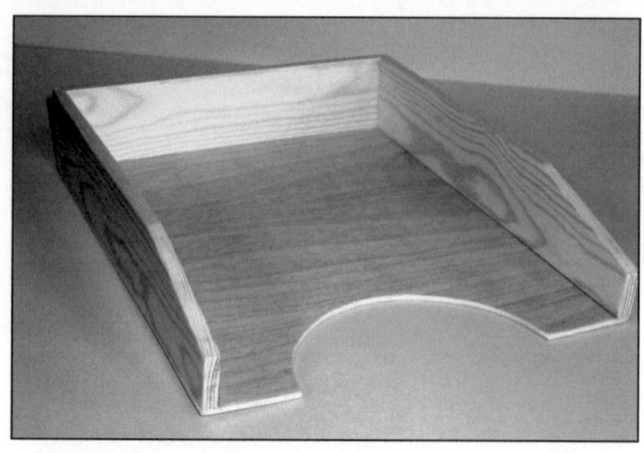

Offener Ablagekasten

Für die Herstellung des offenen Ablagekastens benötigen Sie folgende Materialien und Werkzeuge:

Material

- ❒ Kiefernleisten (1 cm Stärke), Länge x Breite: ca. 92 cm x 6 cm
- ❒ Sperrholz (0,4 cm Stärke), Länge x Breite: 33 cm x 26,5 cm

- ❒ Holzleim
- ❒ Klarlack
- ❒ Leimlappen
- ❒ Nägel (klein) 1,2 x 20 mm, gestaucht
- ❒ Schleifpapier P 120, P 220
- ❒ Wasserbeize

Werkzeuge

- ❒ Beizpinsel
- ❒ Bleistift
- ❒ Dekupiersäge
- ❒ Gehrungssäge oder Gehrungslade
- ❒ Hammer
- ❒ Pinsel
- ❒ Rahmeneckspanner, Klemmzwingen oder Schraubzwingen
- ❒ Schleifklotz
- ❒ Senkstift
- ❒ Verleimhilfe (Spanplatte 24,5 cm x 32 cm)
- ❒ Winkel oder Geodreieck
- ❒ Zirkel
- ❒ Zollstock

ARBEITSANLEITUNG OFFENER ABLAGEKASTEN

Material	Stück	Länge	Breite	Stärke	Bezeichnung
Kiefernleisten	1	26,5 cm	6,0 cm	1,0 cm	Hinterstück
Kiefernleisten	2	32,0 cm	6,0 cm	1,0 cm	Seiten
Sperrholz	1	33,0 cm	26,5 cm	0,4 cm	Boden

Arbeitsschritte	Werkzeug	▶ Wichtig
1. **eine** Brettlänge anzeichnen	Bleistift Zollstock Winkel	▶ schadhafte Stellen (Äste, Risse, Harzgallen) abfallen lassen ▶ auf Winkelgenauigkeit achten
2. **eine** Brettlänge zuschneiden, 1. und 2. Arbeitsschritt wiederholen	Gehrungssäge	▶ Maßgenauigkeit wird nur dann erreicht, wenn jedes Brett für sich gemessen und gesägt wird
3. Schrägen anzeichnen → siehe Abb. 1	Bleistift Zollstock Winkel	▶ Kernseite = runde Seite nach außen; ein rechtes und ein linkes Seitenteil herstellen
4. Schrägen sägen	Dekupiersäge	
5. Oberflächen schleifen	Schleifklotz Schleifpapier P 120	▶ Brettchen in die Hobelbank einspannen ▶ in Maserrichtung schleifen ▶ Hirnholzkanten nicht schleifen, um Passgenauigkeit zu gewährleisten
6. Kasten verleimen → siehe Abb. 2 u. Abb. 3	Holzleim Verleimhilfe Rahmeneckspanner, Klemmzwingen oder Schraubzwingen	▶ Kernseite = runde Seite nach außen ▶ überschüssigen Leim mit einem feuchten Lappen entfernen ▶ 15-30 Min. Trockenzeit
7. Sperrholzboden anzeichnen und zuschneiden → siehe Abb. 3	Bleistift, Zirkel Zollstock Winkel Dekupiersäge	▶ mit ca. 2 mm Zugabe zuschneiden
8. Bodenplatten schleifen	Schleifklotz Schleifpapier P 120	▶ in Maserrichtung schleifen
9. Bodenplatte aufnageln	Hammer Nägel (klein) 1,2 x 20 mm	▶ mit dem Hammer leicht auf die Nagelspitze schlagen, damit das Holz nicht so schnell spaltet
10. Nägel absenken	Hammer Senkstift	▶ gestauchte Nägelköpfe tiefer treiben = leicht versenkt
11. Kasten schleifen, Bodenplatte bündig schleifen, alle Kanten brechen	Schleifklotz Schleifpapier P 120	▶ Werkstück kontrollieren
12. **Kasten farbig beizen:** wässern, trocknen lassen, zwischenschleifen, beizen, trocknen lassen	Wasser, Pinsel, Schleifpapier P 220 Beize, Beizpinsel, Einmalhandschuhe	▶ nach Wässern und Beizen jeweils gut trocknen lassen ▶ Beizarbeitsplatz vorbereiten: Spritzschutz aufstellen!

ARBEITSANLEITUNG / ABBILDUNG OFF. ABLAGEKASTEN

Arbeitsschritte	Werkzeug	▶ Wichtig
lackieren, trocknen lassen, zwischenschleifen, lackieren	Lack-Beize-Gemisch Schleifpapier P 220 Klarlack, Pinsel	▶ nach Lackierung ½ Std. Trockenzeit (Herstellerhinweise beachten)
oder **Kasten natur lackieren:** lackieren, trocknen lassen, zwischenschleifen, lackieren	Klarlack, Pinsel, Schleifpapier P 220	▶ nach Lackierung ½ Std. Trockenzeit (Herstellerhinweise beachten)

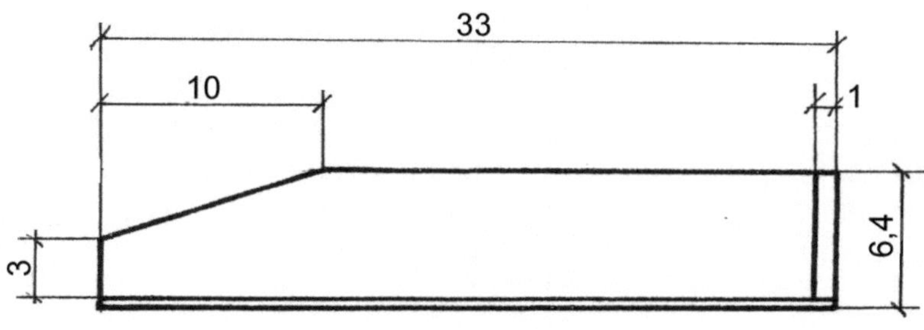

Abb. 1

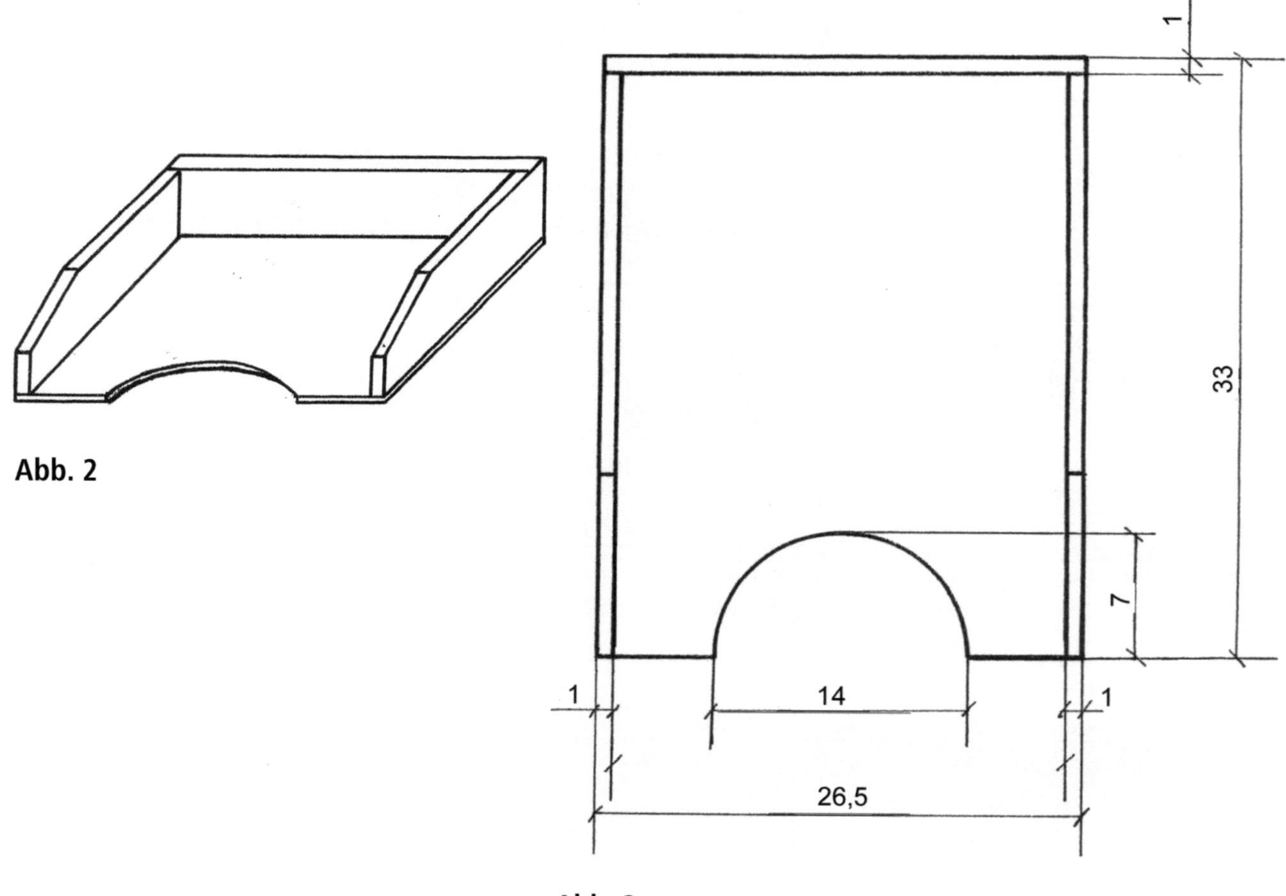

Abb. 2

Abb. 3

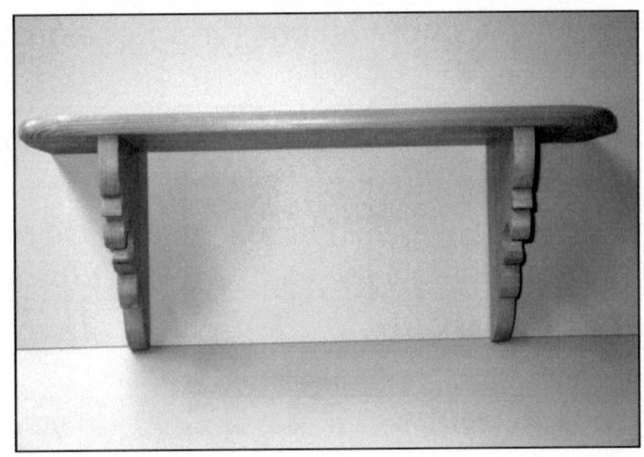

Regal mit Stützen

in 3 Größen wählbar

Für die Herstellung des Regals mit Stützen benötigen Sie folgende Materialien und Werkzeuge:

Material

- ❐ Fichtenholz (ausgehobelt auf 1,8 cm Stärke), Länge x Breite: ca. max. 166 cm x 17 cm
- ❐ Aufhängebleche 2 x
- ❐ Baumwolllappen
- ❐ Dübel Ø 8 mm, ca. 12 cm lang
- ❐ Holzleim
- ❐ Klarlack oder Hartwachsöl
- ❐ Leimlappen
- ❐ Schablone (Stützen) siehe Abb. 3
- ❐ Schleifpapier P 80, P 120, P 220
- ❐ Spaxschrauben 3 x 20, 4 Stück
- ❐ Spaxschrauben 4 x 40, 6 Stück

Werkzeuge

- ❐ Akkuschraubbohrer mit Magnethalter und Bit oder Kreuzschraubendreher
- ❐ Bandsäge mit Anschlag
- ❐ Bleistift
- ❐ (Dekupiersäge)
- ❐ Feile
- ❐ Feinsäge
- ❐ Gehrungssäge oder Gehrungslade
- ❐ Hammer
- ❐ Hobel
- ❐ Klopfholz
- ❐ Pinsel
- ❐ Raspel
- ❐ Schleifklotz
- ❐ Schraubzwingen
- ❐ Schwingschleifer
- ❐ Spitzbohrer
- ❐ Standbohr- oder Handbohrmaschine mit 2,5 mm, 3 mm, 4 mm Spiralbohrer; 8 mm und 10 mm Spiralbohrer mit Zentrierspitze
- ❐ Stecheisen (16 mm)
- ❐ Stichsäge mit Führungsschiene
- ❐ Winkel oder Geodreieck
- ❐ Zirkel
- ❐ Zollstock

ARBEITSANLEITUNG REGAL MIT STÜTZEN

Die Maße sind wählbar für 3 Regalgrößen angegeben.

Material	Stück	Länge	Breite	Stärke	Bezeichnung
Fichtenholz	1	60 cm oder 90 cm oder 120 cm	17 cm	1,8 cm	Regalbrett
Fichtenholz	2	22 cm	16 cm	1,8 cm	Stützen

Arbeitsschritte	Werkzeug	Wichtig
1. **eine** Brettlänge anzeichnen	Bleistift Zollstock Winkel	▶ Größe auswählen ▶ schadhafte Stellen (Äste, Risse, Harzgallen) abfallen lassen ▶ auf Winkelgenauigkeit achten
2. **eine** Brettlänge zuschneiden, 1. und 2. Arbeitsschritt wiederholen	Stichsäge Führungsschiene Schraubzwingen	▶ nur unter Anleitung! ▶ Maßgenauigkeit wird nur dann erreicht, wenn jedes Brett für sich gemessen und gesägt wird ▶ Führungsschiene befestigen und das Werkstück sichern
3. Brettbreite des Regalbrettes zuschneiden	Bandsäge Anschlag	▶ nur unter Anleitung!
4. Konturen der Regalstützen aufzeichnen und aussägen → siehe Abb. 3	Schablone Bleistift Dekupiersäge	▶ eigener Entwurf möglich ▶ bei Gebrauch einer Stichsäge Pendelhub einstellen, Kurvensägeblatt benutzen
5. an beiden vorderen Ecken des Regalbrettes eine Rundung anzeichnen und aussägen → siehe Abb. 1 u. Abb. 2	Bleistift Zollstock Zirkel Dekupiersäge	▶ bei Gebrauch einer Stichsäge Pendelhub einstellen, Kurvensägeblatt benutzen
6. Bohrlöcher anzeichnen → siehe Abb. 2	Bleistift Zollstock Winkel	▶ auf der Außenfläche des Regalbrettes anzeichnen ▶ an den Stützen auf den Hirnholzkanten anzeichnen
7. Bohrlöcher bohren	Standbohrmaschine	▶ nur unter Anleitung! ▶ Bohrunterlage benutzen
Regalbrett: zunächst die 8 mm Bohrlöcher setzen, dann mit 4 mm Bohrer durchgehend nachbohren → siehe Abb. 2	Ø 8 mm Spiralbohrer mit Zentrierspitze Ø 4 mm Spiralbohrer	▶ Tiefenanschlag: 1 cm (Sacklochbohrung) ▶ in der Mitte der 8 mm-Bohrung ansetzen
Stützen: in die Hirnholzkanten bohren	Ø 3 mm Spiralbohrer Maschinenschraubstock	▶ ca. 2 cm tief bohren ▶ Werkstück einspannen
8. vordere Längskante des Regalbrettes extra rund „Softline" hobeln	Hobel	▶ Werkstück in die Hobelbank einspannen
9. vordere Ecken entsprechend abrunden	Raspel Feile	

ARBEITSANLEITUNG REGAL MIT STÜTZEN

Arbeitsschritte	Werkzeug	Wichtig
10. Kanten nacharbeiten	Feile Schleifpapier P 80 Schleifpapier P 120	▶ beim Bearbeiten der Hirnholzkanten Querkratzer auf den Flächen vermeiden
11. Aufhängebleche anzeichnen, Sacklochbohrung bohren	Bleistift Aufhängebleche Standbohrmaschine Ø 10 mm Spiralbohrer mit Zentrierspitze Maschinenschraubstock Stecheisen Klopfholz	▶ Aussparung anzeichnen, Bohrlöcher markieren ▶ nur unter Anleitung! ▶ Tiefenanschlag: 1 cm ▶ Stützen einspannen ▶ Langloch mit Stecheisen einarbeiten
12. Aufhängebleche einlassen	Feinsäge Stecheisen Klopfholz oder Dekupiersäge	▶ Blechstärke ausarbeiten
13. Konturen der Regalstützen schleifen	Schleifpapier P 120	▶ das Werkstück in die Hobelbank einspannen
14. Oberflächen schleifen	Schwingschleifer Schleifpapier P 120	▶ das Werkstück in die Hobelbank einspannen ▶ Hirnholzkanten nicht schleifen, um Passgenauigkeit zu gewährleisten
15. Regalbrett mit Stützen verleimen und verschrauben	Holzleim 4 x 40 Spaxschrauben Akkuschraubbohrer Magnethalter mit Bit	▶ flächig verstreichen ▶ überschüssigen Leim mit einem feuchten Lappen entfernen ▶ 15-30 Min. Trockenzeit
16. Dübel absägen und einleimen	Ø 8 mm Dübel Gehrungssäge Holzleim, Hammer	▶ Dübel ca. 2 cm lang zuschneiden ▶ Schraubenköpfe mit den Dübelenden verdecken
17. die Dübel bündig sägen	Feinsäge Folie	▶ Folie lochen und über den Dübel legen, dann die Überstände absägen
18. Außenflächen schleifen, anschließend Kanten brechen	Schwingschleifer Schleifpapier P 120 Schleifklotz	▶ Werkstück in die Hobelbank einspannen
19. Aufhängebleche anschrauben	Akkuschraubbohrer Ø 2,5 mm Spiralbohrer Magnethalter und Bit 3 x 20 Spaxschrauben	▶ Schrauben vorbohren ▶ Werkstück kontrollieren
20. Regal ölen	Hartwachsöl Pinsel zum Ölen Baumwolllappen	▶ Öl gut aufrühren, dünn einstreichen und nach 10 Min. sorgfältig abreiben (Herstellerhinweise beachten)
oder Regal lackieren, trocknen lassen, zwischenschleifen, lackieren	Klarlack, Pinsel, Schleifpapier P 220	▶ nach Lackierung ½ Std. Trockenzeit (Herstellerhinweise beachten)

ABBILDUNGEN REGAL MIT STÜTZEN

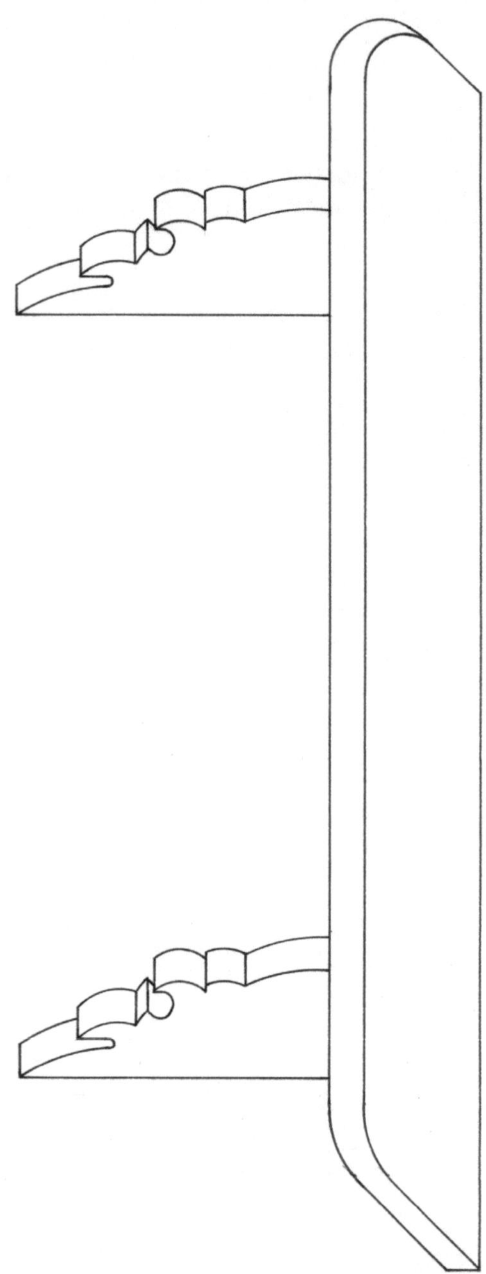

Abb. 1

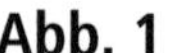

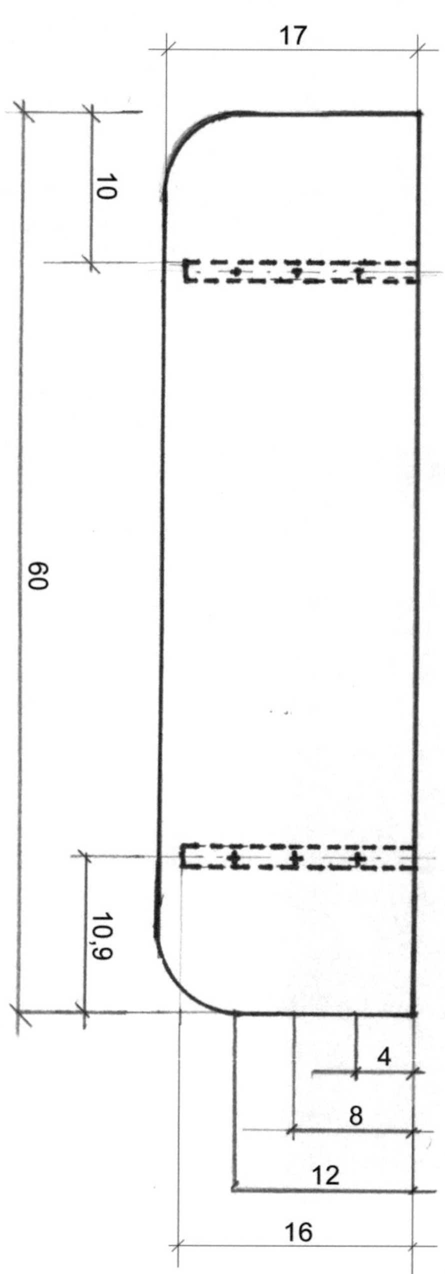

Abb. 2

ABBILDUNGEN REGAL MIT STÜTZEN

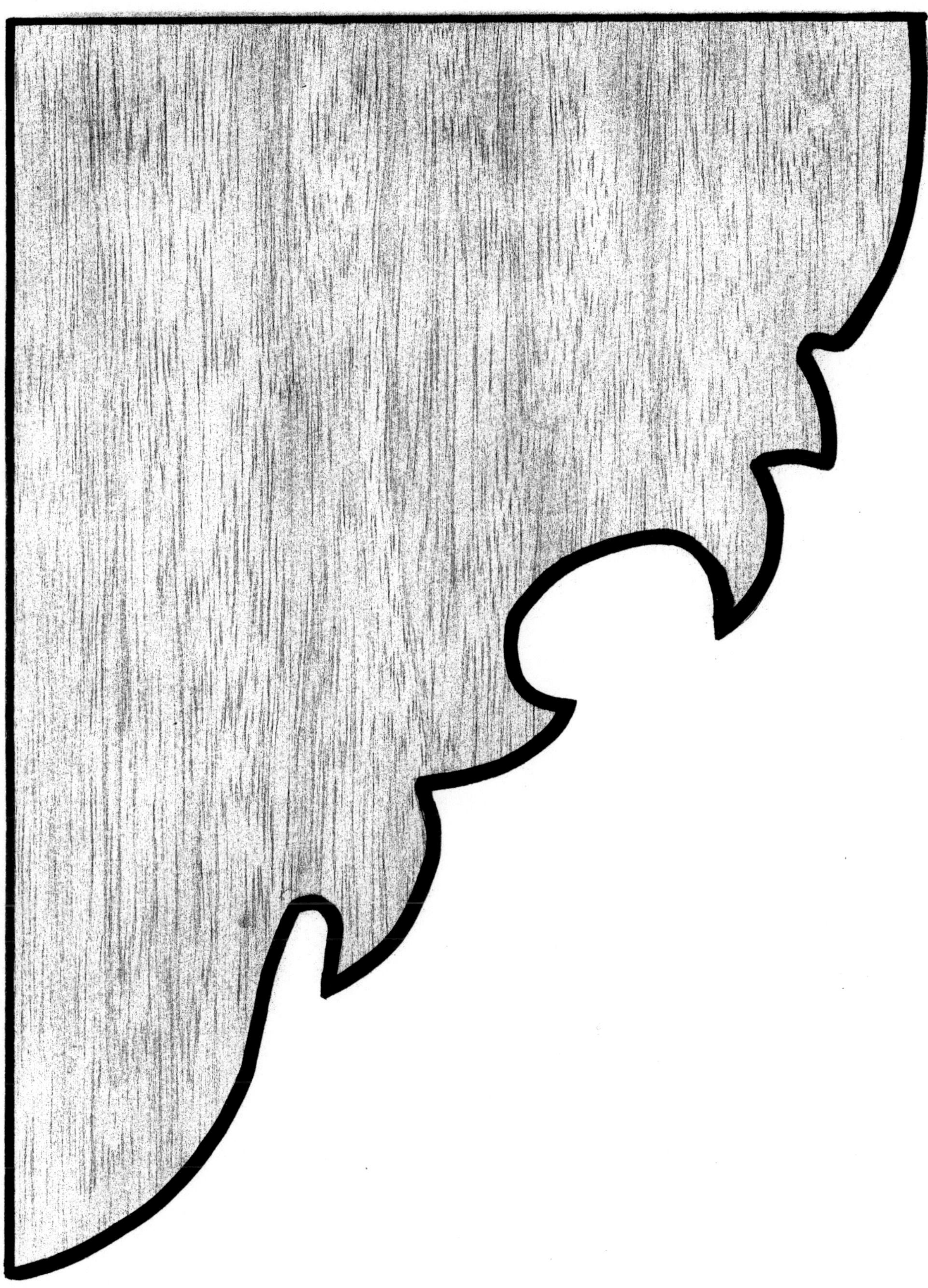

Abb. 3 (Schablone)

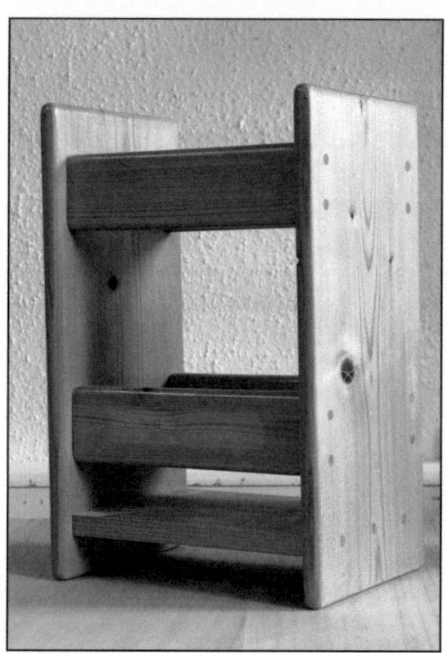

Schirmständer

Für die Herstellung des Schirmständers benötigen Sie folgende Materialien und Werkzeuge:

Material

- ❒ Fichtenholz (ausgehobelt auf 1,8 cm Stärke), Länge x Breite: ca. 170 cm x 19 cm
- ❒ Baumwolllappen
- ❒ Dübelstange Ø 8 mm, ca. 45 cm lang
- ❒ Holzleim
- ❒ Klarlack oder Hartwachsöl
- ❒ Leimlappen
- ❒ Schleifpapier P 80, P 120, P 220
- ❒ Spaxschrauben 4 x 40, 22 Stück

Werkzeuge

- ❒ Akkuschraubbohrer mit Magnethalter und Bit oder Kreuzschraubendreher
- ❒ Bandsäge mit Anschlag
- ❒ Bleistift
- ❒ Feile
- ❒ Feinsäge
- ❒ Gehrungssäge oder Gehrungslade
- ❒ Hammer
- ❒ Hobel
- ❒ Pinsel
- ❒ Schleifklotz
- ❒ Schraubzwingen
- ❒ Schwingschleifer
- ❒ Standbohr- oder Handbohrmaschine mit 3 mm, 4 mm Spiralbohrer und 8 mm Spiralbohrer mit Zentrierspitze
- ❒ Stichsäge mit Führungsschiene
- ❒ Tellerschleifer
- ❒ Winkel oder Geodreieck
- ❒ Zollstock

ARBEITSANLEITUNG SCHIRMSTÄNDER

Material	Stück	Länge	Breite	Stärke	Bezeichnung
Fichtenholz	2	40 cm	19,0 cm	1,8 cm	Seiten
Fichtenholz	4	22 cm	6,5 cm	1,8 cm	Querstücke
Fichtenholz	1	22 cm	17,0 cm	1,8 cm	Boden

Arbeitsschritte	Werkzeug	Wichtig
1. **eine** Brettlänge anzeichnen	Bleistift Zollstock Winkel	▶ schadhafte Stellen (Äste, Risse, Harzgallen) abfallen lassen ▶ auf Winkelgenauigkeit achten
2. **eine** Brettlänge zuschneiden, 1. und 2. Arbeitsschritt wiederholen	Stichsäge Führungsschiene Schraubzwingen	▶ nur unter Anleitung! ▶ Maßgenauigkeit wird nur dann erreicht, wenn jedes Brett für sich gemessen und gesägt wird ▶ Führungsschiene befestigen und das Werkstück sichern
3. Brettbreiten zuschneiden	Bandsäge Anschlag	▶ nur unter Anleitung!
4. Bohrlöcher anzeichnen → siehe Abb. 2	Bleistift Zollstock Winkel	▶ an den Seiten auf den Außenflächen anzeichnen ▶ an den Querstücken und am Boden auf den Hirnholzkanten anzeichnen
5. Bohrlöcher bohren	Standbohrmaschine	▶ nur unter Anleitung! ▶ Bohrunterlage benutzen
Seiten: zunächst die 8 mm Bohrlöcher setzen, dann mit 4 mm Bohrer durchgehend nachbohren	Ø 8 mm Spiralbohrer mit Zentrierspitze Ø 4 mm Spiralbohrer	▶ Tiefenanschlag: 1 cm (Sacklochbohrung) ▶ in der Mitte der 8 mm-Bohrung ansetzen
Querstücke und Boden: in die Hirnholzkanten bohren	Ø 3 mm Spiralbohrer Maschinenschraubstock	▶ ca. 2 cm tief bohren ▶ Werkstück einspannen
6. an den Seitenteilen extra rund „Softline" hobeln und nacharbeiten	Hobel Feile Schleifpapier P 80 Schleifpapier P 120	▶ rundum alle Kanten abrunden
7. an den Querstücken und am Boden „Softline" **nur** an den Längskanten hobeln und nacharbeiten	Hobel Feile Schleifpapier P 80 Schleifpapier P 120	
8. Oberflächen schleifen	Schwingschleifer	▶ Werkstück in die Hobelbank einspannen ▶ Hirnholzkanten nicht schleifen, um Passgenauigkeit zu gewährleisten
9. Querstücke und Boden auf gleiche Länge kontrollieren	Feile oder Tellerschleifer	▶ Hirnholzkanten evtl. nacharbeiten, um Passgenauigkeit zu gewährleisten
10. Innenflächen der Seitenteile, Querstücke und Boden komplett ölen	Hartwachsöl Pinsel zum Ölen Baumwolllappen	▶ Öl gut aufrühren, dünn einstreichen und nach 10 Min. ▶ sorgfältig abreiben (Herstellerhinweise beachten) ▶ Hirnholzkanten nicht ölen (Leimflächen)

ARBEITSANLEITUNG SCHIRMSTÄNDER

Arbeitsschritte	Werkzeug	Wichtig
oder Innenflächen der Seitenteile, Querstücke und Boden komplett lackieren, trocknen lassen, zwischenschleifen, lackieren	Klarlack, Pinsel, Schleifpapier P 220	▶ Hirnholzkanten nicht lackieren (Leimflächen) ▶ nach Lackierung ½ Std. Trockenzeit (Herstellerhinweise beachten)
11. Schirmständer verleimen und verschrauben	Holzleim 4 x 40 Schrauben Akkuschraubbohrer Magnethalter und Bit Winkel	▶ flächig verstreichen ▶ überschüssigen Leim mit einem feuchten Lappen entfernen ▶ 15-30 Min. Trockenzeit ▶ auf Winkelgenauigkeit achten!
12. Dübel absägen und einleimen	Ø 8 mm Dübel Gehrungssäge Holzleim, Hammer	▶ Dübel ca. 2 cm lang zuschneiden ▶ Schraubenköpfe mit den Dübelenden verdecken
13. Dübel bündig sägen	Feinsäge Folie	▶ Folie lochen und über den Dübel legen, dann die Überstände absägen
14. Außenflächen schleifen	Schwingschleifer Schleifklotz Schleifpapier P 120	▶ Werkstück in die Hobelbank einspannen ▶ Werkstück kontrollieren
15. Schirmständer ölen	Hartwachsöl Pinsel zum Ölen Baumwolllappen	▶ Öl gut aufrühren, dünn einstreichen und nach 10 Min. sorgfältig abreiben (Herstellerhinweise beachten)
oder Schirmständer lackieren, trocknen lassen, zwischenschleifen, lackieren	Klarlack, Pinsel, Schleifpapier P 220	▶ nach Lackierung ½ Std. Trockenzeit (Herstellerhinweise beachten)

ABBILDUNGEN SCHIRMSTÄNDER

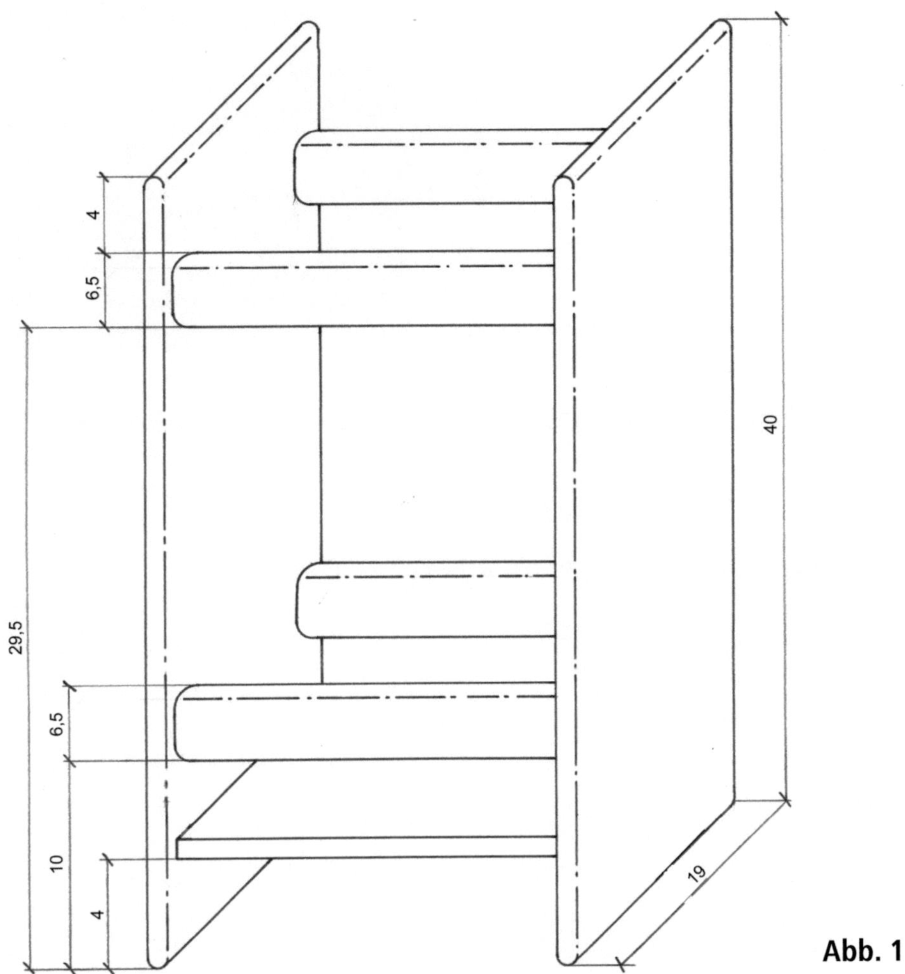

Abb. 1

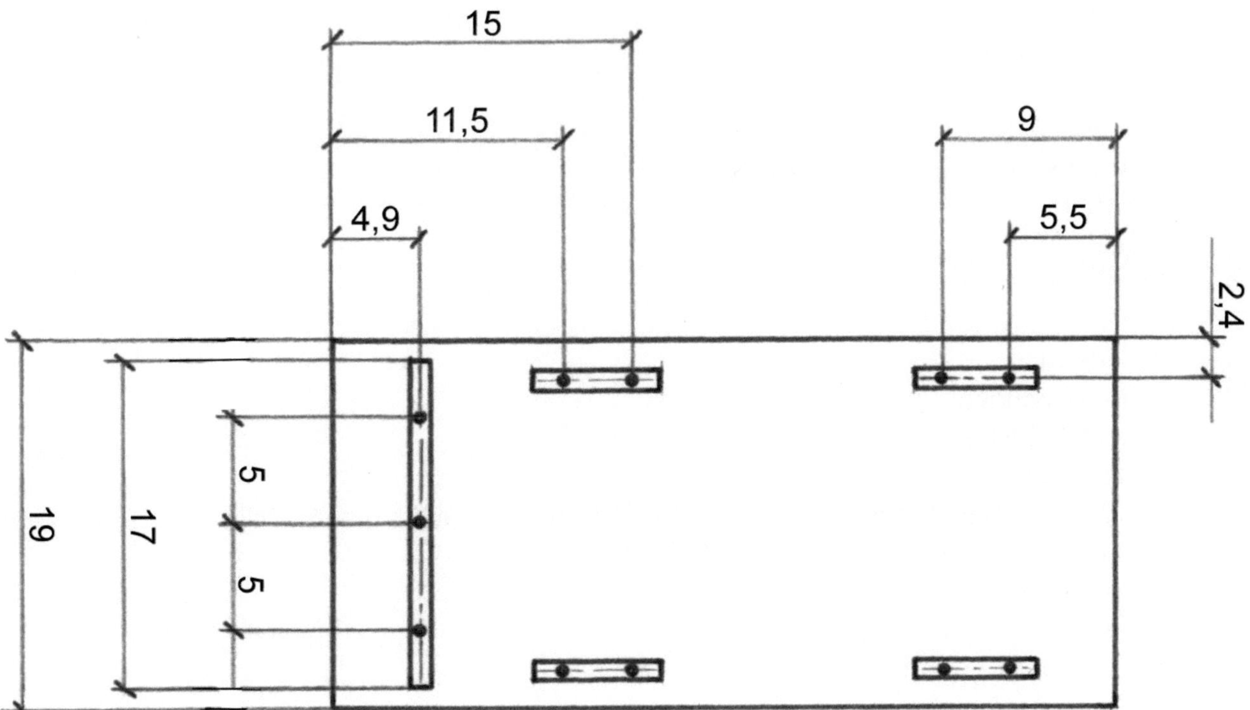

Abb. 2

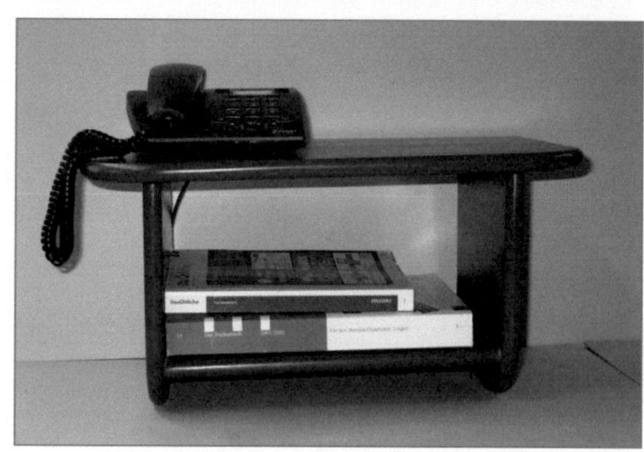

Telefonbord

Für die Herstellung des Telefonbords benötigen Sie folgende Materialien und Werkzeuge:

Material

- ❒ Fichtenleimholz (1,8 cm Stärke), Länge x Breite: ca. 132 cm x 30 cm

- ❒ Aufhängebleche 2 x
- ❒ Baumwolllappen
- ❒ Dübelstange Ø 8 mm, ca. 25 cm lang
- ❒ Holzleim
- ❒ Klarlack oder Hartwachsöl
- ❒ Leimlappen
- ❒ Schleifpapier P 80, P 120, P 220
- ❒ Spaxschrauben 3 x 20, 4 Stück
- ❒ Spaxschrauben 4 x 40, 12 Stück

Werkzeuge

- ❒ Akkuschraubbohrer mit Magnethalter und Bit oder Kreuzschraubendreher
- ❒ Bandsäge mit Anschlag
- ❒ Bleistift
- ❒ (Dekupiersäge)
- ❒ Feile
- ❒ Feinsäge
- ❒ Gehrungssäge oder Gehrungslade
- ❒ Hammer
- ❒ Hobel
- ❒ Klopfholz
- ❒ Pinsel
- ❒ Schleifklotz
- ❒ Schraubzwingen
- ❒ Schwingschleifer
- ❒ Spitzbohrer
- ❒ Standbohr- oder Handbohrmaschine mit 2,5 mm, 3 mm, 4 mm Spiralbohrer; 8 mm und 10 mm Spiralbohrer mit Zentrierspitze
- ❒ Stecheisen (16 mm)
- ❒ Stichsäge mit Führungsschiene
- ❒ Winkel oder Geodreieck
- ❒ Zirkel
- ❒ Zollstock

ARBEITSANLEITUNG TELEFONBORD

Material	Stück	Länge	Breite	Stärke	Bezeichnung
Leimholz Fichte	1	48,0 cm	30 cm	1,8 cm	obere Platte
Leimholz Fichte	2	24,0 cm	24 cm	1,8 cm	Seiten
Leimholz Fichte	1	32,4 cm	23 cm	1,8 cm	Zwischenboden

Arbeitsschritte	Werkzeug	Wichtig
1. **eine** Brettlänge anzeichnen	Bleistift Zollstock Winkel	▶ schadhafte Stellen (Äste, Risse, Harzgallen) abfallen lassen ▶ auf Winkelgenauigkeit achten
2. **eine** Brettlänge zuschneiden, 1. und 2. Arbeitsschritt wiederholen	Stichsäge Führungsschiene Schraubzwingen	▶ nur unter Anleitung! ▶ Maßgenauigkeit wird nur dann erreicht, wenn jedes Brett für sich gemessen und gesägt wird ▶ Führungsschiene befestigen und das Werkstück sichern
3. Brettbreiten zuschneiden	Bandsäge Anschlag	▶ nur unter Anleitung!
4. Rundungen an der oberen Platte und den Seiten anzeichnen und aussägen, → siehe Abb. 1, Abb. 2 u. Abb. 4	Zollstock Zirkel Dekupiersäge	▶ die Maserung der Seiten verläuft aufrecht! ▶ bei Gebrauch einer Stichsäge Pendelhub einstellen, Kurvensägeblatt benutzen
5. auf obere Platte die Lage der Seiten, an den Seiten die Lage des Zwischenbodens anzeichnen, → siehe Abb. 2 u. Abb. 4	Zollstock Winkel Bleistift	
6. Bohrlöcher anzeichnen → siehe Abb. 2, Abb. 3 u. Abb. 4	Bleistift Zollstock Winkel	▶ an den Seiten und der oberen Platte auf den Außenflächen anzeichnen ▶ an den Seiten und Zwischenboden auf den Hirnholzkanten anzeichnen
7. Bohrlöcher bohren	Standbohrmaschine	▶ nur unter Anleitung! ▶ Bohrunterlage benutzen
obere Platte und Seiten: zunächst die 8 mm Bohrlöcher setzen, dann mit 4 mm Bohrer durchgehend nachbohren	Ø 8 mm Spiralbohrer mit Zentrierspitze Ø 4 mm Spiralbohrer	▶ Tiefenanschlag: 1 cm (Sacklochbohrung) ▶ in der Mitte der 8 mm-Bohrung ansetzen
Seiten und Zwischenboden: in die Hirnholzkanten bohren	Ø 3 mm Spiralbohrer Maschinenschraubstock	▶ ca. 2 cm tief bohren ▶ Werkstück einspannen
8. die Kanten extra rund „Softline" hobeln und nacharbeiten	Hobel Feile Schleifpapier P 80 Schleifpapier P 120	▶ am Zwischenboden nur die vordere Kante „Softline" ▶ die hinteren Kanten nicht bearbeiten

ARBEITSANLEITUNG TELEFONBORD

Arbeitsschritte	Werkzeug	Wichtig
9. Aufhängebleche anzeichnen, Sacklochbohrung bohren	Bleistift Aufhängebleche Standbohrmaschine Ø 10 mm Spiralbohrer mit Zentrierspitze Maschinenschraubstock Stecheisen Klopfholz	▶ Aussparung anzeichnen, Bohrlöcher markieren ▶ nur unter Anleitung! ▶ Tiefenanschlag: 1 cm ▶ Seiten einspannen ▶ Langloch mit Stecheisen einarbeiten
10. Aufhängebleche einlassen	Feinsäge Stecheisen Klopfholz oder Dekupiersäge	▶ Blechstärke ausarbeiten
11. Oberflächen schleifen	Schwingschleifer Schleifpapier P 120	▶ Werkstück in die Hobelbank einspannen ▶ Hirnholzkanten nicht schleifen, um Passgenauigkeit zu gewährleisten
12. Telefonbord verleimen und verschrauben	Holzleim 4 x 40 Spaxschrauben Akkuschraubbohrer Magnethalter und Bit Winkel	▶ flächig verstreichen ▶ zuerst die Seiten an der oberen Platte befestigen ▶ überschüssigen Leim mit einem feuchten Lappen entfernen ▶ 15-30 Min. Trockenzeit ▶ auf Winkelgenauigkeit achten!
13. Dübel absägen und einleimen	Ø 8 mm Dübel Gehrungssäge Holzleim, Hammer	▶ Dübel ca. 2 cm lang zuschneiden ▶ Schraubenköpfe mit den Dübelenden verdecken
14. Dübel bündig sägen	Feinsäge Folie	▶ Folie lochen und über den Dübel legen, dann die Überstände absägen
15. Außenflächen schleifen, anschließend Kanten brechen	Schwingschleifer Schleifklotz Schleifpapier P 120	▶ Werkstück in die Hobelbank einspannen
16. Aufhängebleche anschrauben	Akkuschraubbohrer Ø 2,5 mm Spiralbohrer Magnethalter und Bit 3 x 20 Spaxschrauben	▶ Schrauben vorbohren ▶ Werkstück kontrollieren
17. Telefonbord ölen	Hartwachsöl Pinsel zum Ölen Baumwolllappen	▶ das Öl gut aufrühren, dünn einstreichen und nach 10 Min. sorgfältig abreiben (Herstellerhinweise beachten)
oder Telefonbord lackieren, trocknen lassen, zwischenschleifen, lackieren	Klarlack, Pinsel, Schleifpapier P 220	▶ nach Lackierung ½ Std. Trockenzeit (Herstellerhinweise beachten)

ABBILDUNGEN TELEFONBORD

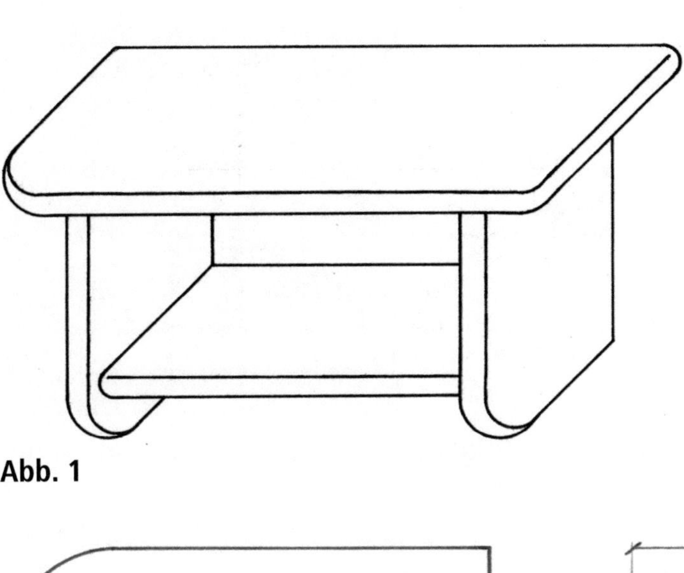

Abb. 1

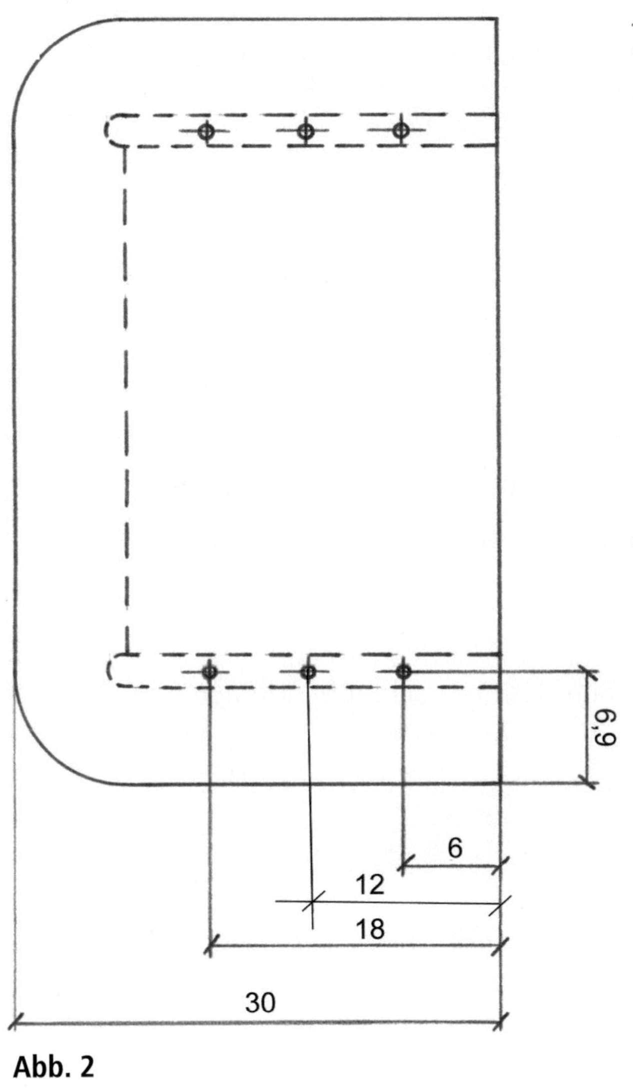

Abb. 2

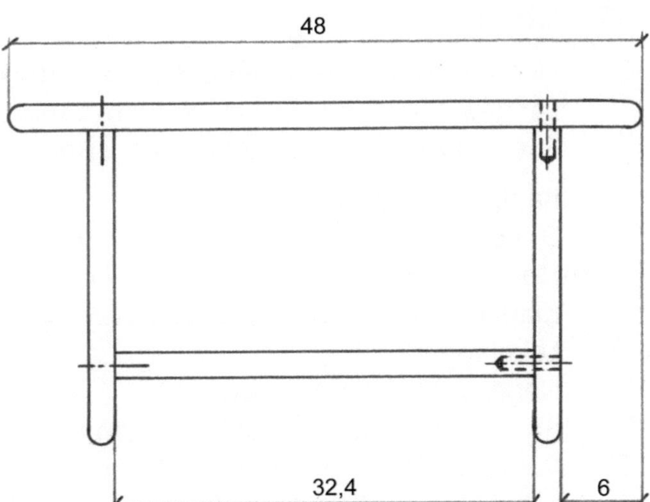

Abb. 3

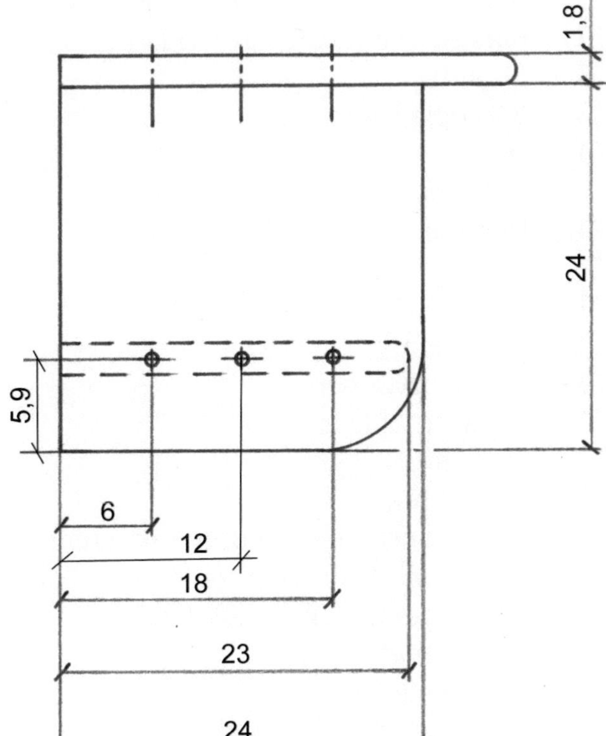

Abb. 4

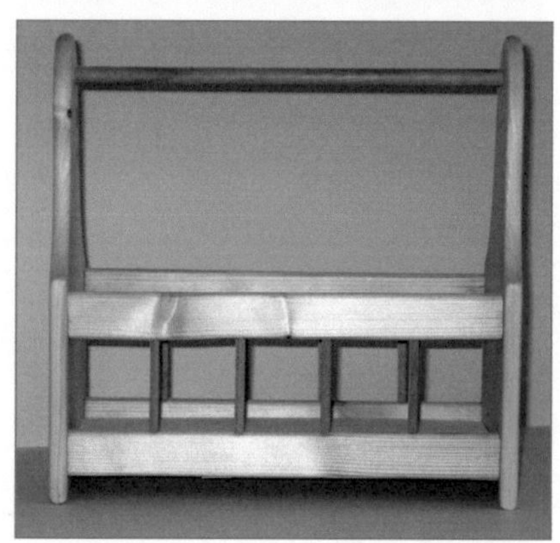

Zeitungsständer

Für die Herstellung des Zeitungsständers benötigen Sie folgende Materialien und Werkzeuge:

Material

- ❒ Fichtenholz (ausgehobelt auf 1,8 cm Stärke), Länge x Breite: ca. 82 cm x 19 cm
  Länge x Breite: ca. 150 cm x 4 cm; Länge x Breite: ca. 75 cm x 1,8 cm
- ❒ Sperrholz (0,4 cm Stärke), Länge x Breite: 36,4 cm x 14,4 cm
- ❒ Baumwolllappen
- ❒ Dübelstange Ø 8 mm, ca. 18 cm lang
- ❒ Holzleim
- ❒ Klarlack oder Hartwachsöl, Hartwachspaste
- ❒ Leimlappen
- ❒ Nägel 1,2 x 30 mm, gestaucht
- ❒ Rundholz Ø 0,8 cm, 8 Stück 10 cm lang
- ❒ Rundholz Ø 1,6 cm, 1 Stück 38,4 cm lang
- ❒ Schablone für Seitenteile (Kontur und Bohrungspunkte) siehe Abb. 2 u. Abb. 3
- ❒ Schleifpapier P 80, P 120, P 220
- ❒ Spaxschrauben 4 x 40, 16 Stück

Werkzeuge

- ❒ Akkuschraubbohrer mit Magnethalter und Bit oder Kreuzschraubendreher
- ❒ Bandsäge mit Parallelanschlag
- ❒ Bleistift
- ❒ (Dekupiersäge)
- ❒ Feile
- ❒ Gehrungssäge oder Gehrungslade
- ❒ Hammer
- ❒ Hobel
- ❒ Pinsel
- ❒ Schleifklotz
- ❒ Schraubzwingen
- ❒ Schwingschleifer
- ❒ Senkstift
- ❒ Spitzbohrer
- ❒ Standbohr- oder Handbohrmaschine mit 3 mm, 4 mm Spiralbohrer und 8 mm Spiralbohrer mit Zentrierspitze, 16 mm Forstnerbohrer
- ❒ Stichsäge mit Führungsschiene
- ❒ (Streichmaß)
- ❒ Tellerschleifer
- ❒ Winkel oder Geodreieck
- ❒ Zollstock

ARBEITSANLEITUNG ZEITUNGSSTÄNDER

Material	Stück	Länge	Breite	Stärke	Bezeichnung
Fichtenholz	2	40,0 cm	19,0 cm	1,8 cm	Seiten
Fichtenholz	4	36,5 cm	4,0 cm	1,8 cm	Querstücke
Fichtenholz	2	36,5 cm	1,8 cm	1,8 cm	Bodenträgerleisten
Buchenrundholz	1	38,4 cm		Ø 1,6 cm	Griff
Buchenrundholz	8	10,0 cm		Ø 0,8 cm	Stäbe
Sperrholz	1	36,5 cm	14,4 cm	0,4 cm	Boden

Arbeitsschritte	Werkzeug	Wichtig
1. **eine** Brettlänge anzeichnen	Bleistift Zollstock Winkel	▶ schadhafte Stellen (Äste, Risse, Harzgallen) abfallen lassen ▶ auf Winkelgenauigkeit achten
2. **eine** Brettlänge zuschneiden, 1. und 2. Arbeitsschritt wiederholen	Stichsäge Führungsschiene Schraubzwingen	▶ nur unter Anleitung! ▶ Maßgenauigkeit wird nur dann erreicht, wenn jedes Brett für sich gemessen und gesägt wird ▶ Führungsschiene befestigen und das Werkstück sichern
3. Brettbreiten zuschneiden,	Bandsäge Anschlag	▶ nur unter Anleitung!
4. Konturen der Seitenteile aufzeichnen und ausschneiden, → siehe Abb. 2 u. Abb. 3	Schablone Dekupiersäge	▶ bei Gebrauch einer Stichsäge Pendelhub einstellen, Kurvensägeblatt benutzen
5. Bohrlöcher an den Querstücken markieren (Aufnahme für die Stäbe), → siehe Abb. 1	Zollstock Bleistift Streichmaß	▶ die Länge der Querstücke in 5 gleich große Strecken einteilen ▶ einstellen auf ½ Holzstärke
6. 16er-Bohrung für die Griffaufnahme an den Seitenteilen markieren (Innenfläche), → siehe Abb. 3	Spitzbohrer Schablone	
7. Bohrlöcher anzeichnen, → siehe Abb. 2	Bleistift Schablone Zollstock Winkel	▶ an den Seitenteilen auf den Außenflächen anzeichnen (Kernseite = runde Seite) ▶ an Querstücken auf den Hirnholzkanten anzeichnen
8. Bohrlöcher bohren	Standbohrmaschine	▶ nur unter Anleitung! ▶ Bohrunterlage benutzen
Seiten: zunächst die 8 mm Bohrlöcher setzen, dann mit 4 mm Bohrer durchgehend nachbohren	Ø 8 mm Spiralbohrer mit Zentrierspitze Ø 4 mm Spiralbohrer	▶ Tiefenanschlag: 1 cm (Sacklochbohrung) ▶ in der Mitte der 8 mm-Bohrung ansetzen
Seiten: Griffaufnahme bohren	Ø 16 mm Forstnerbohrer	▶ Tiefenanschlag: 1 cm (Sacklochbohrung)
Querstücke: Aufnahme für die Stäbe bohren	Ø 8 mm Spiralbohrer mit Zentrierspitze Maschinenschraubstock	▶ Tiefenanschlag: 1 cm (Sacklochbohrung) ▶ Werkstück einspannen
Querstücke: in die Hirnholzkanten bohren	Akkuschraubbohrer Ø 3 mm Spiralbohrer	▶ ca. 2 cm tief bohren ▶ in die Hobelbank einspannen

ARBEITSANLEITUNG ZEITUNGSSTÄNDER

Arbeitsschritte	Werkzeug	Wichtig
9. an den Seitenteilen extra rund „Softline" hobeln und nacharbeiten	Hobel Feile Schleifpapier P 80 Schleifpapier P 120	▶ rundum alle Kanten abrunden
10. an den Querstücken „Softline" an allen Längskanten hobeln und nacharbeiten	Hobel Feile Schleifpapier P 80 Schleifpapier P 120	
11. Rundhölzer (Griff und Stäbe) zuschneiden und schleifen	Gehrungssäge Ø 16 mm Rundholz 1 x Ø 8 mm Rundholz 8 x Schleifpapier P 120	
12. Oberflächen schleifen	Schwingschleifer Schleifpapier P 120	▶ Werkstück in die Hobelbank einspannen ▶ Hirnholzkanten nicht schleifen, um Passgenauigkeit zu gewährleisten
13. Bodenträgerleisten ablängen und schleifen, Kanten brechen	Gehrungssäge Schleifklotz Schleifpapier P 120	
14. an den unteren Querstücken die Bodenträgerleisten leimen und nageln	Holzleim Hammer 30er Nägel	▶ flächig verstreichen ▶ überschüssigen Leim mit einem feuchten Lappen entfernen ▶ 15-30 Min. Trockenzeit
15. Querstücke auf gleiche Länge prüfen	Feile oder Tellerschleifer	▶ Hirnholzkanten evtl. nacharbeiten, um Passgenauigkeit zu gewährleisten
16. Innenflächen der Seitenteile, Querstücke und Rundhölzer komplett ölen	Hartwachsöl Pinsel zum Ölen Baumwolllappen	▶ Öl gut aufrühren, dünn einstreichen und nach 10 Minuten sorgfältig abreiben (Herstellerhinweise beachten) ▶ Hirnholzkanten nicht ölen (Leimflächen)
oder Innenflächen der Seitenteile, Querstücke komplett lackieren, trocknen lassen, zwischenschleifen, lackieren	Hartwachspaste oder Hartwachsöl Klarlack, Pinsel, Schleifpapier P 220	▶ Rundhölzer ölen oder wachsen ▶ Hirnholzkanten nicht lackieren (Leimflächen) ▶ nach Lackierung ½ Std. Trockenzeit (Herstellerhinweise beachten)
17. Zeitungsständer verleimen und verschrauben	Holzleim 4 x 40 Spaxschrauben Akkuschraubbohrer Magnethalter und Bit	▶ flächig verstreichen ▶ die Rundhölzer werden ohne Leim gesteckt ▶ überschüssigen Leim mit einem feuchten Lappen entfernen ▶ 15-30 Min. Trockenzeit
18. Dübel absägen und einleimen	Ø 8 mm Dübel Gehrungssäge Holzleim, Hammer	▶ Dübel ca. 2 cm lang zuschneiden ▶ Schraubenköpfe mit den Dübelenden verdecken

ARBEITSANLEITUNG / ABBILDUNGEN ZEITUNGSSTÄNDER

Arbeitsschritte	Werkzeug	Wichtig
19. Dübel bündig sägen	Feinsäge Folie	▶ Folie lochen und über den Dübel legen, dann die Überstände absägen
20. Außenflächen schleifen, anschließend evtl. Kanten nacharbeiten	Schwingschleifer Schleifpapier P 120 Schleifklotz	▶ Werkstück in die Hobelbank einspannen
21. Sperrholzboden ausmessen und zuschneiden	Zollstock Winkel Stichsäge Führungsschiene Schraubzwingen	▶ nur unter Anleitung! ▶ Führungsschiene befestigen und das Werkstück sichern
22. Sperrholzboden schleifen und Kanten brechen	Schleifklotz Schleifpapier P 120	
23. Sperrholzboden aufleimen	Holzleim Zulagen Schraubzwingen	▶ überschüssigen Leim mit einem feuchten Lappen entfernen ▶ 15-30 Min. Trockenzeit ▶ Werkstück kontrollieren
24. Zeitungsständer ölen	Hartwachsöl Pinsel zum Ölen Baumwolllappen	▶ Öl gut aufrühren, dünn einstreichen und nach 10 Min. sorgfältig abreiben (Herstellerhinweise beachten)
oder Zeitungsständer lackieren, trocknen lassen, zwischenschleifen, lackieren	Klarlack, Pinsel, Schleifpapier P 220	▶ nach Lackierung ½ Std. Trockenzeit (Herstellerhinweise beachten)

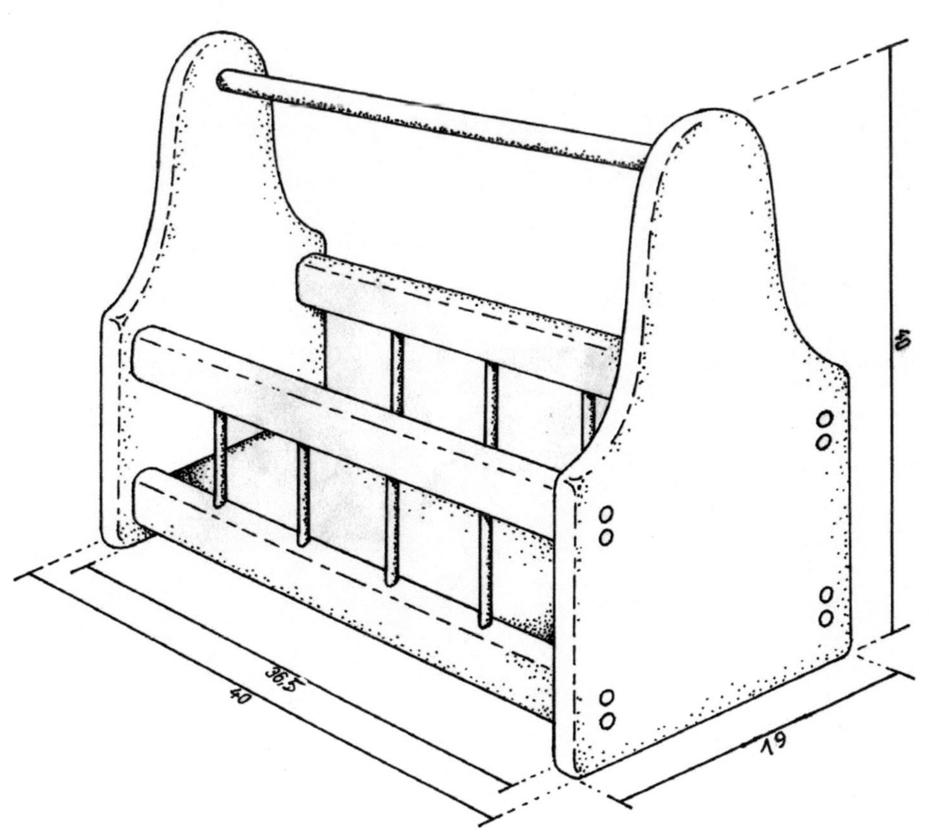

Abb. 1

Abb. 2

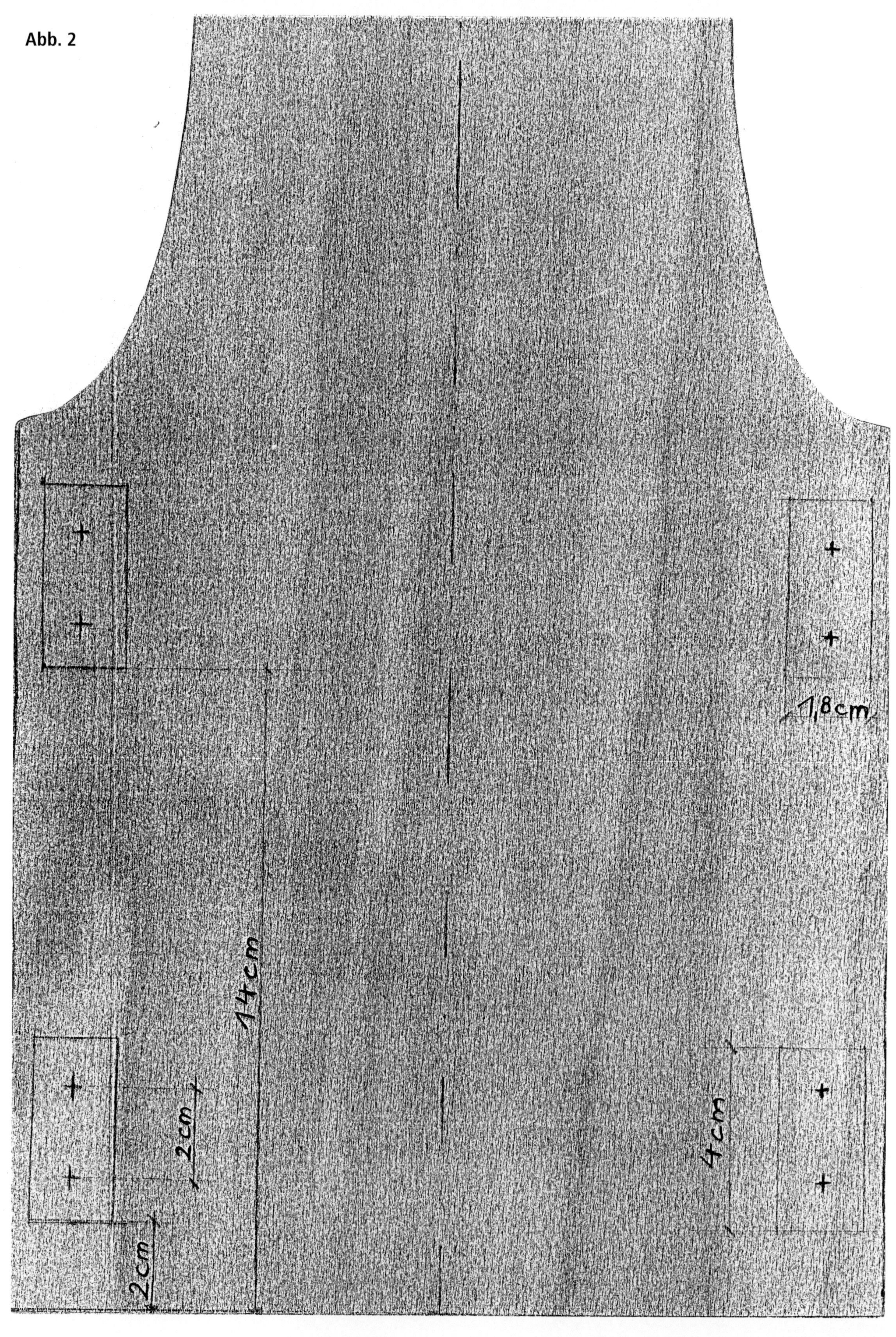

Abb. 3

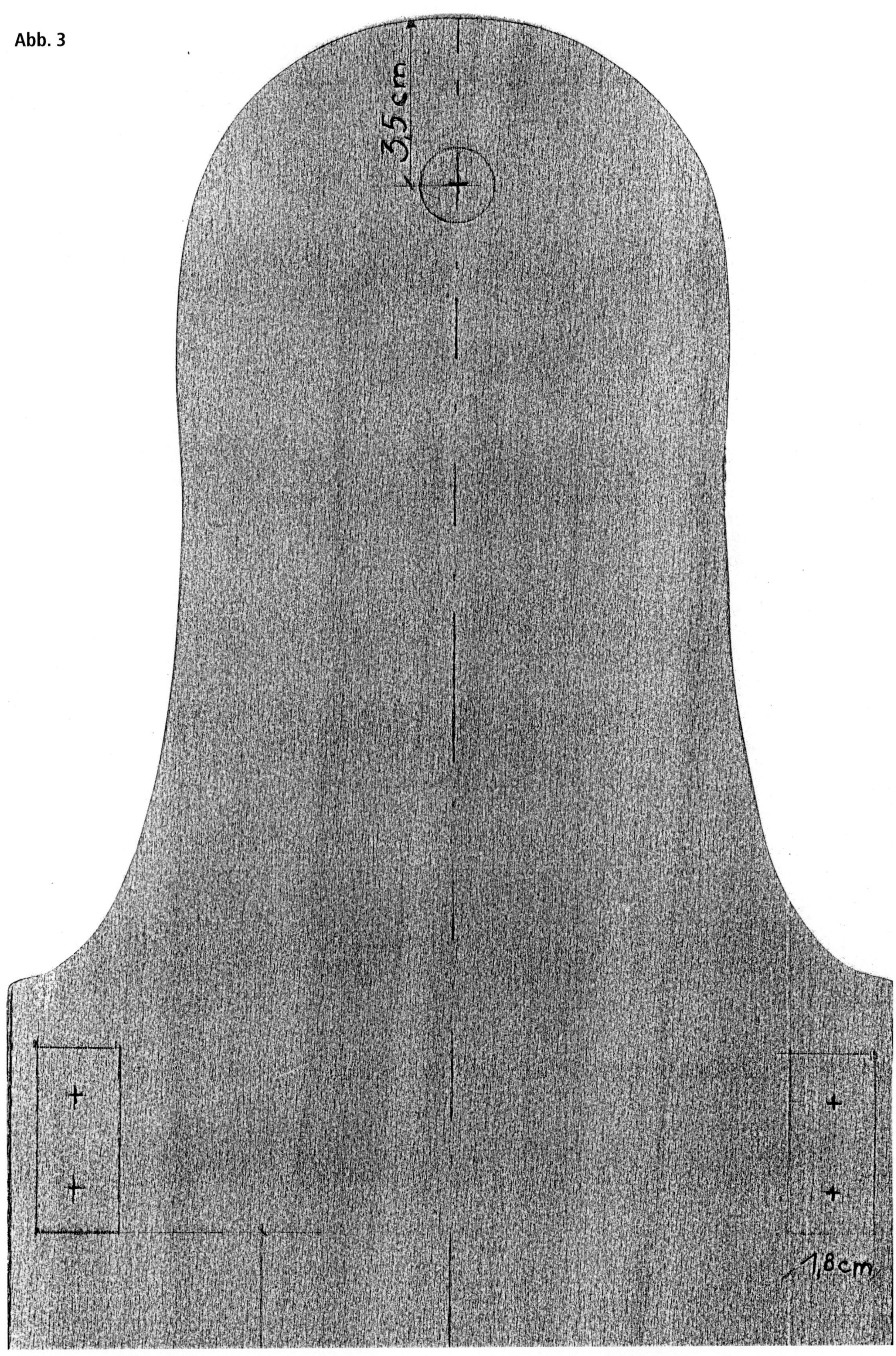

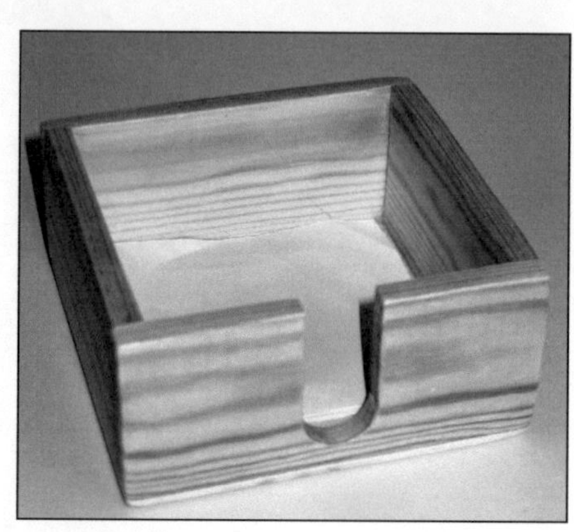

Zettelkasten

Für die Herstellung des Zettelkastens benötigen Sie folgende Materialien und Werkzeuge:

Material

- ❒ Kiefernleisten (1 cm Stärke), Länge x Breite: ca. 50 cm x 6 cm
- ❒ Sperrholz (0,4 cm Stärke), Länge x Breite: 13 cm x 13 cm

- ❒ Holzleim
- ❒ Klarlack
- ❒ Leimlappen
- ❒ Nägel (klein) 1,2 mm x 20 mm, gestaucht
- ❒ Schleifpapier P 120, P 220

Werkzeuge

- ❒ Bleistift
- ❒ Dekupiersäge oder Laubsäge
- ❒ Gehrungssäge oder Gehrungslade
- ❒ Hammer
- ❒ Pinsel
- ❒ Rahmeneckspanner, Klemmzwingen oder Schraubzwingen
- ❒ Schleifklotz
- ❒ Senkstift
- ❒ Standbohr- oder Handbohrmaschine, mit 22 mm Forstnerbohrer
- ❒ Verleimhilfe (Spanplatte 11 cm x 11 cm)
- ❒ Winkel oder Geodreieck
- ❒ Zollstock

ARBEITSANLEITUNG ZETTELKASTEN

Material	Stück	Länge	Breite	Stärke	Bezeichnung
Kiefernleisten	2	13 cm	6 cm	1,0 cm	Vorder- und Hinterstück
Kiefernleisten	2	11 cm	6 cm	1,0 cm	Seiten
Sperrholz	1	13 cm	13 cm	0,4 cm	Boden

Arbeitsschritte	Werkzeug	▶ Wichtig
1. **eine** Brettlänge anzeichnen	Bleistift Zollstock Winkel	▶ schadhafte Stellen (Äste, Risse, Harzgallen) abfallen lassen ▶ auf Winkelgenauigkeit achten
2. **eine** Brettlänge zuschneiden, 1. und 2. Arbeitsschritt wiederholen	Gehrungssäge	▶ Maßgenauigkeit wird nur dann erreicht, wenn jedes Brett für sich gemessen und gesägt wird
3. Bohrloch anzeichnen, → siehe Abb. 1	Bleistift Zollstock Winkel	▶ Mittellinien des Bohrloches anzeichnen
4. Vorderstück bohren	Standbohrmaschine Ø 22 mm Forstnerbohrer Maschinenschraubstock	▶ nur unter Anleitung! ▶ Werkstück sichern; Restholz unterlegen, um ein Ausreißen des Bohrloches zu verhindern
5. Aussparung anzeichnen, → siehe Abb. 1 u. Abb. 2	Bleistift Zollstock Winkel	
6. Aussparung aussägen	Dekupiersäge	
7. Oberflächen schleifen	Schleifklotz Schleifpapier P 120	▶ Brettchen in die Hobelbank einspannen ▶ in Maserrichtung schleifen ▶ Hirnholzkanten nicht schleifen, um Passgenauigkeit zu gewährleisten
8. Kasten verleimen, → siehe Abb. 2 u. Abb. 3	Holzleim Verleimhilfe Rahmeneckspanner, Klemmzwingen oder Schraubzwingen	▶ flächig verstreichen ▶ Kernseite = runde Seite nach außen ▶ überschüssigen Leim mit einem feuchten Lappen entfernen ▶ 15-30 Min. Trockenzeit
9. Sperrholzboden anzeichnen und zuschneiden	Bleistift Zollstock Winkel Dekupiersäge	▶ Restsperrholz verwenden ▶ mit ca. 2 mm Zugabe zuschneiden
10. Bodenplatte schleifen	Schleifklotz Schleifpapier P 120	▶ in Maserrichtung schleifen
11. Bodenplatte aufnageln	Hammer Nägel (klein) 1,2 x 20 mm	▶ mit dem Hammer leicht auf die Nagelspitze schlagen, damit das Holz nicht so schnell spaltet
12. Nägel absenken	Hammer Senkstift	▶ gestauchte Nägelköpfe tiefer treiben = leicht versenkt

ARBEITSANLEITUNG / ABBILDUNGEN ZETTELKASTEN

Arbeitsschritte	Werkzeug	▶ Wichtig
13. Kasten schleifen, Bodenplatte bündig schleifen, Kanten brechen	Schleifklotz Schleifpapier P 120	▶ Werkstück kontrollieren
14. Kasten lackieren, trocknen lassen, zwischenschleifen, lackieren	Klarlack Pinsel Schleifpapier P 220	▶ nach Lackierung ½ Std. Trockenzeit (Herstellerhinweise beachten)

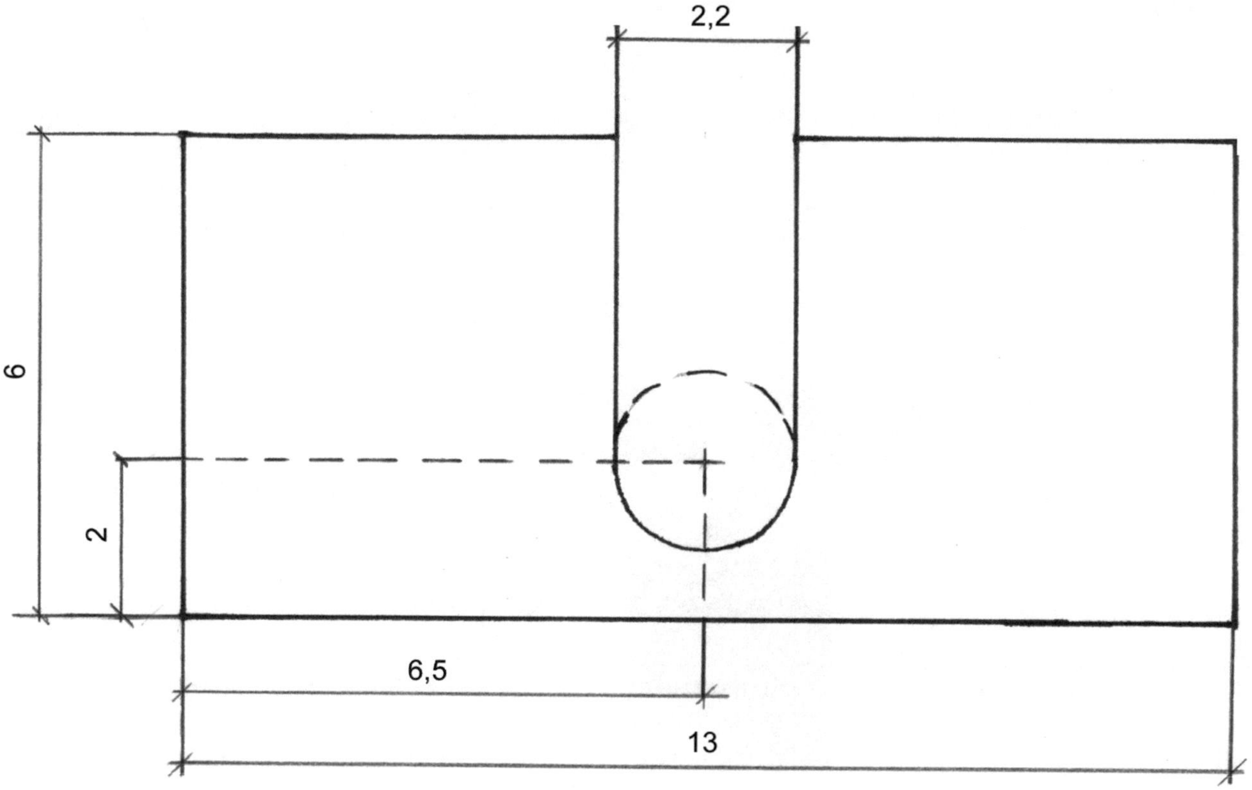

Abb. 1

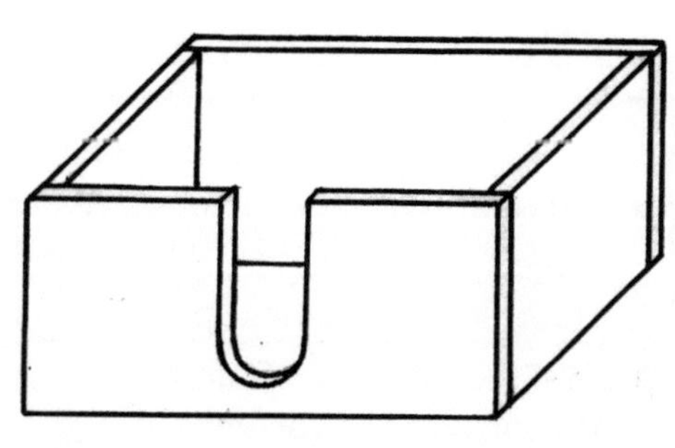

Abb. 2

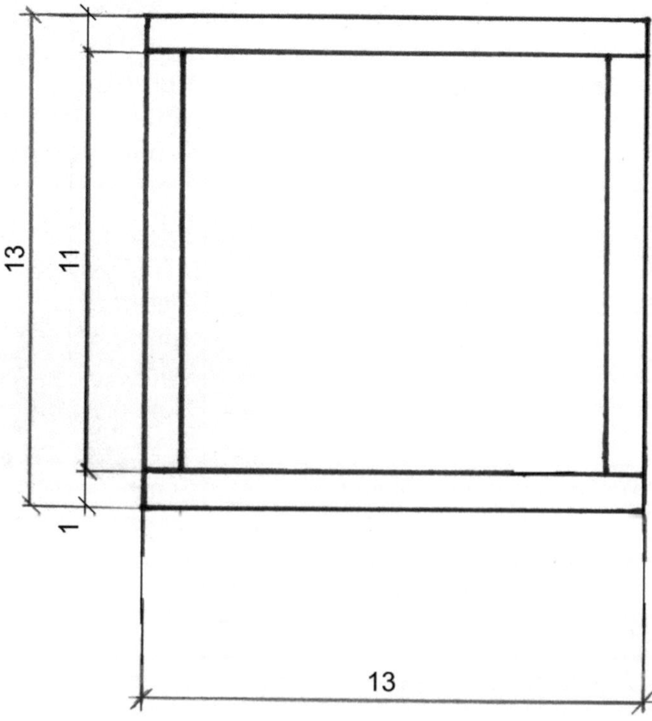

Abb. 3

PAPPE UND PAPIER

CHECKLISTE

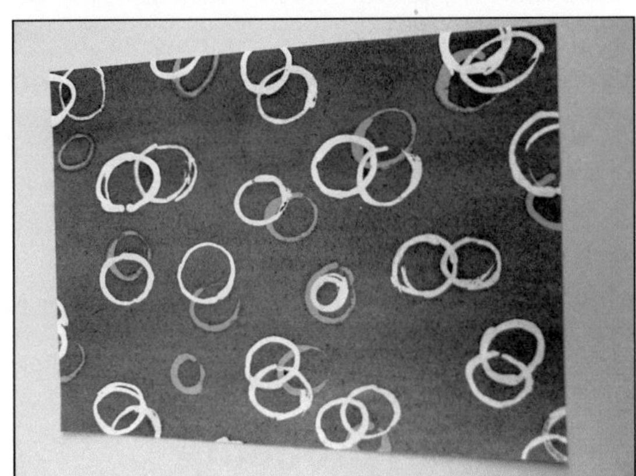

Batikpapier

Batik (javanisch) ist ein aus Indonesien stammendes Verfahren zum Einfärben von Stoffen, wobei auf die Stellen des Musters, die von der Farbe frei bleiben sollen, heißes Wachs aufgegossen wird, das später abgeschmolzen wird (Quelle: Der neue Brockhaus 1973).
Die Technik kann auch für Papier verwandt werden.
Batikpapiere eignen sich u. a. zum Beziehen von Papparbeiten. Damit das Papier ausreichend groß ist und eine Auswahlmöglichkeit zulässt, wird die Größe DIN A2 empfohlen.

Für die Herstellung des Batikpapiers benötigen Sie folgende Materialien und Werkzeuge:

Material

- ❒ Batikfarben oder wasserlösliche Beizen
- ❒ Batikwachs oder Kerzenwachs
- ❒ (Zeichen-) Papier

Werkzeuge

- ❒ Beizenpinsel
- ❒ Bügeleisen
- ❒ Bügelunterlage
- ❒ Farbpinsel (hier als Wachspinsel verwendet)
- ❒ Messer oder Spachtel
- ❒ (Tjanting)
- ❒ Wachskocher
- ❒ Zeitungspapier

ARBEITSANLEITUNG BATIKPAPIER

1. Wachs im Wachskocher schmelzen und erhitzen

2. Papier auf das Zeitungspapier legen

Arbeiten mit dem Pinsel:
Die Flächen, Linien oder Punkte, die weiß bleiben sollen, mit Wachs abdecken.

Wichtig: Den Wachspinsel immer wieder in das Wachs eintauchen. Das Wachs muss ausreichend heiß sein, sonst durchdringt es nicht das Papier. Daher mit kurzen, schnellen Strichen arbeiten.

Arbeiten mit dem Tjanting:
Das Tjanting mit Wachs füllen und ein Muster auf das Papier zeichnen.

3. Erster Farbgang

Die Farbgänge müssen mit der hellsten Farbe beginnen. Beispiel für eine Farbfolge: gelb, orange, rot, blau. Mit dem Beizpinsel eine Batikfarbe oder Beize auf das gesamte Papier auftragen.

4. Papier trocknen

Wichtig: Die Farbe muss trocken sein, bevor erneut Wachs aufgetragen wird.

5. Zweiter Farbgang

Erneut Wachs, entweder mit dem Pinsel oder Tjanting auf die Stellen auftragen, die in der eingefärbten Farbe erscheinen sollen. Die nächste Farbe auftragen.

6. Dritter, vierter und weiterer Farbvorgang

Den Arbeitsschritt 5 bis zum gewünschten Ergebnis wiederholen. 3-5 Farbgänge werden empfohlen.

7. Wachs entfernen

Ein Teil des Wachses kann mit einem Spachtel oder einem Messerrücken vorsichtig entfernt werden. Anschließend wird das Wachs ausgebügelt, indem das Batikpapier zwischen Zeitungspapier bzw. saugendes Papier gelegt wird. Das Bügeleisen auf „hohe Temperatur" einstellen. Das Zeitungspapier so oft wechseln, bis kein Wachs mehr aufgesogen wird.

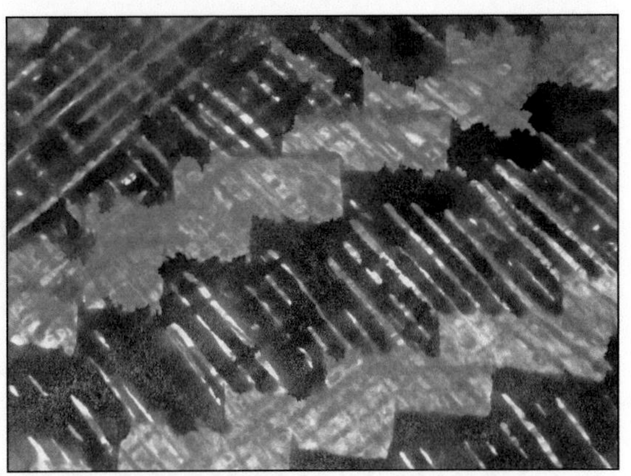

Kleisterpapier

Für die Herstellung des Kleisterpapiers benötigen Sie folgende Materialien und Werkzeuge:

Material

- ❒ Beize
- ❒ Kleister
- ❒ weißes Papier (DIN A2)

Werkzeuge

- ❒ Borstenpinsel
- ❒ Einmalhandschuhe
- ❒ Kamm, Pappstreifen, Stempel oder Gabel …
- ❒ Kleisterpinsel
- ❒ Zeitungspapier

ARBEITSANLEITUNG KLEISTERPAPIER

Kleisterpapiere werden zum Beziehen von Papparbeiten benutzt. Damit das Papier ausreichend groß ist und eine Auswahlmöglichkeit auf dem Papier zulässt, wird die Größe DIN A2 empfohlen.

1. **Arbeitsplatz mit Zeitungspapier abdecken**

2. **Papier auf das Zeitungspapier legen**

3. **Papier gleichmäßig mit Kleister „satt" einstreichen**

4. **Mit dem Borstenpinsel die Beize/Batikfarbe – je nach Farbwahl – auf das eingekleisterte Papier auftragen**

5. **Die Fläche z.B. mit den Fingern (Einmalhandschuhe benutzen!), einem Pinsel, Kamm, Stempel oder einer Gabel gestalten**

6. **Papier von der Zeitungsunterlage nehmen und trocknen**

Dieses Verfahren kann auch mehrfarbig durchgeführt werden. Dabei ist es wichtig, für jede Farbe einen anderen Pinsel zu benutzen.

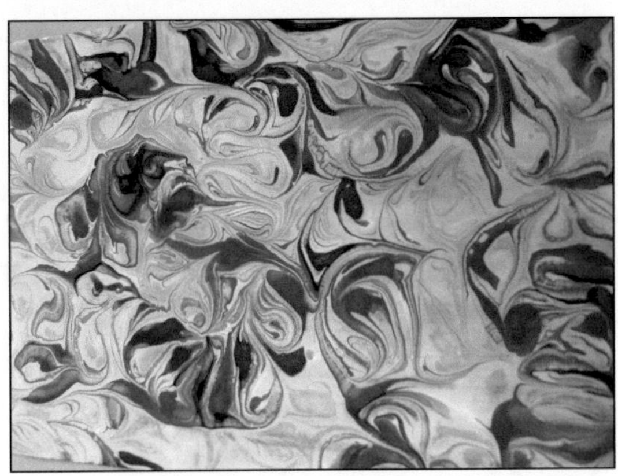

Marmorierpapier

Für die Herstellung des Marmorierpapiers benötigen Sie folgende Materialien und Werkzeuge:

Material

- ❐ Kleister, ca. 1 Liter oder Marmoriergrund
- ❐ Marmorierfarben
- ❐ Papier DIN A4 (Kopierpapier oder Marmorierpapier)

Werkzeuge

- ❐ Abspülhilfe
- ❐ Marmorierschale, Größe: ca. 36 cm x 27 cm
- ❐ Nagelkamm, Stöckchen, Nagel oder Gabel
- ❐ Zeitungspapier

ARBEITSANLEITUNG MARMORIERPAPIER

Marmorierpapiere werden zum Beziehen von Papparbeiten benutzt. Die Größe der Marmorierschale bestimmt die Größe des Papiers.

1. **Kleister 1 cm hoch in die Marmorierschale einfüllen**
2. **Die Luftblasen mit einem Nagel oder Stöckchen aufstechen – oder ein Blatt Zeitungspapier auf den Kleister legen und abziehen**
3. **Marmorierfarben auswählen**

   Vorschlag: Die Grundfarben rot - blau - gelb benutzen
4. **Marmorierfarben vor Gebrauch schütteln**
5. **Die Marmorierfarben aus ca. 10 cm Höhe auf den Kleister tropfen. Dabei auf eine gleichmäßige Verteilung der Farben achten. Die Farbe schwimmt auf der Oberfläche.**
6. **Muster erstellen**

   Gestaltungsmöglichkeiten z. B.:

   - einen Nagelkamm längs oder quer über die Kleisteroberfläche ziehen
   - mit einem Stöckchen oder Nagel Muster ziehen
   - mit der Gabel Muster ziehen

   Nicht zu tief arbeiten!
7. **Das Papier auf den Kleister legen und mit der Hand glatt streichen, um Blasenbildungen zu vermeiden**
8. **Marmorierfarben ca. 2 Minuten einziehen lassen**
9. **Das Papier an 2 Ecken festhalten, vom Kleister abziehen und auf die Abspülhilfe legen**
10. **Den Kleister unter einem <u>schwachen,</u> kalten Wasserstrahl mit der Hand vorsichtig abstreifen**
11. **Papier trocknen**
12. **Nach dem Trocknen das Papier bügeln**

Der Kleister kann mehrfach verwendet werden, allerdings muss nach jedem Färbevorgang die Restfarbe, die an der Oberfläche liegt, entfernt werden. Dazu legt man Zeitungspapier flach auf den Kleister und zieht es ab.

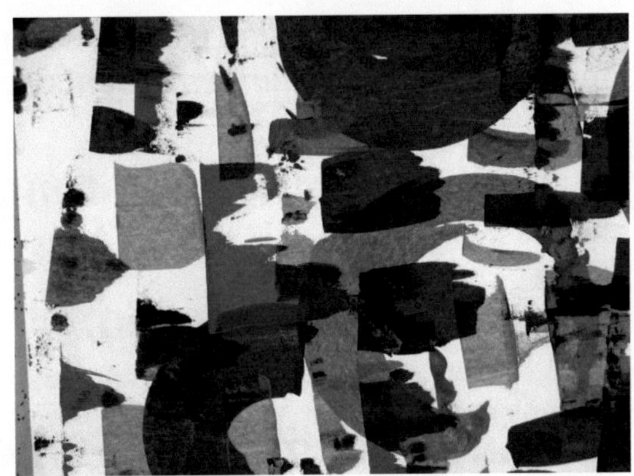

Spachtelpapier

Für die Herstellung des Spachtelpapiers benötigen Sie folgende Materialien und Werkzeuge:

Material

- ❒ Papier nach Wunsch
- ❒ Plakatfarben oder Acrylfarben

Werkzeuge

- ❒ Spachtel
- ❒ Zeitungspapier
- ❒ Glasplatte ca. DIN A5

ARBEITSANLEITUNG SPACHTELPAPIER

Spachtelpapiere werden zum Beziehen von Papparbeiten benutzt. Damit das Papier ausreichend groß ist und eine Auswahlmöglichkeit zulässt, wird die Größe DIN A2 empfohlen.

1. **Arbeitsplatz mit Zeitungspapier abdecken.**

2. **Papier darauf legen.**

3. **Eine oder mehrere Farben auswählen.**

4. **Einen oder mehrere Farbklecks(e) auf die Glasplatte geben.**

5. **Mit dem Spachtel etwas Farbe von der Glasplatte abnehmen und fächerförmig auf dem Papier verteilen.**

6. **Nach Wunsch weitere Farben wählen. Bei einem Farbwechsel Spachtel säubern oder für jede Farbe einen Spachtel benutzen.**

7. **Arbeitsschritte 3-5 so oft wiederholen, bis das gewünschte Muster erreicht ist.**

8. **Spachtelpapier trocknen.**

CHECKLISTE

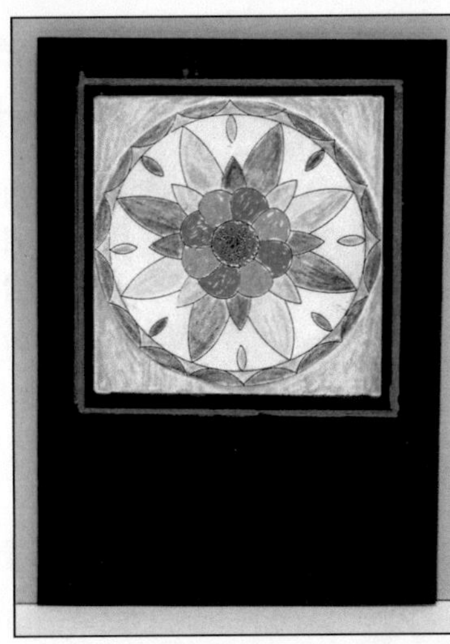

Mandala-Faltkarte

Für die Herstellung des Mandalas benötigen Sie folgende Materialien und Werkzeuge:

- ❒ Bleistift
- ❒ Buntstifte, Aquarellstifte, Filzstifte, Wasserfarben, Gold- und Silberstifte, Plakatfarben
- ❒ Cutter
- ❒ Einlegekarte
- ❒ Falzbein
- ❒ Klebstoff
- ❒ Kopierer
- ❒ Lineal oder Geodreieck
- ❒ (Papierschneidemaschine)
- ❒ Schere
- ❒ Schneideunterlage
- ❒ Stahllineal
- ❒ Tonpapier

ARBEITSANLEITUNG MANDALA-FALTKARTE

Dieser Leittext führt Sie durch die Herstellung einer Mandala-Faltkarte.

Das Leittextverfahren besteht aus Leitfragen und Leitaufgaben, die Sie durch die Arbeit führen und von Ihnen eine aktive Auseinandersetzung mit der Aufgabenstellung fordern. Dies beinhaltet nicht nur die Planung und Ausführung der Aufgabe, sondern auch die Überprüfung und Bewertung des Ergebnisses.

Was ist ein Mandala?

Mandala (altind. *Kreis*) ist ein mystisches Diagramm, das geistige Zusammenhänge versinnbildlichen soll und den Anhängern indischer Religionen als Meditations-Hilfsmittel dient.
Mehr zum Thema Mandala finden Sie unter www.wikipedia.de.

1. Welches Mandala möchten Sie für Ihre Faltkarte verwenden?

Wählen Sie aus den Vorlagen (Abb. 1- Abb. 6, nächste Seite) ein Mandala aus, das Ihnen gefällt. Kopieren Sie sich das Mandala.

2. Welche Stifte/Farben möchten Sie für die Gestaltung des Mandalas benutzen?

- ❐ Buntstifte
- ❐ Filzstifte
- ❐ Gold-/Silberstifte
- ❐ Wasserfarben
- ❐ Plakatfarben
- ❐ Aquarellstifte

3. Mit welchen Farben möchten Sie das Mandala ausmalen?

Entscheiden Sie sich für mindestens 4-5 Farben:

ARBEITSANLEITUNG MANDALA-FALTKARTE

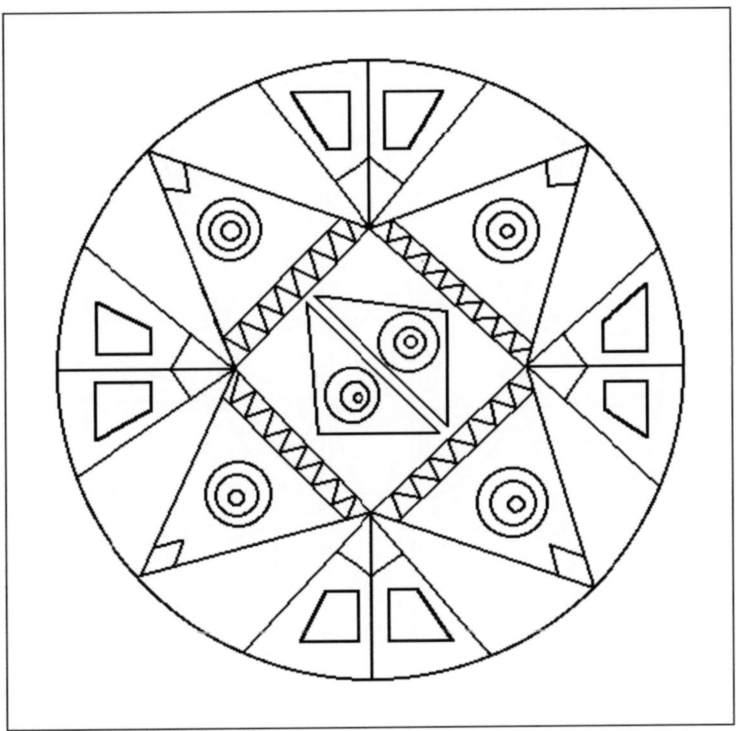

Abb. 1

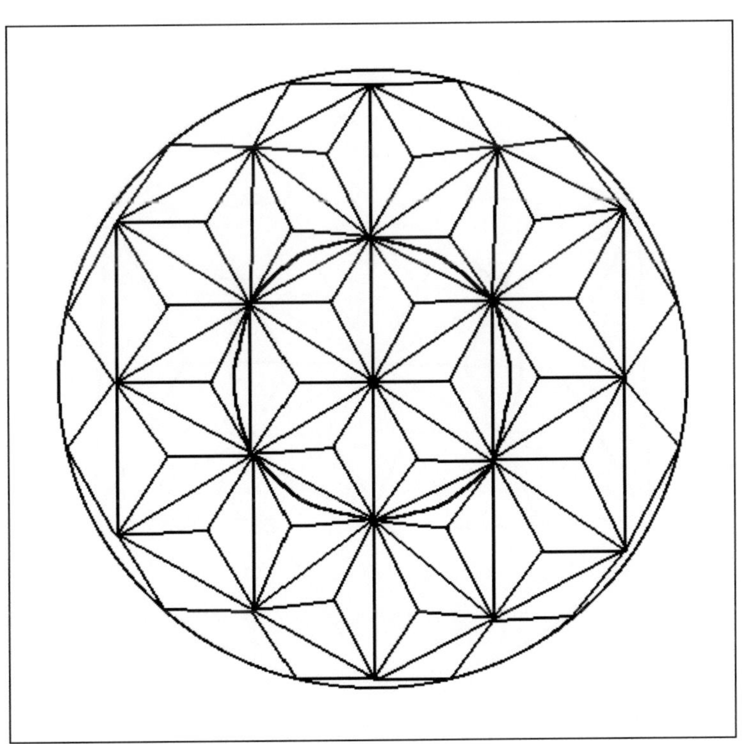

Abb. 2

ARBEITSANLEITUNG MANDALA-FALTKARTE

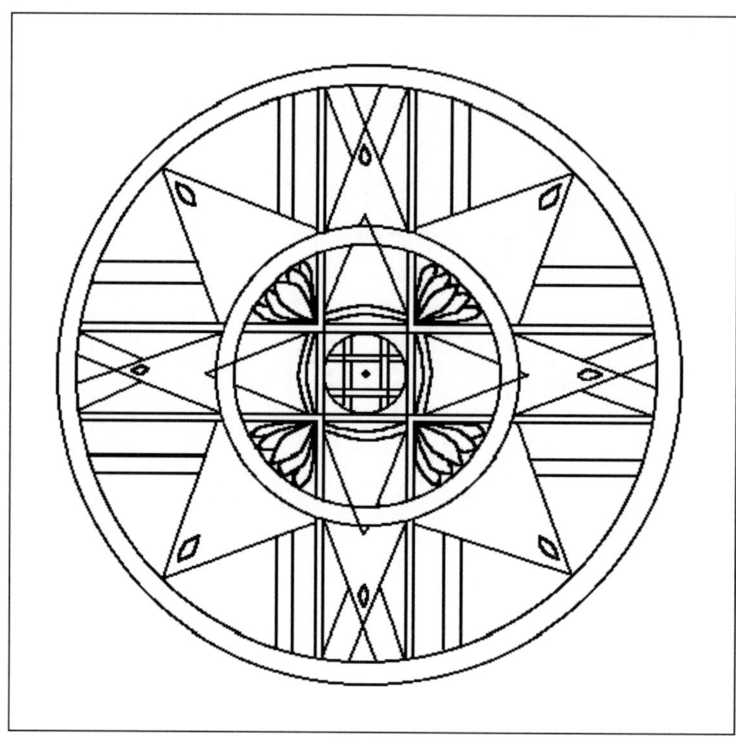

Abb. 3

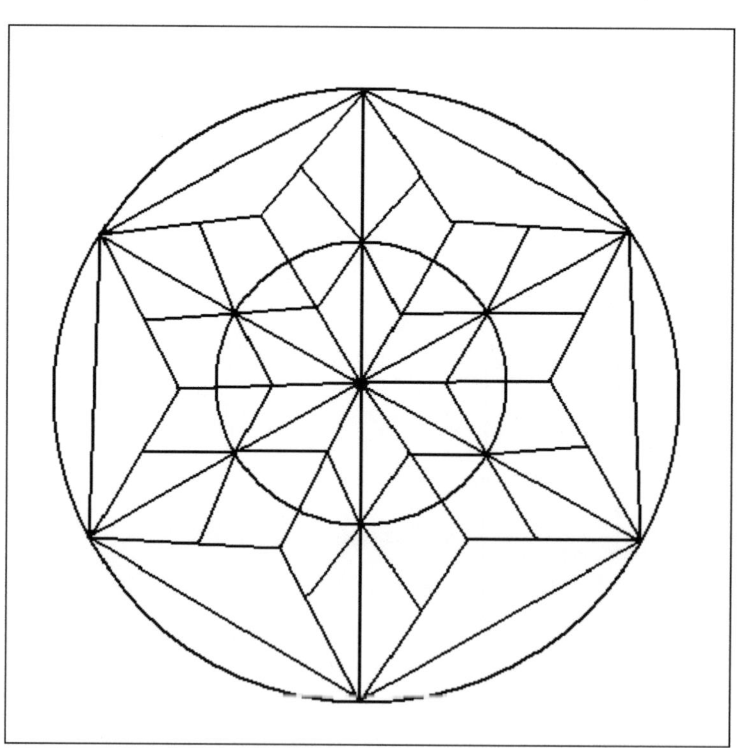

Abb. 4

ARBEITSANLEITUNG MANDALA-FALTKARTE

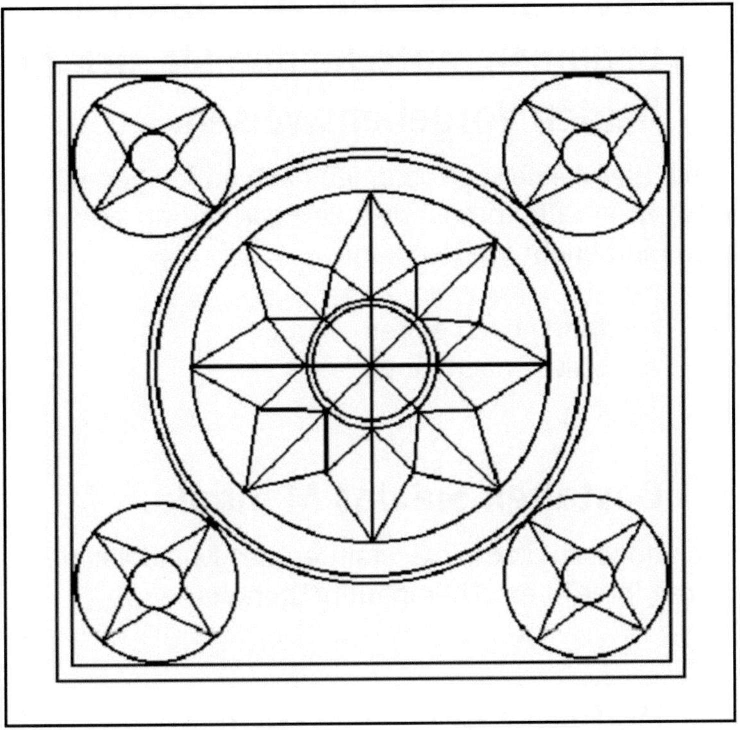

Abb. 5

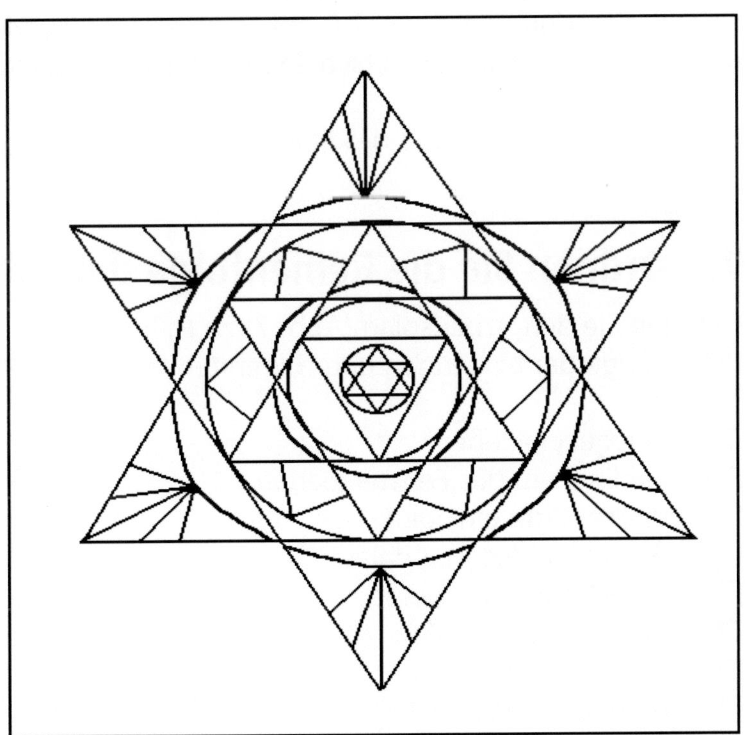

Abb. 6

4. Bevor Sie mit dem Ausmalen Ihres Mandalas beginnen, entscheiden Sie sich für eine der beiden Vorgehensweisen.

Durch die Malweise „von innen nach außen“ oder „von außen nach innen“ entsteht ein Rhythmus, der die Bearbeitung erleichtert und auch als entspannend erlebt werden kann.

- ❐ von innen nach außen
- ❐ von außen nach innen

5. Gestalten Sie das Mandala.

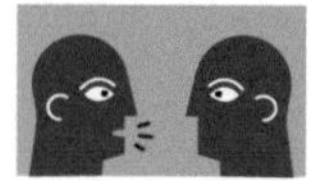

Nach abgeschlossener Gestaltung des Mandalas besprechen Sie Ihr Ergebnis mit Ihrer/Ihrem Therapeutin/Therapeuten.

6. Wählen Sie für das Tonpapier und den Spiegel Ihrer Faltkarte eine Farbe aus.

Spiegel nennt man den Innenbezug einer Karte, eines Kartons oder eines Buchdeckels.
Sollen die Farben des Mandalas mit dem Tonpapier harmonieren oder zueinander im Kontrast stehen? Probieren Sie mehrere Möglichkeiten aus, indem Sie Ihr Mandala auf verschiedenfarbige Tonpapiere auflegen.

Farbe des Tonpapiers und des Spiegels: ______________________________

7. Ordnen Sie die Reihenfolge der Arbeitsschritte.

Nehmen Sie den Arbeitsplan (Abb. 7) zu Hilfe.
Reihenfolge der bisherigen und folgenden Arbeitsschritte:

- ❐ Spiegel einkleben
- ❐ Zierlinie um das Fenster ziehen
- ❐ weiße Karte einlegen
- ❐ Ausmalen des Mandalas
- ❐ Berechnung der Maße
- ❐ Zuschnitt aller Teile
- ❐ Mandala einkleben
- ❐ Mandala auswählen
- ❐ Mandalas kopieren
- ❐ Farbe des Tonpapiers festlegen
- ❐ Falten der DIN-A5-Karte
- ❐ Anzeichnen und Ausschneiden des Fensters

ARBEITSANLEITUNG MANDALA-FALTKARTE

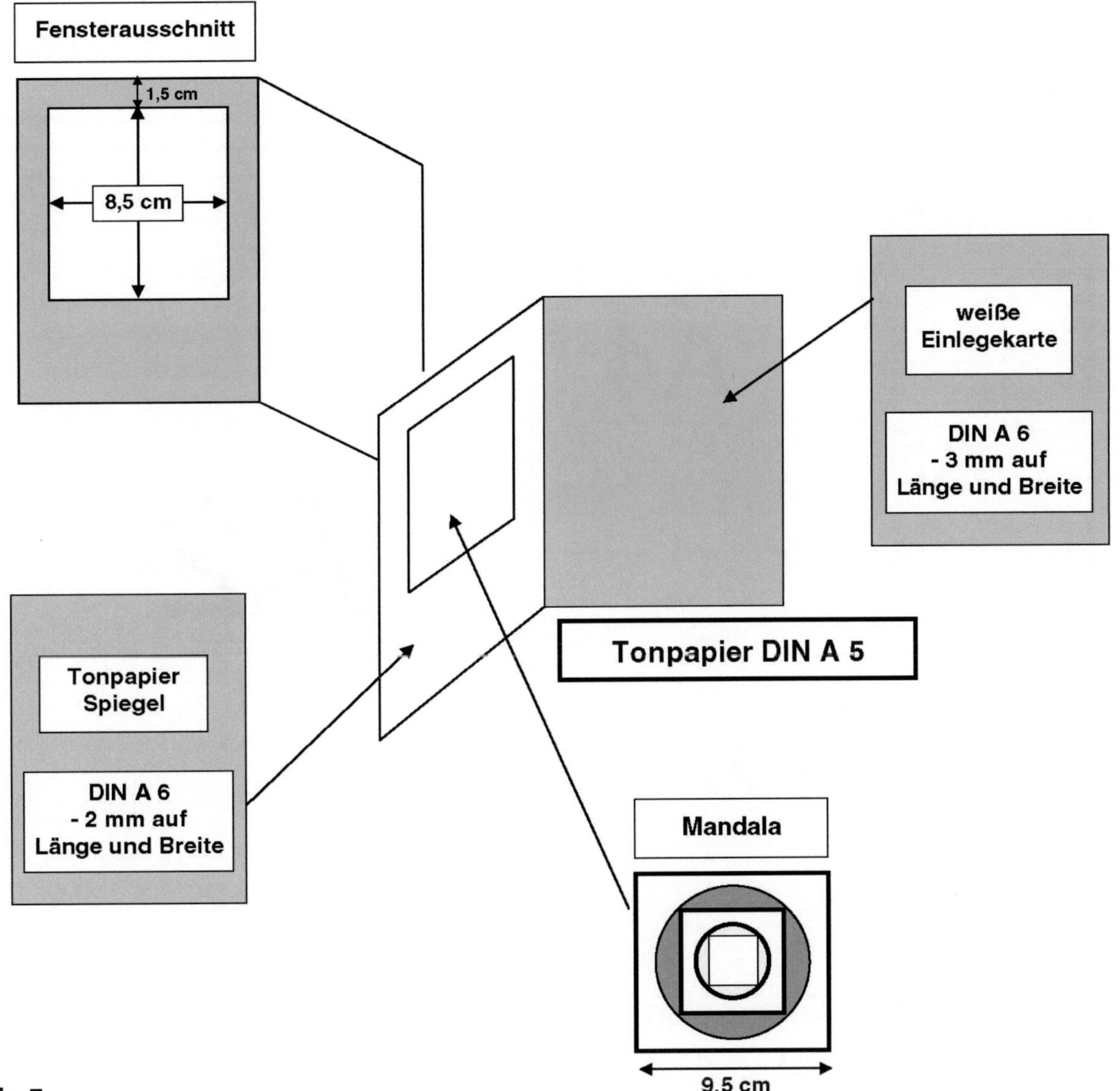

Abb. 7

	DIN-Maße A-Reihe (alle Maße sind in Millimeter angegeben)
Vierfachbogen	A0 = 841 x1189
Doppelbogen	A1 = 594 x 841
Bogen	A2 = 420 x 594
Halbbogen	A3 = 297 x 420
Viertelbogen	A4 = 210 x 297
Blatt	A5 = 148 x 210
Halbblatt	A6 = 105 x 148
Viertelblatt	A7 = 74 x 105
	A8 = 52 x 74
	A9 = 37 x 52
	A10 = 26 x 37

Das größte A-Format (also A0) ist genau ein Quadratmeter groß; jedes nächstkleinere Format entsteht durch Halbierung. Die Kennzahlen der folgenden Formate geben demnach an, wie oft der A0-Bogen geteilt worden ist.

Abb. 8

ARBEITSANLEITUNG MANDALA-FALTKARTE

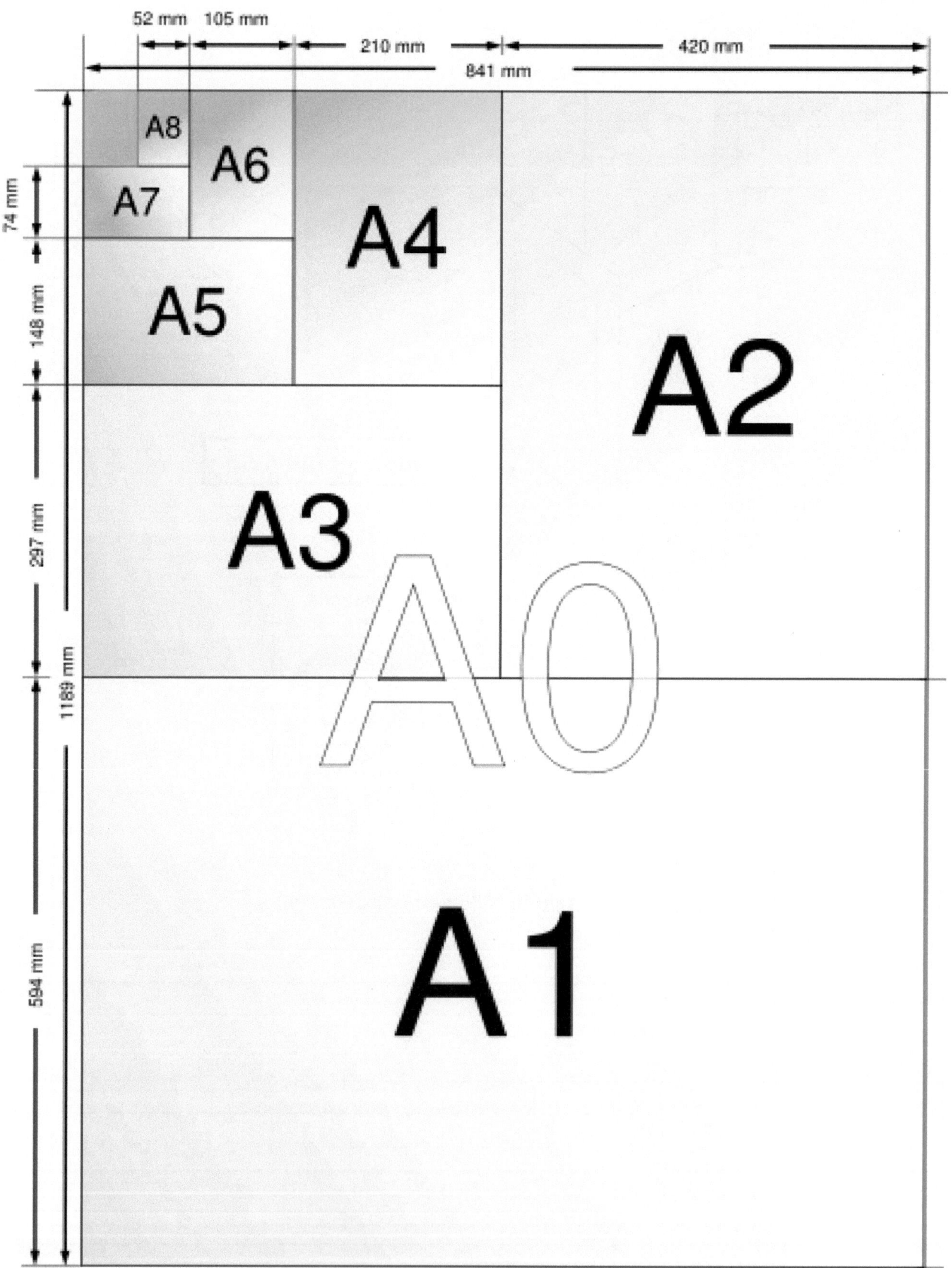

Quelle: http://de.wikipedia.org/wiki/Bild:A_size_illustration.svg

Abb. 9

ARBEITSANLEITUNG MANDALA-FALTKARTE

8. Berechnen Sie die Maße der Faltkarte.

Nehmen Sie den Arbeitsplan (Abb. 7) und die DIN-Maße (Abb. 8) und/oder Abb. 9 zu Hilfe.

Tragen Sie die errechneten Maße in die Tabelle ein.

Material	Länge	Breite
Mandala		
Faltkarte		
Spiegel		
Fensterausschnitt		
Einlegekarte		

9. Womit schneiden Sie die Papiere?

Kreuzen Sie an:

	Papierschneidemaschine	Schere	Cutter
Mandala			
Faltkarte			
Spiegel			
Fensterausschnitt			
Einlegekarte			

10. Sind Sie vertraut im Umgang mit:

	Ja	Nein
der Papierschneidemaschine		
dem Cutter		
der Schere		

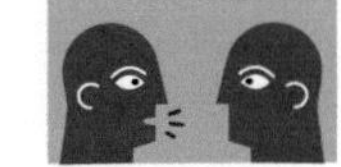

Wenn Sie eine Einweisung möchten, wenden Sie sich an Ihre/Ihren Therapeutin/Therapeuten.

11. Auf welcher Seite der Karte zeichnen Sie das Fenster an?

____

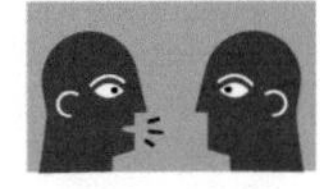

Wenden Sie sich vor Beginn des Zuschnitts an Ihre/Ihren Therapeutin/Therapeuten.

12. Schneiden Sie die Papiere zu und führen Sie die notwendigen Arbeitsschritte durch, um die Karte fertigzustellen.

13. Nach Fertigstellung der Karte beurteilen Sie die Qualität Ihrer Arbeit.

Qualitätskriterien	genau/ sorgfältig	weniger genau/ weniger sorgfältig	ungenau/ unsorgfältig
Karte entspricht den vorgegebenen Maßen			
Spiegel entspricht den vorgegebenen Maßen			
Gestaltung des Mandalas			
Zierlinie des Fensters			
Klebeflächen			
Schnitte mit dem Cutter			

14. Beschreiben Sie, wie zufrieden Sie mit der Art der Aufgabenstellung und Ihrem Arbeitsergebnis sind.

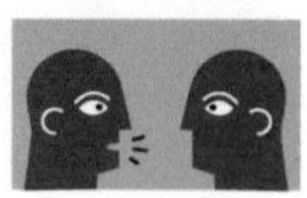

Besprechen Sie Ihr Arbeitsergebnis mit Ihrer/Ihrem Therapeutin/Therapeuten.

ERLÄUTERUNGEN ZUR BERECHNUNG EINES KARTONS NACH EIGENEN MASSEN

Wie errechnen sich die Maße für eine Papparbeit?

Die Überstände des Bezugspapiers bei einer Papparbeit in Länge und Breite betragen 3 cm. Abweichungen ergeben sich durch Abstände z.B. zu Scharnierrillen oder durch aufgeleimte Pappen, die eine Stärke von 0,2 cm haben.
Beim Innenbezug eines Deckels wird in Höhe und Breite nur 1 cm Überstand gerechnet.
Spiegel und Innenbezüge werden im Abstand von 0,2 cm zum Rand aufgeleimt.

Beispielhaft hier die Erläuterungen für die Berechnung eines Kartons (Pappstärke 0,2 cm):

Karton – Graupappe

Die langen Seitenteile haben das gleiche Längenmaß wie die Grundplatte.
Die kurzen Seitenteile sind 0,4 cm kürzer als die Grundplatte.
(Die Seitenteile werden **auf** die Grundplatte geleimt!)

Deckel – Graupappe

Die Grundplatte des Deckels ist in Länge und Breite 0,5 cm größer als die Grundplatte des Kartons.
Die langen Seitenteile sind 0,4 cm länger als die Grundplatte des Deckels.
Die kurzen Seitenteile haben das gleiche Breitenmaß wie die Grundplatte des Deckels.
(Die Seitenteile werden **an** die Grundplatte geleimt!)

Karton – Bezugspapier außen

Das Bezugspapier der Grundplatte ist in Länge und Breite 0,4 cm kleiner als die Graupappe.
Die langen Seitenteile haben zu allen Seiten einen Überstand von 1,5 cm.
Die kurzen Seitenteile sind in der Breite 3 cm größer als die Graupappe. Die Länge entspricht der der Graupappe.

Karton – Bezugspapier innen

Die Grundplatte ist in Länge und Breite 0,8 cm kleiner als die Graupappe.
Die langen Seitenteile sind 2,6 cm länger und 1,3 cm breiter als die Graupappe.
Bei den kurzen Seitenteilen verringert sich das Maß in der Länge um 0,8 cm. In der Breite müssen 1,3 cm hinzugerechnet werden.

Deckel – Außenbezug

Das Bezugspapier der Grundplatte hat die gleiche Größe wie die Graupappe.
Die langen Seitenteile haben in Länge und Breite einen Überstand von 3 cm.
Die kurzen Seitenteile sind 3 cm breiter als die Graupappe. Die Länge entspricht der der Graupappe.

Deckel – Innenbezug

Die Grundplatte ist in Länge und Breite 0,4 cm kleiner als die Graupappe.
Die langen Seitenteile sind 1,6 cm länger als die Graupappe; in der Breite werden 0,8 cm hinzugerechnet.
Die kurzen Seitenteile sind 0,4 cm kürzer als die Graupappe; in der Breite werden 0,8 cm hinzugerechnet.

ARBEITSANLEITUNG KARTON NACH EIGENEN MASSEN

1. Berechnung der Maße

Errechnen Sie die Maße Ihres Kartons anhand der Tabellen 1-6 und tragen Sie die errechneten Maße in die Tabellen 7-12 ein.

Tabelle 1

Karton Graupappe	**Stück**	**Länge**	**Breite**	**Stärke**
Grundplatte	1	X	Y	2
Seitenteile lang	2	X	H	2
Seitenteile kurz	2	Y – 0,4 cm	H	2

Tabelle 2

Deckel Graupappe	**Stück**	**Länge**	**Breite**	**Stärke**
Grundplatte	1	X + 0,5 cm	Y + 0,5 cm	2
Seitenteile lang	2	X + 0,9 cm	H (Deckel)	2
Seitenteile kurz	2	Y + 0,5 cm	H (Deckel)	2

Tabelle 3

Karton Bezugspapier außen	**Stück**	**Länge**	**Breite**
Grundplatte	1	X – 0,4 cm	Y – 0,4 cm
Seitenteile lang	2	X + 3,0 cm	H + 3 cm
Seitenteile kurz	2	Y	H + 3 cm

Tabelle 4

Karton Bezugspapier innen	**Stück**	**Länge**	**Breite**
Grundplatte	1	X – 0,8 cm	Y – 0,8 cm
Seitenteile lang	2	X + 2,6 cm	H + 1,3 cm
Seitenteile kurz	2	Y – 0,8 cm	H + 1,3 cm

Tabelle 5

Deckel Bezugspapier außen	**Stück**	**Länge**	**Breite**
Grundplatte	1	X + 0,5 cm	Y + 0,5 cm
Seitenteile lang	2	X + 3,9 cm	H (Deckel) + 3 cm
Seitenteile kurz	2	Y + 0,5 cm	H (Deckel) + 3 cm

Tabelle 6

Deckel Bezugspapier innen	**Stück**	**Länge**	**Breite**
Grundplatte	1	X	Y
Seitenteile lang	2	X + 2,1 cm	H (Deckel) + 0,8 cm
Seitenteile kurz	2	Y	H (Deckel) + 0,8 cm

ARBEITSANLEITUNG KARTON NACH EIGENEN MASSEN

Tabelle 7

Karton Graupappe	**Stück**	**Länge**	**Breite**	**Stärke**	**Bezeichnung**
Graupappe					Grundplatte
Graupappe					Seitenteile lang
Graupappe					Seitenteile kurz

Tabelle 8

Deckel Graupappe	**Stück**	**Länge**	**Breite**	**Stärke**	**Bezeichnung**
Graupappe					Grundplatte
Graupappe					Seitenteile lang
Graupappe					Seitenteile kurz

Tabelle 9

Karton Bezugspapier außen	**Stück**	**Länge**	**Breite**	**Bezeichnung**
Buntpapier, Efalin o. Elefantenhaut				Grundplatte
Buntpapier, Efalin o. Elefantenhaut				Seitenteile lang
Buntpapier, Efalin o. Elefantenhaut				Seitenteile kurz

Tabelle 10

Karton Bezugspapier innen	**Stück**	**Länge**	**Breite**	**Bezeichnung**
Efalin o. Elefantenhaut				Grundplatte
Efalin o. Elefantenhaut				Seitenteile lang
Efalin o. Elefantenhaut				Seitenteile kurz

Tabelle 11

Deckel Bezugspapier außen	**Stück**	**Länge**	**Breite**	**Bezeichnung**
Buntpapier, Efalin o. Elefantenhaut				Grundplatte
Buntpapier, Efalin o. Elefantenhaut				Seitenteile lang
Buntpapier, Efalin o. Elefantenhaut				Seitenteile kurz

Tabelle 12

Deckel Bezugspapier innen	**Stück**	**Länge**	**Breite**	**Bezeichnung**
Efalin oder Elefantenhaut				Grundplatte
Efalin oder Elefantenhaut				Seitenteile lang
Efalin oder Elefantenhaut				Seitenteile kurz

2. Vor dem Zuschneiden die Laufrichtung der (Grau-) Pappe bestimmen

Unter Laufrichtung versteht man den Verlauf der Fasern von Pappe oder Papier. Pappen und Papiere, die miteinander verleimt werden, müssen die gleiche Laufrichtung haben, sonst wellt und verzieht sich das Werkstück (Abb. 1 und Abb. 2).

Laufrichtung stimmt überein

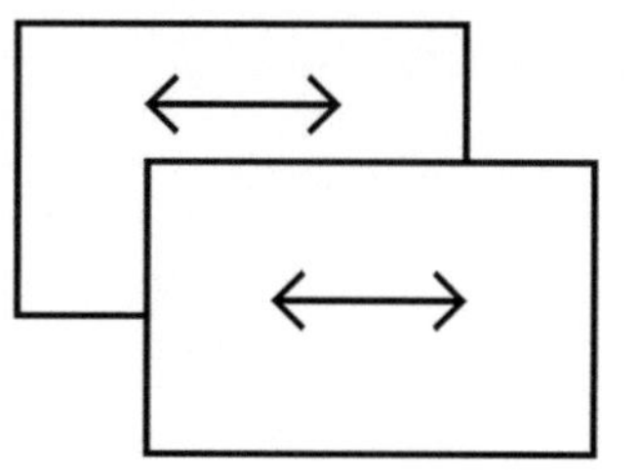

Abb. 1

Laufrichtung stimmt nicht überein

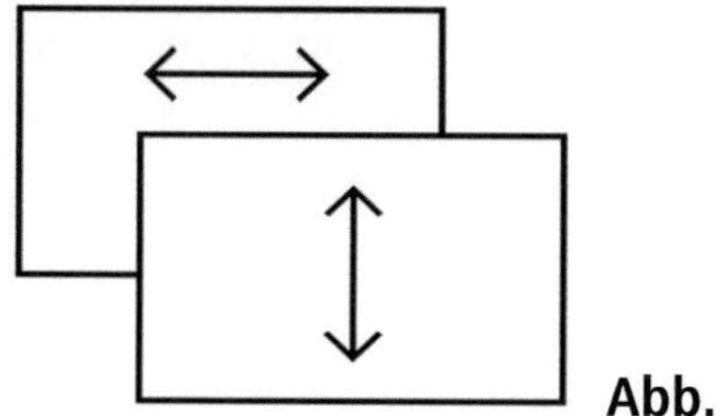

Abb. 2

Um die Laufrichtung der Graupappe zu bestimmen, führen Sie die sogenannte **„Biegeprobe"** durch, indem Sie folgendermaßen vorgehen:

Die Graupappe an den sich jeweils gegenüberliegenden Seiten fassen und biegen. Die Seiten, die leichter zu biegen sind, bilden einen gleichmäßig großen Bogen. Wenn Sie sich diesen als „Tunnel" vorstellen, geht die Laufrichtung durch diesen hindurch.

Markieren Sie die Laufrichtung mit einem Doppelpfeil auf der Graupappe.

3. Graupappe zuschneiden

Vorschläge für die Laufrichtung eines Kartons oder eines Deckels (Abb. 3).

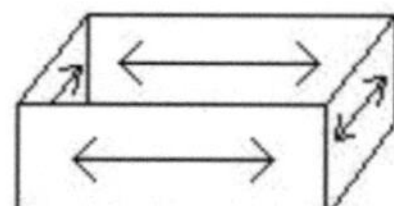

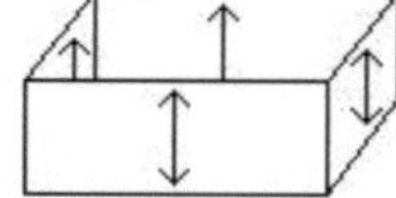

Abb. 3

Die Graupappe mit der Pappschneidemaschine oder dem Cutter zuschneiden.

4. Karton zusammenleimen

Bei einem **Karton gilt die Grundregel:** Die Seitenteile werden **auf** die Grundplatte geleimt.
Bei einem **Deckel gilt die Grundregel:** Die Seitenteile werden **an** die Grundplatte geleimt.

Karton

Die unteren Kanten der längeren Seitenteile mit Leim bestreichen und auf die Grundplatte leimen. Anschließend drei Kanten der kurzen Seitenteile mit Leim bestreichen und einsetzen.

Einen Stahlwinkel als Stütze benutzen.

Deckel
Die Kanten der Grundplatte mit Leim bestreichen. Die langen Seitenteile andrücken. Anschließend die rechte und die linke Kante der kurzen Seitenteile mit Leim bestreichen und einsetzen. Leim trocknen lassen.
Wenn die Kanten des Kartons und des Deckels nicht bündig geklebt sind, können sie mit Schleifpapier bearbeitet werden.

5. Kanten des Kartons und des Deckels verstärken

Zur Verstärkung der Kanten ca. 3 cm breite, gerissene Zeitungspapierstreifen aufleimen (Abb. 4).

Die Ecken bleiben frei.

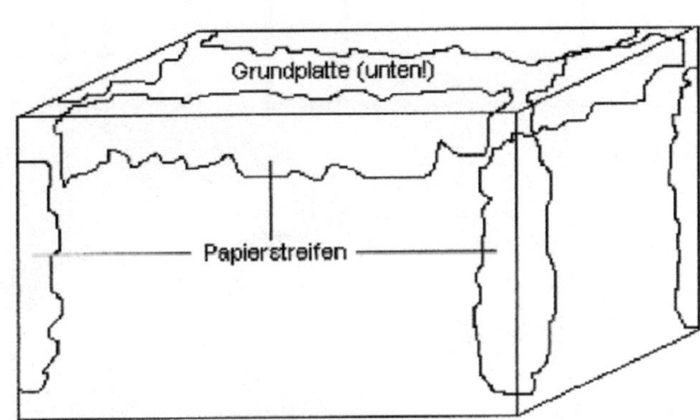

Abb. 4

6. Laufrichtung des Bezugspapiers bestimmen

Bei **Papier** kann man die Laufrichtung mit der **„Fingernagelprobe"** oder mit der **„Reißprobe"** bestimmen.

Fingernagelprobe
Nehmen Sie ein Papier zwischen Daumen und Zeigefinger und fahren Sie mit dem Daumennagel am Rand entlang. Wiederholen Sie das an der benachbarten Seite. An einer der beiden Seiten wellt sich das Papier. Im rechten Winkel zu dieser Papierseite ist die Laufrichtung (Abb. 5).

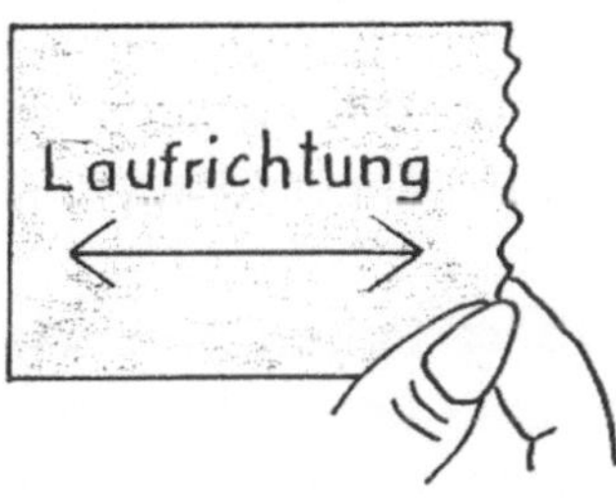

Abb. 5

Reißprobe
Reißen Sie an 2 benachbarten Seiten das Papier etwas ein. Der gerade Riss = Laufrichtung (Abb. 6).

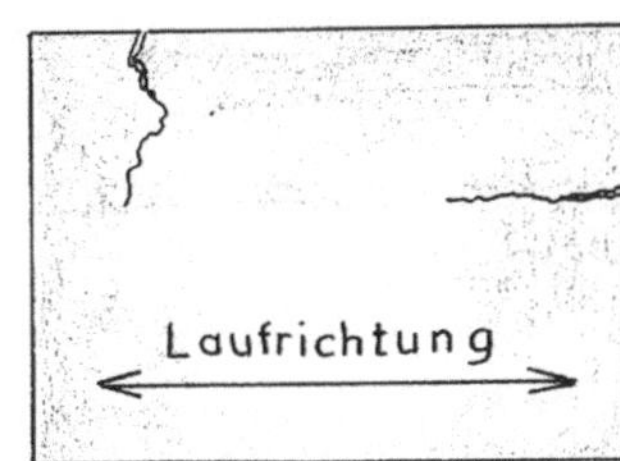

Abb. 6

7. Bezugspapier außen anzeichnen und zuschneiden

Unter Berücksichtigung der Laufrichtung auf der Rückseite des Bezugspapiers die Maße anzeichnen. Der Zuschnitt kann mit Schere oder Cutter erfolgen.

8. Bezugspapier aufleimen

Das Bezugspapier auf eine wesentlich größere Unterlage legen und einleimen. Dabei mit der linken Hand das Bezugspapier festhalten und von der Mitte aus strahlenförmig über den Rand hinaus einleimen (Abb. 7).

Das Bezugspapier mit der Unterlage über die Tischkante hinausziehen, an einer Ecke abheben und von der Unterlage wegziehen. Die Unterlage sofort beseitigen, damit keine Leimflecken entstehen.

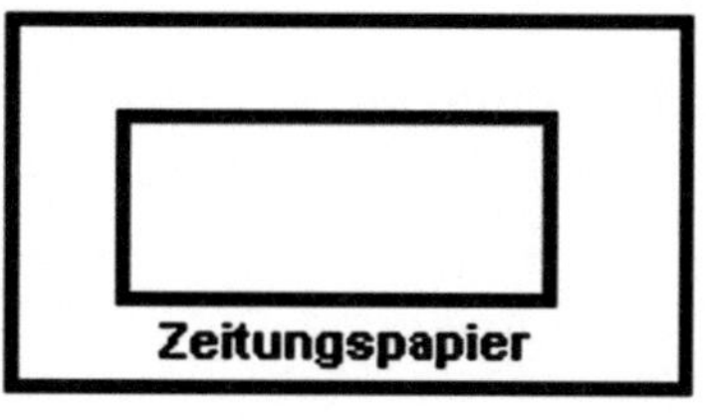

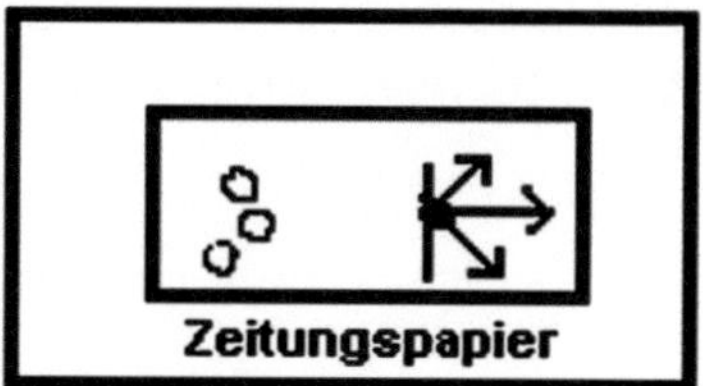

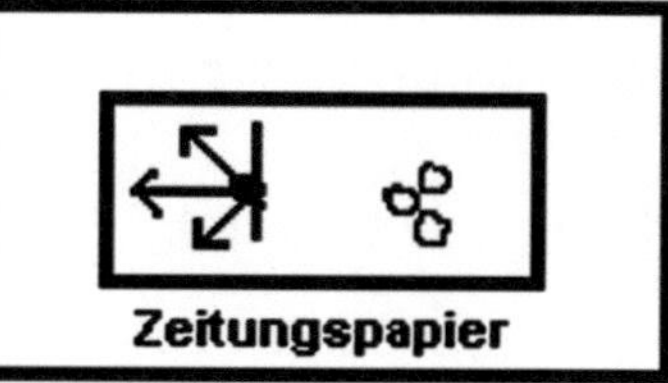

Abb. 7

Reihenfolge des Aufleimens:
1. Seitenteile lang
2. Seitenteile kurz
3. Grundplatte

Die längeren Seitenteile aufleimen. Dabei auf einen gleichen Überstand zu allen Seiten achten. Das Papier mit einem Baumwolllappen fest andrücken. Ecken außen bilden.

Untere Ecken beim Außenbezug (Abb. 8):
Einen Winkel von ca. 90° ausschneiden, dessen Spitze auf die Pappecke zeigt, aber ca. 2 mm von ihr entfernt ist.
Die beiden kurzen Zugaben anleimen. Dann die Überstände straff über die Pappkante ziehen und anleimen.

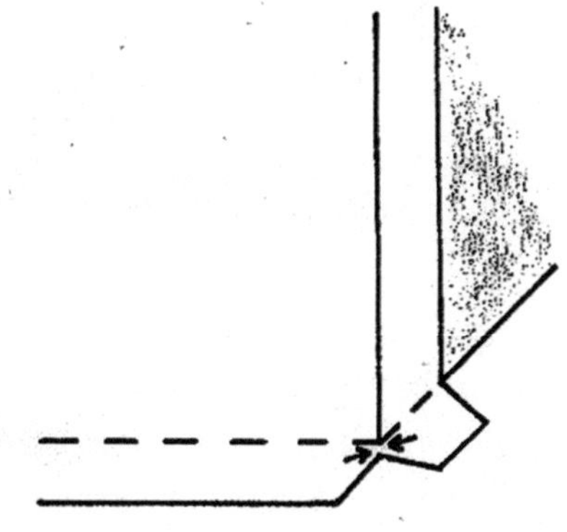

Abb. 8

Obere Ecken beim Außenbezug (Abb. 9):
Rechts und links von der Ecke einen senkrechten Schnitt bis zur Pappkante ausführen. Der Abstand zwischen den beiden senkrechten Einschnitten beträgt ca. 4 mm.
Den mittleren Überstand nach innen umschlagen und mit dem Falzbein andrücken. Dann die seitlichen Überstände nach innen umschlagen und anleimen.

Anschließend die kurzen Seitenteile aufleimen. Dabei oben und unten auf einen gleichen Überstand achten. Überstände über die Pappkante ziehen und anleimen. Grundplatte aufleimen.

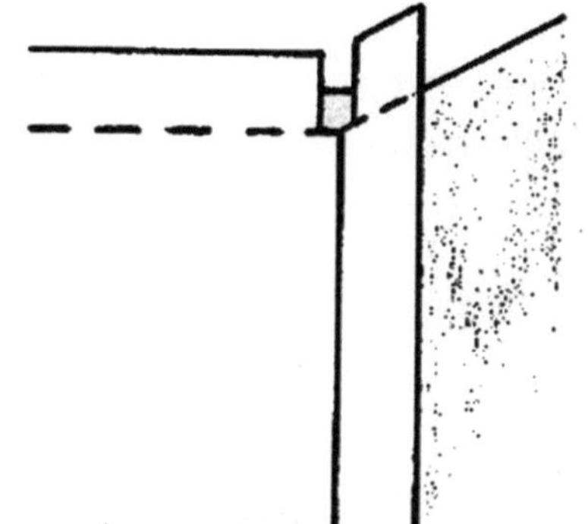

Abb. 9

9. Bezugspapier innen falzen

Vor dem Einleimen die Bezugspapiere falzen.
Karton: Lange Seitenteile: 1,5 cm Abstand zu 3 Seiten; kurze Seitenteile: 1,5 cm Abstand zur unteren Seite
Deckel: Lange Seitenteile: 1 cm Abstand zu 3 Seiten; kurze Seitenteile: 1 cm Abstand zur unteren Seite

10. Ecken innen bilden

Bei den langen Seitenteilen die unteren Ecken des Bezugspapiers in einem Winkel von 90° ausschneiden (Abb. 10).

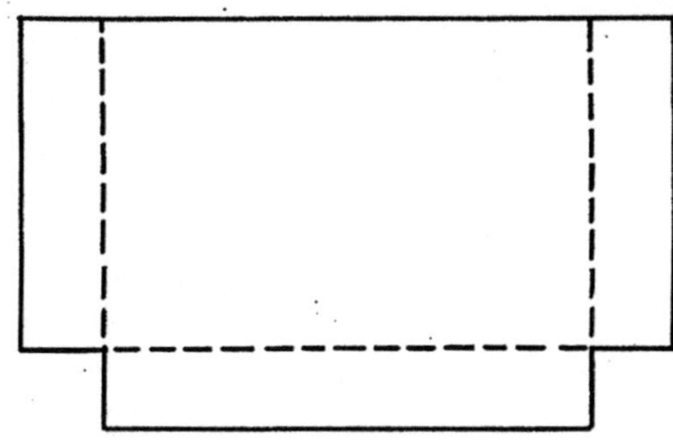

Abb. 10

11. Bezugspapier innen aufleimen

Die langen Seitenteile einleimen und einsetzen. Mit dem Falzbein die Ecken andrücken.
Die kurzen Seitenteile einleimen und einsetzen.
Die Grundplatte vor dem Einleimen auf Passgenauigkeit* prüfen.
Grundplatte aufleimen.

12. Bezugspapier wachsen

Mit einem Tuch gleichmäßig Wachs auf alle Außenseiten des Kartons auftragen. Ca. 10-15 Minuten einwirken lassen. Mit einem sauberen Tuch polieren.

---

* Papier dehnt sich durch das Einleimen. Der Abstand zu den Kanten soll 0,2 cm betragen. Evtl. kürzen!

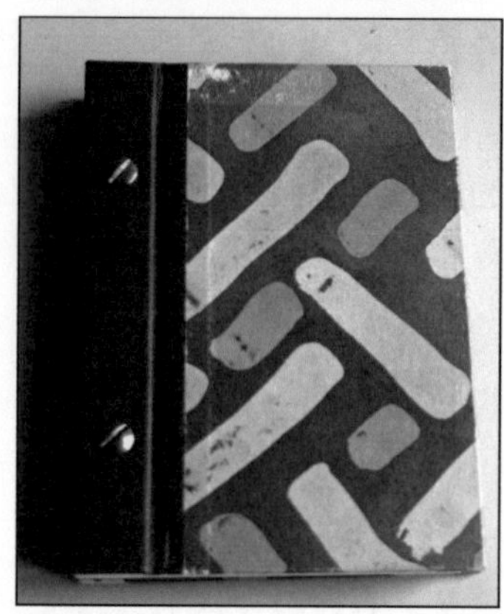

Abreißblock Hochformat

15,3 x 11 x 1 (H x B x T in cm)

Für die Herstellung des Abreißblocks benötigen Sie folgende Materialien und Werkzeuge:

Material

- ❐ Buchbinderleim
- ❐ Buckram oder Durabel
- ❐ Buntpapier, Efalin oder Elefantenhaut
- ❐ Einlegeblätter DIN A6 (100-120 Stück)
- ❐ Elefantenhaut oder Efalin
- ❐ Graupappe
- ❐ Hartwachs
- ❐ Zeitungspapier
- ❐ Buchschrauben (2)
- ❐ Buchhülsen (2)

Werkzeuge

- ❐ Baumwolllappen
- ❐ Bleistift
- ❐ Cutter
- ❐ Falzbein
- ❐ Leimpinsel
- ❐ Lineal oder Geodreieck
- ❐ Locher
- ❐ Pappschneidemaschine oder Cutter
- ❐ Schere
- ❐ Schneideunterlage
- ❐ Spindelpresse oder 2 Bretter und Schraubzwingen / Folie
- ❐ Stahllineal
- ❐ Schraubendreher

ARBEITSANLEITUNG ABREISSBLOCK HOCHFORMAT 15,3 x 11 x 1 cm (H x B x T in cm)

1. Vor dem Zuschneiden die Laufrichtung der Graupappe bestimmen

Um die Laufrichtung der Graupappe zu bestimmen, führen Sie die sogenannte **„Biegeprobe"** durch. Ausführliche Erläuterungen zur Vorgehensweise finden Sie auf S. 104.

Markieren Sie die Laufrichtung mit einem Doppelpfeil auf der Graupappe.

Bei einem Bezugspapier in der Größe DIN A4 (die Laufrichtung entspricht der langen Seite des Papiers) muss die Vorder- und Rückwand des Abreißblocks folgende Laufrichtung (Abb. 1) haben:

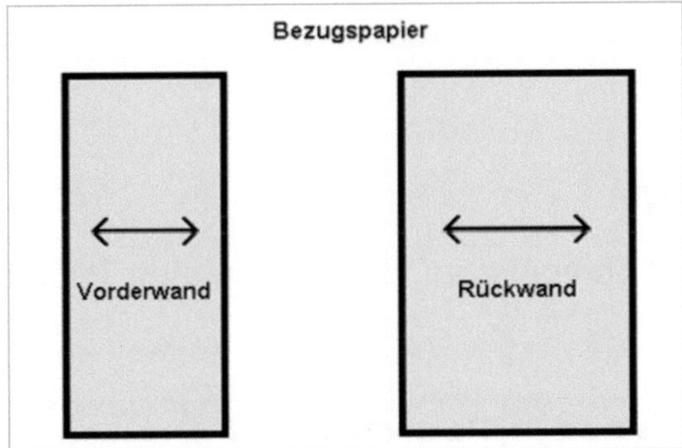

Abb. 1

2. Graupappe zuschneiden

Die Graupappe entsprechend der Laufrichtung mit der Pappschneidemaschine oder dem Cutter zuschneiden.

Material	Stück	Länge	Breite	Stärke	Bezeichnung
Graupappe	1	15,3 cm	8,5 cm	2 mm	Vorderwand (breites Teil)
Graupappe	1	15,3 cm	2,0 cm	2 mm	Vorderwand (schmales Teil)
Graupappe	1	15,3 cm	11,0 cm	2 mm	Rückwand

3. Buckram anzeichnen und zuschneiden

Auf die Rückseite des Buckrams* die Maße des Scharniers mit dem Geodreieck anzeichnen. Der Zuschnitt kann mit Cutter oder Schere erfolgen. Beim Zuschnitt mit dem Cutter eine Schneideunterlage und ein Stahllineal verwenden.

Material	Stück	Länge	Breite	Bezeichnung
Buckram oder Durabel	1	18,3 cm	5,0 cm	Scharnier außen
Buckram oder Durabel	1	14,9 cm	3,5 cm	Scharnier innen

* Zur besseren Verständlichkeit wird ausschließlich Buckram genannt.

4. Bezugspapier anzeichnen und zuschneiden

Auf der Rückseite des Bezugspapiers die Maße anzeichnen. Der Zuschnitt kann mit Schere oder Cutter erfolgen.

Material	Stück	Länge	Breite	Bezeichnung
Bezugspapier	1	18,3 cm	9,4 cm	Vorderwand
Bezugspapier	1	18,3 cm	14,0 cm	Rückwand

5. Laufrichtung des Papiers für den Spiegel bestimmen

Bei Papier kann man die Laufrichtung mit der „Fingernagelprobe" oder mit der „Reißprobe" bestimmen. Ausführliche Erläuterungen zur Vorgehensweise finden Sie auf S. 105.

6. Spiegel anzeichnen und zuschneiden

Unter Berücksichtigung der Laufrichtung die Maße des Spiegels auf dem gewählten Papier anzeichnen und ausschneiden.

Material	Stück	Länge	Breite	Bezeichnung
Efalin oder Elefantenhaut	1	14,9 cm	7,7 cm	Spiegel / Vorderwand
Efalin oder Elefantenhaut	1	14,9 cm	10,6 cm	Spiegel / Rückwand

7. Vorderteile verbinden / Scharnier bilden

Den längeren Buckramstreifen mit der Rückseite nach oben legen.

Im Abstand von 1,5 cm vom oberen Rand eine Hilfslinie ziehen. **Unterhalb** dieser Hilfslinie den Buckramstreifen einleimen. Ein Stahllineal oberhalb dieser Hilfslinie anlegen. Dieses dient als Anlagehilfe für die Graupappen.

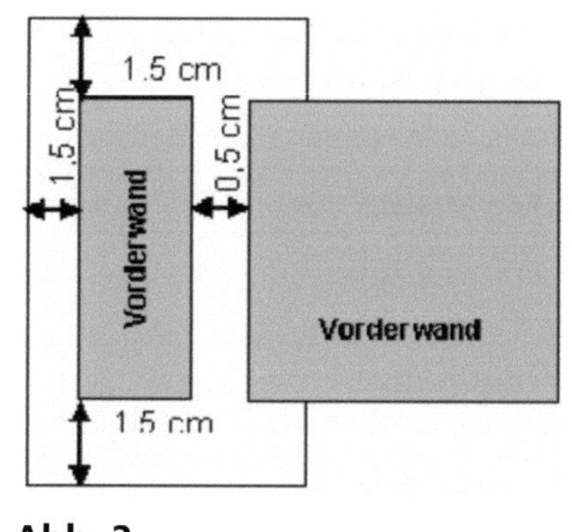

Abb. 2

Die beiden Graupappen entsprechend der Zeichnung Abb. 2 platzieren.

8. Ecken (Buckram) bilden

Die äußeren Ecken des Buckrams schräg abschneiden. Dabei muss zur Pappecke ein Abstand von 2-3 mm stehen bleiben (Abb. 3). Falls der Leim schon angetrocknet ist, Seiten neu einleimen.

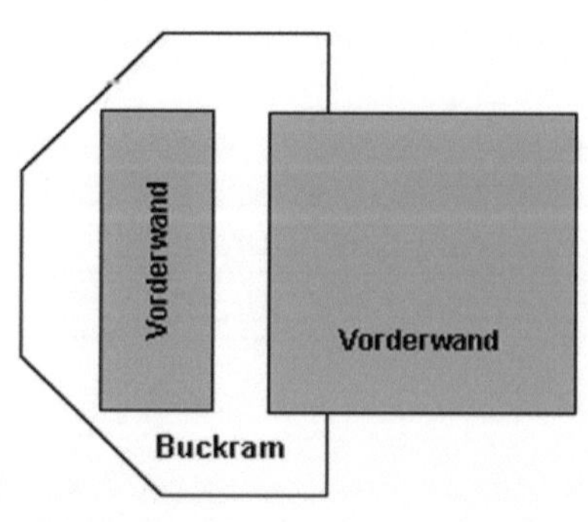

Abb. 3

Zuerst die zwei sich gegenüberliegenden Seiten des Buckrams straff um die Pappkante ziehen und andrücken (Abb. 4).

Die überstehenden Ecken mit der Spitze des Falzbeins andrücken.

Den seitlichen Überstand umlegen und andrücken (Abb. 5).

Den kürzeren Buckramstreifen einleimen und im Abstand von 2 mm zum oberen Rand auf den längeren Buckramstreifen aufleimen.
Hervorquellenden Leim mit einem feuchten Baumwolllappen abwischen.

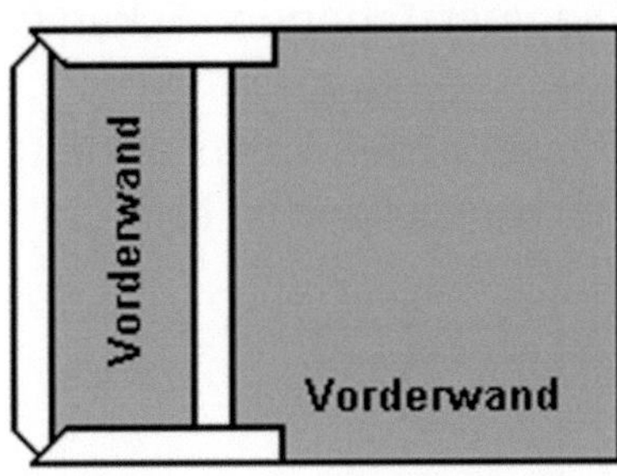

Abb. 4

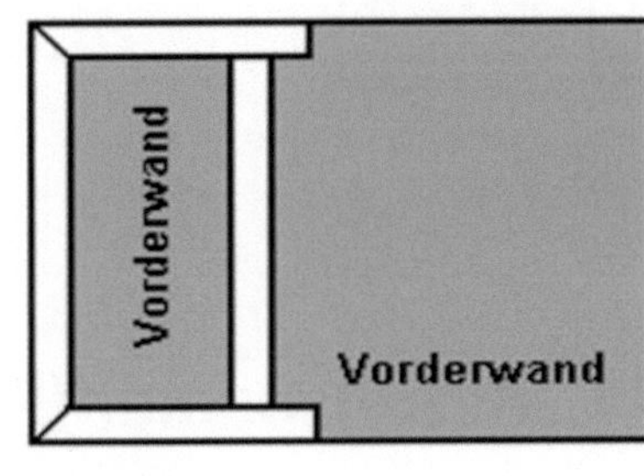

Abb. 5

9. Bezugspapier (Vorderwand) einleimen

Im Abstand von 6 mm zur Scharnierrille auf der Außenseite mit dem Falzbein Markierungspunkte setzen.

Das Bezugspapier auf eine wesentlich größere Unterlage legen und einleimen. Dabei mit der linken Hand das Bezugspapier festhalten und von der Mitte aus strahlenförmig über den Rand hinaus einleimen (Abb. 6).

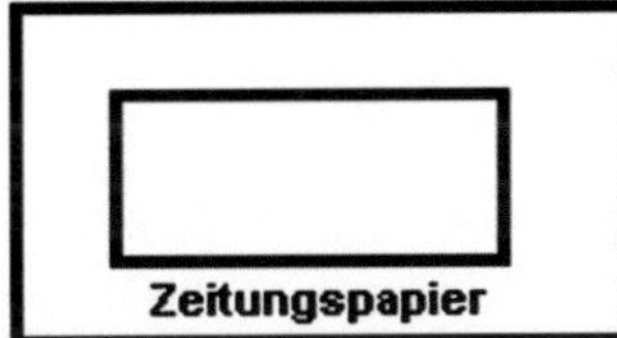

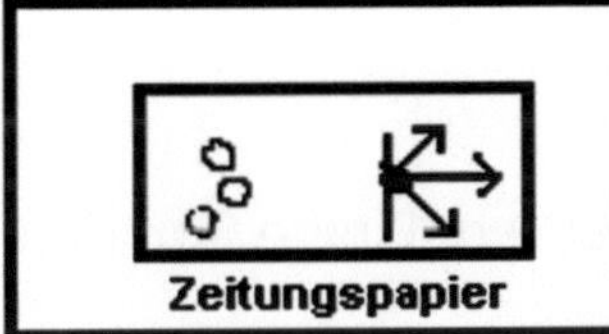

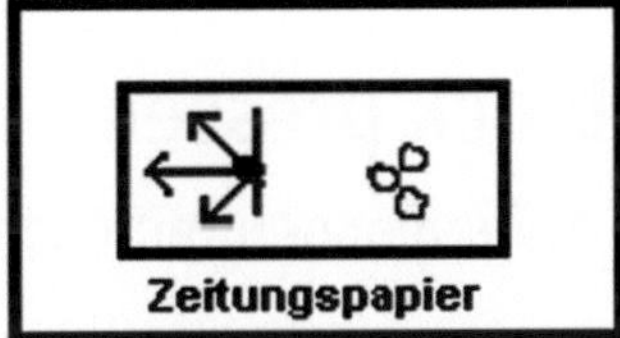

Abb. 6

Das Bezugspapier mit der Unterlage über die Tischkante ziehen. An einer Ecke abheben und von der Unterlage wegziehen. Die Unterlage sofort beseitigen, damit keine Leimflecken entstehen.

Das Bezugspapier entlang der Markierungspunkte anlegen. Dabei auf einen gleichmäßigen Überstand achten. Das Papier mit dem Baumwolllappen fest andrücken.

10. Ecken bilden

Das Werkstück umdrehen. Ecken schräg abschneiden. Dabei muss zur Pappecke ein Abstand von 2-3 mm stehen bleiben (Abb. 7). Falls der Leim schon angetrocknet ist, Seiten neu einleimen.

Zuerst die zwei sich gegenüberliegenden Seiten des Bezugspapiers straff um die Pappkante ziehen und andrücken (Abb. 8).

Die überstehenden Ecken (siehe Pfeile) mit der Spitze des Falzbeins andrücken.

Die seitlichen Überstände umlegen und andrücken (Abb. 9).
Hervorquellenden Leim mit einem feuchten Baumwolllappen abwischen.

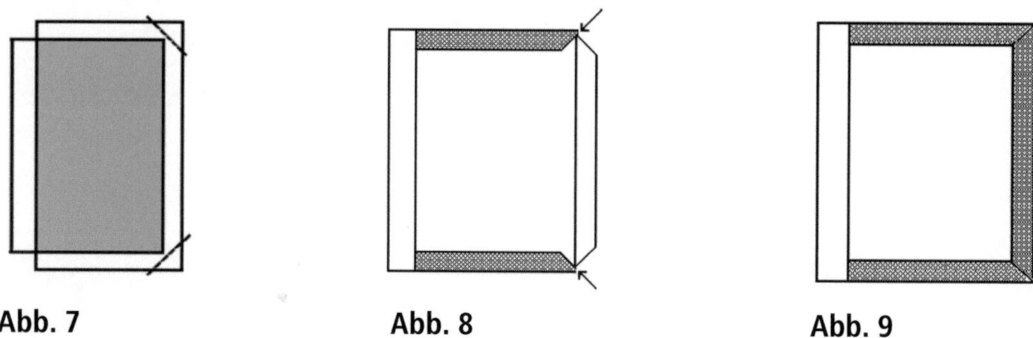

Abb. 7 Abb. 8 Abb. 9

11. Bezugspapier (Rückwand) einleimen

Das Bezugspapier für die Rückwand einleimen und mit gleichem Randabstand zu allen vier Seiten aufleimen. Rückwand umdrehen und die 4 Ecken bilden, wie im Arbeitsschritt 10 beschrieben.

12. Spiegel einleimen

Passgenauigkeit* der Spiegel prüfen. Spiegel einleimen und im Abstand von 2 mm zu den 3 bzw. 4 Außenkanten auf die Vorder- und Rückwand aufleimen.

13. Abreißblock pressen

Die Innen- und Außenflächen mit Folie abdecken. Einige Stunden pressen.

14. Löcher für die Buchschrauben lochen

Locher auf die Größe DIN A6 einstellen. Vorder- und Rückwand lochen.

15. Einlegeblätter lochen

Die Einlegeblätter lochen.

Material	Stück
Einlegeblätter DIN A6 (80 g/qm)	ca. 100-120

* Papier dehnt sich durch das Einleimen. Der Spiegel soll zum Außenrand einen Abstand von 2 mm haben. Evtl. kürzen.

16. Buchhülsen anbringen

Die Buchhülsen durch die Löcher der Rückwand, Einlegeblätter und Vorderwand führen. Die Buchschrauben einsetzen und fest anziehen.

Material	Stück	Länge
Buchschrauben	2	
Buchhülsen	2	2 cm

17. Bezugspapier wachsen

Mit einem Tuch gleichmäßig Wachs auf Vorder- und Rückwand des Abreißblocks auftragen. Ca. 10-15 Minuten einwirken lassen. Mit einem sauberen Tuch polieren.

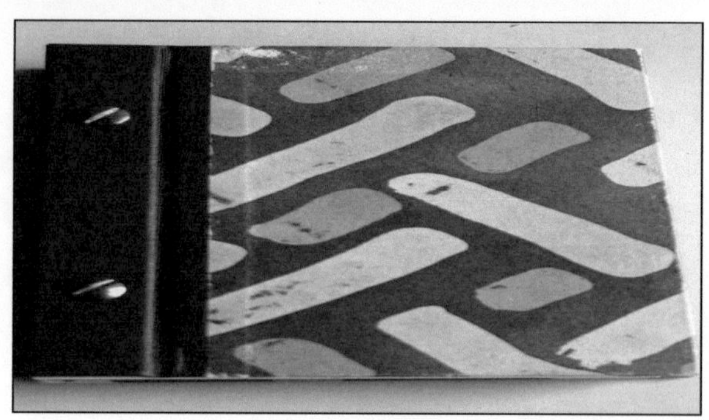

Abreißblock Querformat

10,5 x 15,5 x 1 (H x B x T in cm)

Für die Herstellung des Abreißblocks benötigen Sie folgende Materialien und Werkzeuge:

Material

- ❐ Buchbinderleim
- ❐ Buckram oder Durabel
- ❐ Buntpapier, Efalin oder Elefantenhaut
- ❐ Einlegeblätter DIN A6 (100-120 Stück)
- ❐ Elefantenhaut oder Efalin
- ❐ Graupappe
- ❐ Hartwachs
- ❐ Zeitungspapier
- ❐ Buchschrauben (2)
- ❐ Buchhülsen (2)

Werkzeuge

- ❐ Baumwolllappen
- ❐ Bleistift
- ❐ Cutter
- ❐ Falzbein
- ❐ Leimpinsel
- ❐ Lineal oder Geodreieck
- ❐ Locher
- ❐ Pappschneidemaschine oder Cutter
- ❐ Schere
- ❐ Schneideunterlage
- ❐ Spindelpresse oder 2 Bretter und Schraubzwingen / Folie
- ❐ Stahllineal
- ❐ Schraubendreher

ARBEITSANLEITUNG ABREISSBLOCK QUERFORMAT 10,5 x 15,5 x 1 (H x B x T in cm)

1. Vor dem Zuschneiden die Laufrichtung der Graupappe bestimmen

Um die Laufrichtung der Graupappe zu bestimmen, führen Sie die sogenannte **„Biegeprobe"** durch. Ausführliche Erläuterungen zur Vorgehensweise finden Sie auf S. 104.

Markieren Sie die Laufrichtung mit einem Doppelpfeil auf der Graupappe.

Bei einem Bezugspapier in der Größe DIN A4 (die Laufrichtung entspricht der längeren Seite des Papiers) muss die Vorder- und Rückwand des Abreißblocks folgende Laufrichtung (Abb. 1) haben:

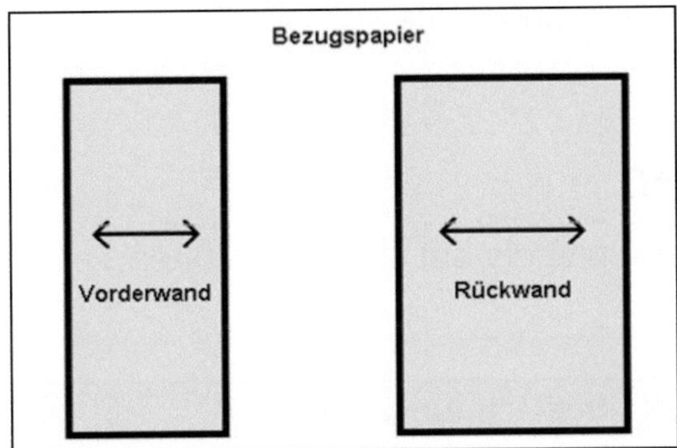

Abb. 1

2. Graupappe zuschneiden

Die Graupappe entsprechend der Laufrichtung mit der Pappschneidemaschine oder dem Cutter zuschneiden.

Material	Stück	Länge	Breite	Stärke	Bezeichnung
Graupappe	1	13 cm	10,5 cm	2 mm	Vorderwand (breites Teil)
Graupappe	1	10,5 cm	2,0 cm	2 mm	Vorderwand (schmales Teil)
Graupappe	1	15,5 cm	10,5 cm	2 mm	Rückwand

3. Buckram anzeichnen und zuschneiden

Auf die Rückseite des Buckrams* die Maße des Scharniers mit dem Geodreieck anzeichnen. Der Zuschnitt kann mit Cutter oder Schere erfolgen. Beim Zuschnitt mit dem Cutter eine Schneideunterlage und ein Stahllineal verwenden.

Material	Stück	Länge	Breite	Bezeichnung
Buckram oder Durabel	1	13,5 cm	5,0 cm	Scharnier außen
Buckram oder Durabel	1	10,1 cm	3,5 cm	Scharnier innen

* Zur besseren Verständlichkeit wird ausschließlich Buckram genannt.

4. Bezugspapier anzeichnen und zuschneiden

Auf der Rückseite des Bezugspapiers die Maße anzeichnen. Der Zuschnitt kann mit Schere oder Cutter erfolgen.

Material	Stück	Länge	Breite	Bezeichnung
Bezugspapier	1	13,9 cm	13,5 cm	Vorderwand
Bezugspapier	1	18,5 cm	13,5 cm	Rückwand

5. Laufrichtung des Papiers für den Spiegel bestimmen

Bei Papier kann man die Laufrichtung mit der „Fingernagelprobe“ oder mit der „Reißprobe“ bestimmen. Ausführliche Erläuterungen zur Vorgehensweise finden Sie auf S. 105.

6. Spiegel anzeichnen und zuschneiden

Unter Berücksichtigung der Laufrichtung die Maße des Spiegels auf dem gewählten Papier anzeichnen und ausschneiden.

Material	Stück	Länge	Breite	Bezeichnung
Spiegel	1	12,2 cm	10,1 cm	Vorderwand
Spiegel	1	15,1 cm	10,1 cm	Rückwand

7. Vorderteile verbinden / Scharnier bilden

Den längeren Buckramstreifen mit der Rückseite nach oben legen.

Im Abstand von 1,5 cm vom oberen Rand eine Hilfslinie ziehen. **Unterhalb** dieser Hilfslinie den Buckramstreifen einleimen. Ein Stahllineal oberhalb dieser Hilfslinie anlegen. Dieses dient als Anlagehilfe für die Graupappen.

Die beiden Graupappen entsprechend der Zeichnung Abb. 2 platzieren.

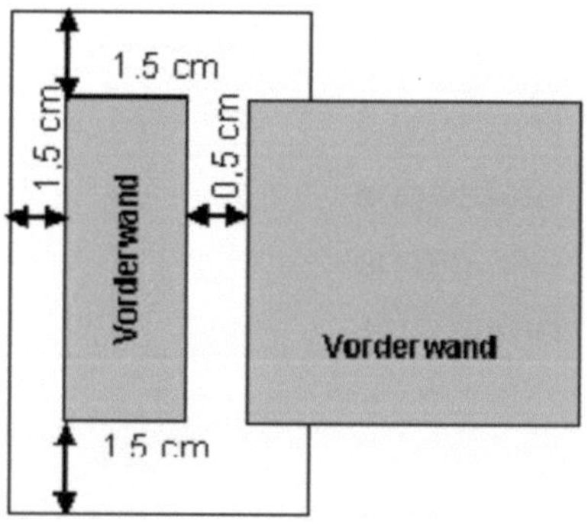

1.5 cm
1.5 cm
0,5 cm
Vorderwand
Vorderwand
1.5 cm

Abb. 2

8. Ecken (Buckram) bilden

Die äußeren Ecken des Buckrams schräg abschneiden. Dabei muss zur Pappecke ein Abstand von 2-3 mm stehen bleiben (Abb. 3). Falls der Leim schon angetrocknet ist, Seiten neu einleimen.

Zuerst die zwei sich gegenüberliegenden Seiten des Buckrams straff um die Pappkante ziehen und andrücken (Abb. 4).
Die überstehenden Ecken mit der Spitze des Falzbeins andrücken.

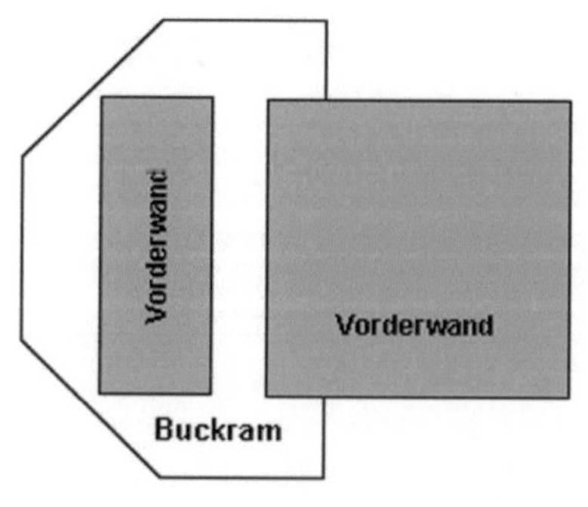

Abb. 3

Den seitlichen Überstand umlegen und andrücken (Abb. 5).

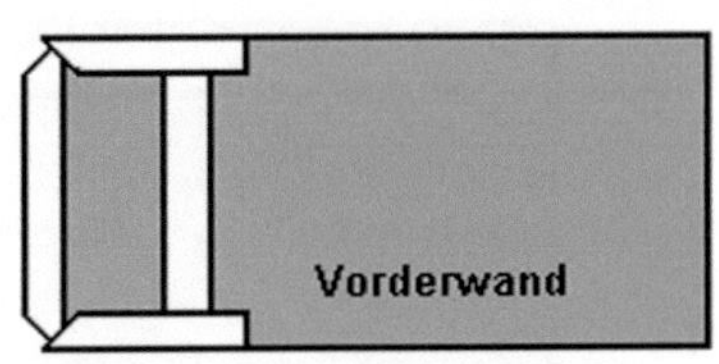

Abb. 4

Den kürzeren Buckramstreifen einleimen und im Abstand von 2 mm zum oberen Rand auf den längeren Buckramstreifen aufleimen.

Hervorquellenden Leim mit einem feuchten Baumwolllappen abwischen.

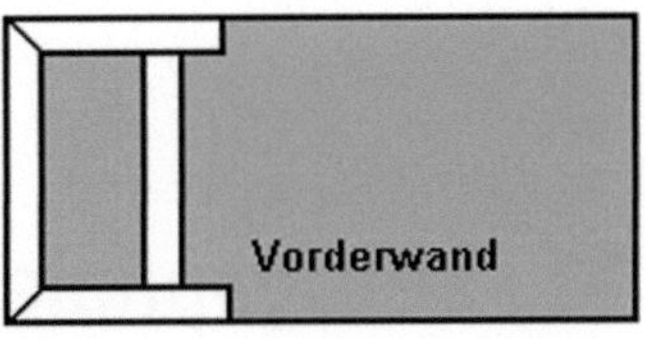

Abb. 5

9. Bezugspapier (Vorderwand) einleimen

Im Abstand von 6 mm zur Scharnierrille auf der Außenseite mit dem Falzbein Markierungspunkte setzen.

Das Bezugspapier auf eine wesentlich größere Unterlage legen und einleimen. Dabei mit der linken Hand das Bezugspapier festhalten und von der Mitte aus strahlenförmig über den Rand hinaus einleimen (Abb. 6).

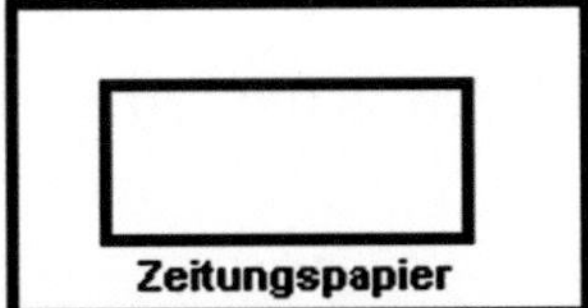

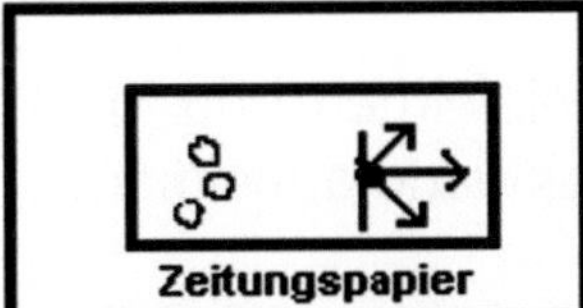

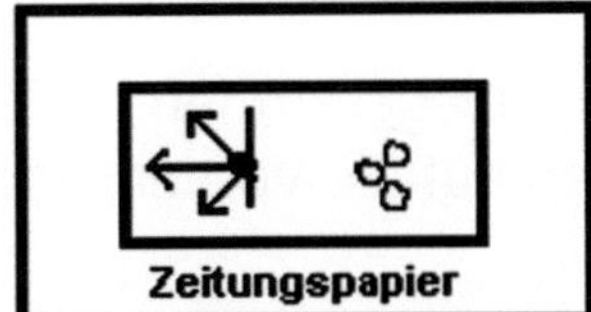

Abb. 6

Das Bezugspapier mit der Unterlage über die Tischkante ziehen. An einer Ecke abheben und von der Unterlage wegziehen. Die Unterlage sofort beseitigen, damit keine Leimflecken entstehen.

Das Bezugspapier entlang der Markierungspunkte anlegen. Dabei auf einen gleichmäßigen Überstand achten. Das Papier mit dem Baumwolllappen fest andrücken.

10. Ecken bilden

Das Werkstück umdrehen. Ecken schräg abschneiden. Dabei muss zur Pappecke ein Abstand von 2-3 mm stehen bleiben (Abb. 7). Falls der Leim schon angetrocknet ist, Seiten neu einleimen.

Zuerst die zwei sich gegenüberliegenden Seiten des Bezugspapiers straff um die Pappkante ziehen und andrücken (Abb. 8).

Die überstehenden Ecken (siehe Pfeile) mit der Spitze des Falzbeins andrücken.

Die seitlichen Überstände umlegen und andrücken (Abb. 9).
Hervorquellenden Leim mit einem feuchten Baumwolllappen abwischen.

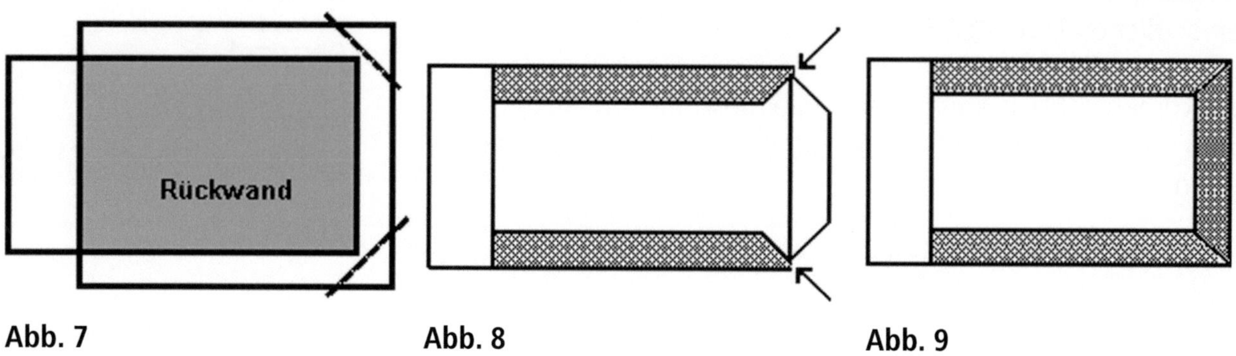

Abb. 7 Abb. 8 Abb. 9

11. Bezugspapier (Rückwand) einleimen

Das Bezugspapier für die Rückwand einleimen und mit gleichem Randabstand zu allen vier Seiten aufleimen. Rückwand umdrehen und die 4 Ecken bilden, wie im Arbeitsschritt 10 beschrieben.

12. Spiegel einleimen

Passgenauigkeit* der Spiegel prüfen. Spiegel einleimen und im Abstand von 2 mm zu den 3 bzw. 4 Außenkanten auf die Vorder- und Rückwand aufleimen.

13. Abreißblock pressen

Die Innen- und Außenflächen mit Folie abdecken. Einige Stunden pressen.

14. Löcher für die Buchschrauben stanzen

Auf der Vorder- und Rückwand im Abstand von 1 cm von der linken Außenseite eine Hilfslinie mit dem Falzbein ziehen. Den Mittelpunkt dieser Hilfslinie bestimmen.

Rechts und links vom Mittelpunkt im Abstand von 3,5 cm auf der Hilfslinie Markierungen einzeichnen. Diese Markierung kennzeichnet den **äußeren Rand des Loches.** An diesen Markierungen Löcher stanzen.

15. Einlegeblätter lochen

Ein DIN-A6-Blatt im Querformat mittig falten. Dieses Blatt dient als Anlagehilfe für die Lochung der Blätter.

Material	Stück
Einlegeblätter DIN A6 (80 g/qm)	110-120

* Papier dehnt sich durch das Einleimen. Der Spiegel soll zum Außenrand einen Abstand von 2 mm haben. Evtl. kürzen.

16. Buchhülsen anbringen

Die Buchhülsen durch die Löcher der Rückwand, Einlegeblätter und Vorderwand führen. Die Buchschrauben einsetzen und fest anziehen.

Material	Stück	Länge
Buchschrauben	2	
Buchhülsen	2	2 cm

17. Bezugspapier wachsen

Mit einem Tuch gleichmäßig Wachs auf Vorder- und Rückwand des Abreißblocks auftragen. Ca. 10-15 Minuten einwirken lassen. Mit einem sauberen Tuch polieren.

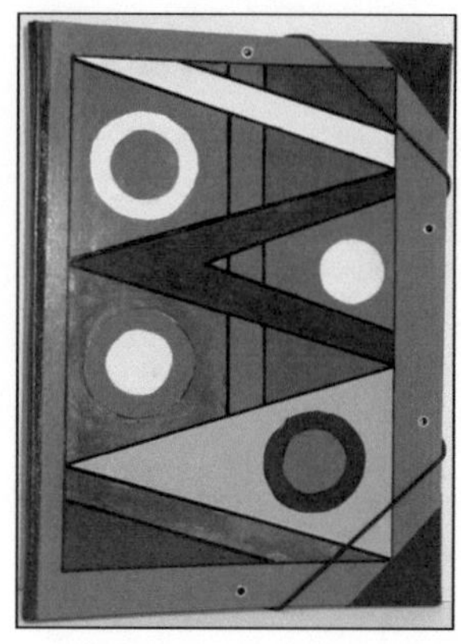

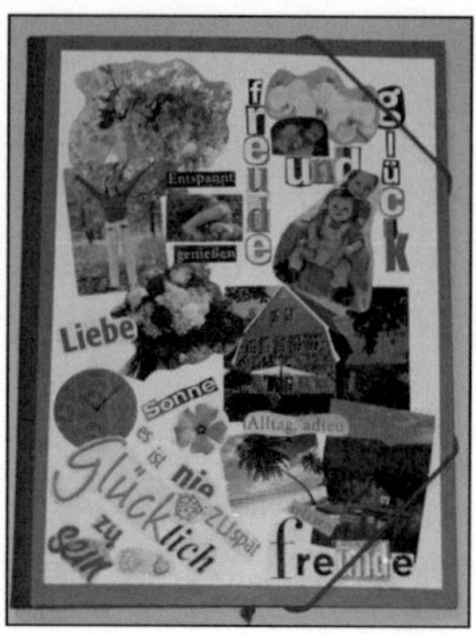

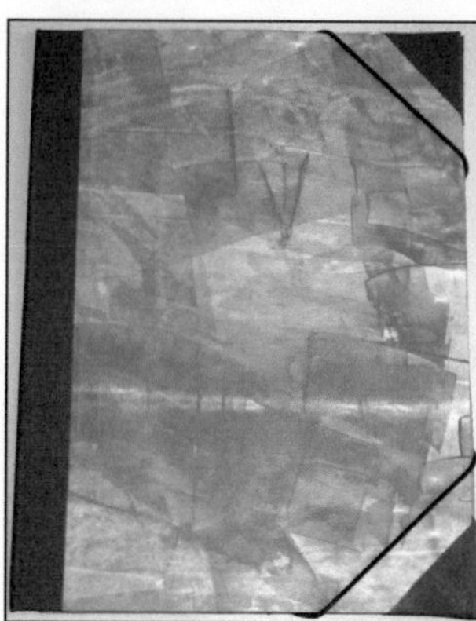

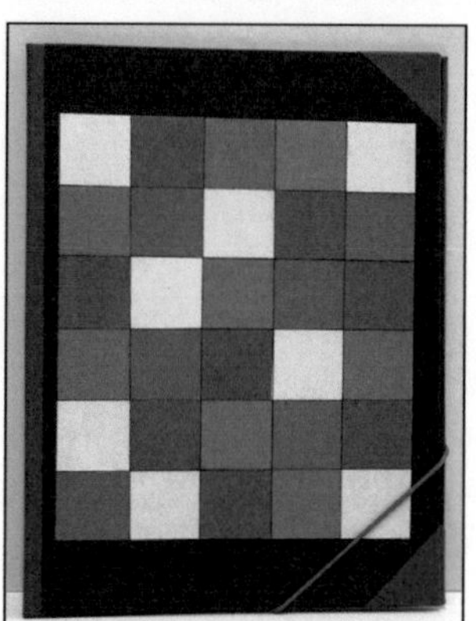

Aktenmappe

32 x 23 (H x B in cm)

Für die Herstellung der Aktenmappe benötigen Sie folgende Materialien und Werkzeuge:

Material

- ❒ Buchbinderleim
- ❒ Buckram oder Durabel
- ❒ Buntpapier
- ❒ Efalin oder Elefantenhaut
- ❒ Graupappe
- ❒ Gummiband (45 cm)
- ❒ Hartwachs
- ❒ Ösen (4)
- ❒ Tonpapier
- ❒ Zeitungspapier

Werkzeuge

- ❒ Ösenzange oder Hammer, Körner und ein Metallstab
- ❒ Baumwolllappen
- ❒ Bleistift
- ❒ Cutter
- ❒ Falzbein
- ❒ Leimpinsel
- ❒ Lineal oder Geodreieck
- ❒ Lochzange
- ❒ Pappschneidemaschine oder Cutter
- ❒ Schere
- ❒ Schneideunterlage
- ❒ Spindelpresse oder 2 Bretter und Schraubzwingen / Folie
- ❒ Stahllineal

ARBEITSANLEITUNG AKTENMAPPE 32 x 23 (H x B in cm)

1. Vor dem Zuschneiden die Laufrichtung der Graupappe bestimmen

Um die Laufrichtung der Graupappe zu bestimmen, führen Sie die sogenannte **„Biegeprobe"** durch. Ausführliche Erläuterungen zur Vorgehensweise finden Sie auf S. 104.

Markieren Sie die Laufrichtung mit einem Doppelpfeil auf der Graupappe.

2. Graupappe zuschneiden

Laufrichtung der Graupappe bestimmen, kennzeichnen und mit der Pappschneidemaschine oder dem Cutter zuschneiden.

Material	Stück	Länge	Breite	Stärke	Bezeichnung
Graupappe	2	32 cm	23 cm	2 mm	Vorder- und Rückwand

3. Buckram anzeichnen und zuschneiden

Auf die Rückseite des Buckrams[1] die Maße des Scharniers mit dem Geodreieck anzeichnen. Der Zuschnitt kann mit Cutter oder Schere erfolgen. Beim Zuschnitt mit dem Cutter eine Schneideunterlage und ein Stahllineal verwenden.

Material	Stück	Länge	Breite	Bezeichnung
Buckram oder Durabel	1	35,0 cm	5,5 cm	Scharnier außen
Buckram oder Durabel	1	31,6 cm	5,5 cm	Scharnier innen

4. Laufrichtung des Bezugspapiers und des Spiegels bestimmen

Bei Papier kann man die Laufrichtung mit der **„Fingernagelprobe"** oder mit der **„Reißprobe"** bestimmen. Ausführliche Erläuterungen zur Vorgehensweise finden Sie auf S. 105.

5. Bezugspapier anzeichnen und zuschneiden

Unter Berücksichtigung der Laufrichtung der Graupappen die Maße des Bezugspapiers auf die Rückseite des gewählten Papiers anzeichnen und zuschneiden. Der Zuschnitt kann mit Schere oder Cutter erfolgen.

Material	Stück	Länge	Breite	Bezeichnung
Buntpapier, Efalin oder Elefantenhaut	2	35 cm	23,9 cm	Bezugspapier Vorder- u. Rückwand

1 Zur besseren Verständlichkeit wird ausschließlich Buckram genannt.

6. Spiegel anzeichnen und zuschneiden

Unter Berücksichtigung der Laufrichtung die Maße des Spiegels auf dem gewählten Papier anzeichnen und ausschneiden.

Material	Stück	Länge	Breite	Bezeichnung
Elefantenhaut oder Efalin	2	31,6 cm	22,2 cm	Spiegel

7. Tonpapierstreifen zuschneiden

Eine Laufrichtung muss **nicht** beachtet werden.

Material	Stück	Länge	Breite	Bezeichnung
Tonpapier	1	32	1,5 cm	Rückenverstärkung

8. Graupappen mit Buckram verbinden

Den längeren Buckramstreifen mit der Rückseite nach oben legen.

Im Abstand von 1,5 cm vom oberen Rand eine Hilfslinie ziehen. **Unterhalb** dieser Hilfslinie den Buckramstreifen einleimen.

Ein Stahllineal oberhalb dieser Hilfslinie anlegen. Dieses dient als Anlagehilfe für die Graupappen.

Tonpapier mittig auf den Buckramstreifen legen und die Vorder- und Rückwand zu beiden Seiten platzieren (Abb. 1).
Das Stahllineal entfernen und die Fläche oberhalb der Hilfslinie einleimen.
Beide Überstände straff nach innen einschlagen.

Den kürzeren Buckramstreifen einleimen und im Abstand von 2 mm zum oberen Rand auf den längeren Buckramstreifen aufleimen.
Mit dem Falzbein oder Baumwolllappen alle Leimflächen fest andrücken und mehrmals durch die Fugen des entstandenen Scharniers fahren.

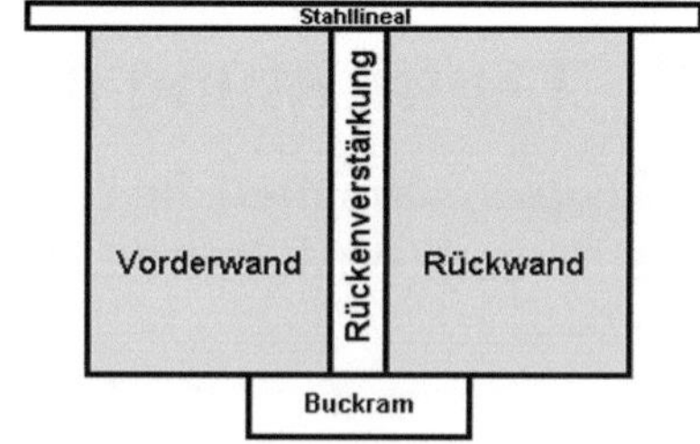

Abb. 1

9. Bezugspapier einleimen

Im Abstand von 6 mm zur Scharnierrille mit dem Falzbein Markierungspunkte setzen.

Das Bezugspapier auf eine wesentlich größere Unterlage legen und einleimen. Dabei mit der linken Hand das Bezugspapier festhalten und von der Mitte aus strahlenförmig über den Rand hinaus einleimen (Abb. 2).

ARBEITSANLEITUNG AKTENMAPPE

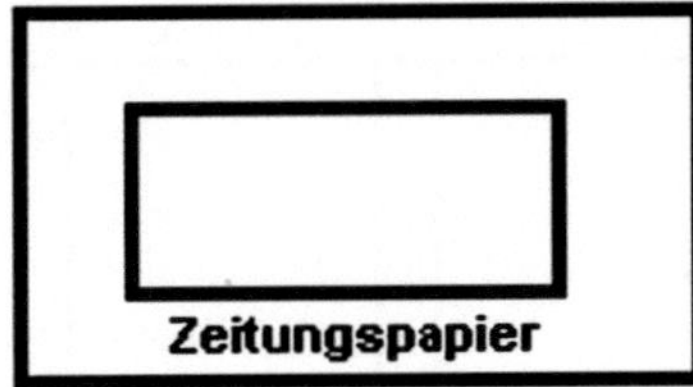

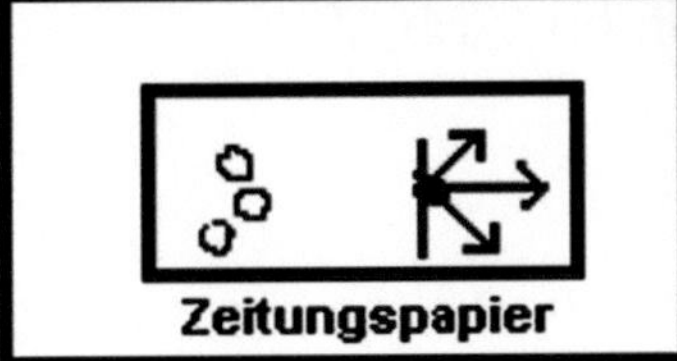

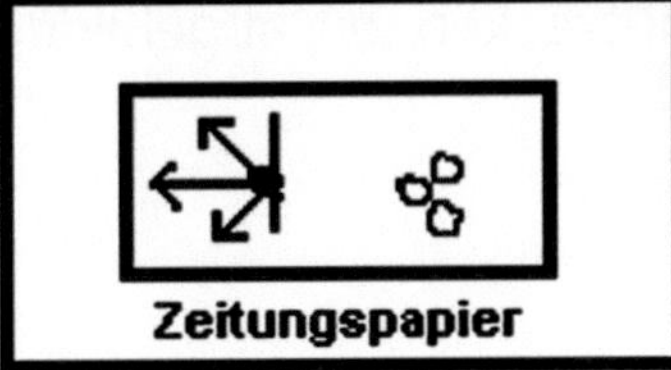

Abb. 2

Das Bezugspapier mit der Unterlage über die Tischkante ziehen. An einer Ecke abheben und von der Unterlage wegziehen. Die Unterlage sofort beseitigen, damit keine Leimflecken entstehen.

Das Bezugspapier entlang der Markierungspunkte anlegen. Dabei auf einen gleichmäßigen Überstand achten. Das Papier mit dem Baumwolllappen fest andrücken.

10. Ecken bilden

Das Werkstück umdrehen. Ecken schräg abschneiden. Dabei muss zur Pappecke ein Abstand von 2-3 mm stehen bleiben (Abb. 3). Falls der Leim schon angetrocknet ist, Seiten noch einmal neu einleimen.

Zuerst die zwei sich gegenüberliegenden Seiten straff um die Pappkante ziehen und andrücken (Abb. 4).

Die überstehenden Ecken (siehe Pfeile) mit der Spitze des Falzbeins andrücken.

Den seitlichen Überstand umlegen und andrücken (Abb. 5).
Hervorquellenden Leim mit einem feuchten Baumwolllappen abwischen.

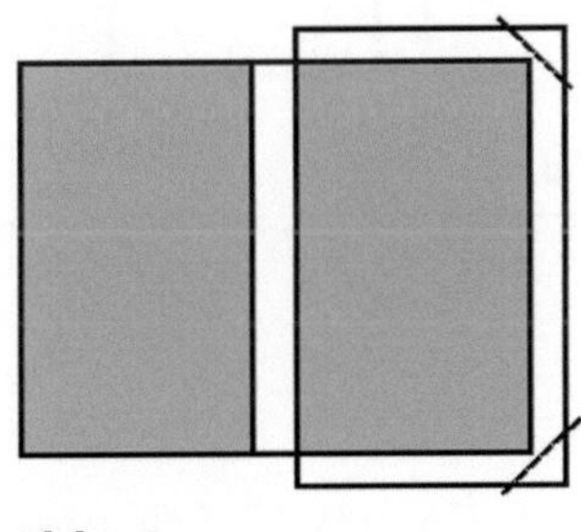

Abb. 3

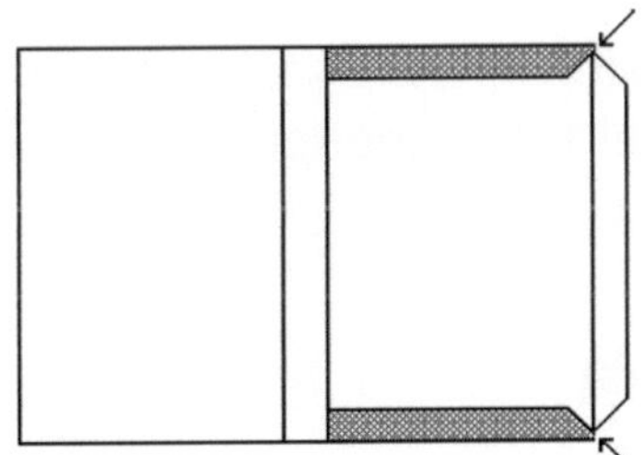
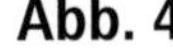

Abb. 4

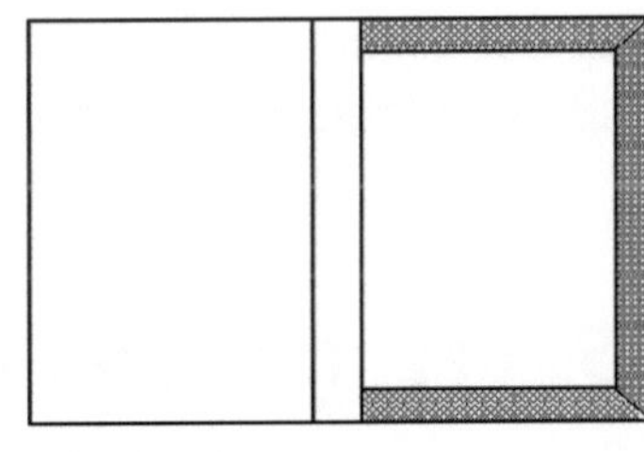

Abb. 5

11. Schutzecken ausschneiden und aufleimen

Auf die Rückseite des Buckramstreifens die unten stehenden Maße aufzeichnen (Abb. 6) und ausschneiden.

Material	Stück	Länge	Breite	Bezeichnung
Buckram oder Durabel	1	45,5 cm	3,5 cm	Schutzecken

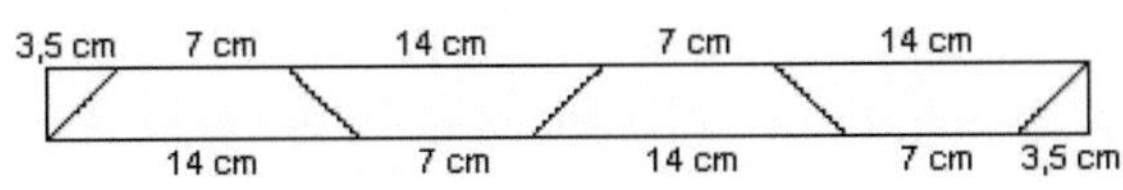

Abb. 6

Die Schutzecken wie abgebildet aufleimen (Abb. 7).

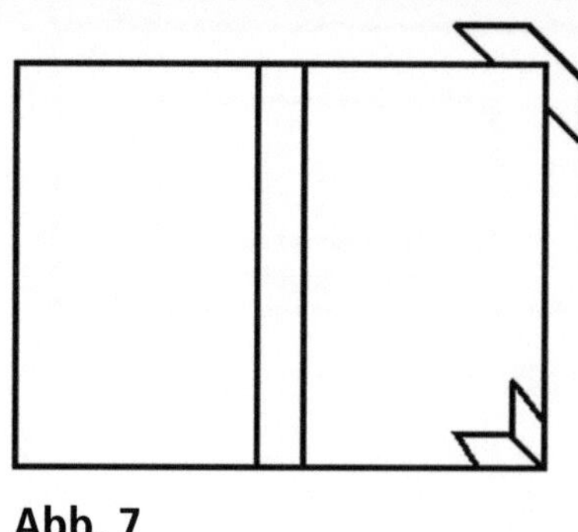

Abb. 7

12. Spiegel einleimen

Vor dem Leimen die Passgenauigkeit* der Spiegel prüfen. Die Spiegel einleimen und im Abstand von 2 mm zu den 3 Außenkanten aufleimen.

13. Aktenmappe pressen

Die Innen- und Außenflächen mit Folie abdecken (Nicht einschlagen!). Einige Stunden pressen.

14. Ösen anbringen

Material	Stück
Ösen	4

1 cm vom Rand entfernt die Punkte A; B; C und D auf der Rückwand markieren (Abb. 8).

Mit der Lochzange 4 Löcher eindrücken. Bei der Lochzange muss die zweitgrößte Lochgröße eingestellt werden.

Die Ösen von unten in die Löcher einführen. Ösenzange in die Öse einsetzen. Mit dem Zangenhebel zusammenpressen.

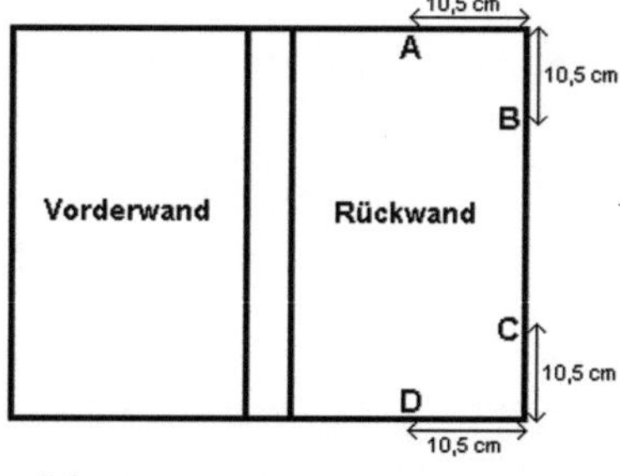

Abb. 8

15. Bezugspapier wachsen

Mit einem Tuch gleichmäßig Wachs auf Vorder- und Rückwand auftragen. Ca. 10-15 Minuten einwirken lassen. Mit einem sauberen Tuch polieren.

16. Gummibänder anbringen

Material	Länge
Gummiband	45 cm

Das Gummiband an einem Ende verknoten, dann innen beginnend locker durch die Löcher A, B, C, D führen und verknoten. Das überstehende Gummiband abschneiden.

---

* Papier dehnt sich durch das Einleimen. Der Spiegel soll zum Außenrand einen Abstand von 2 mm haben. Evtl. kürzen.

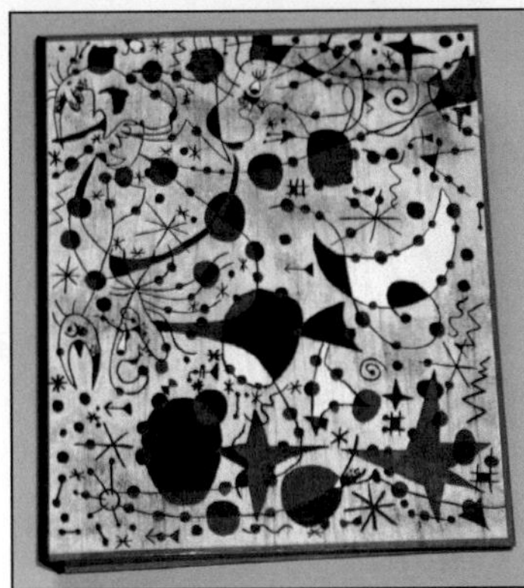

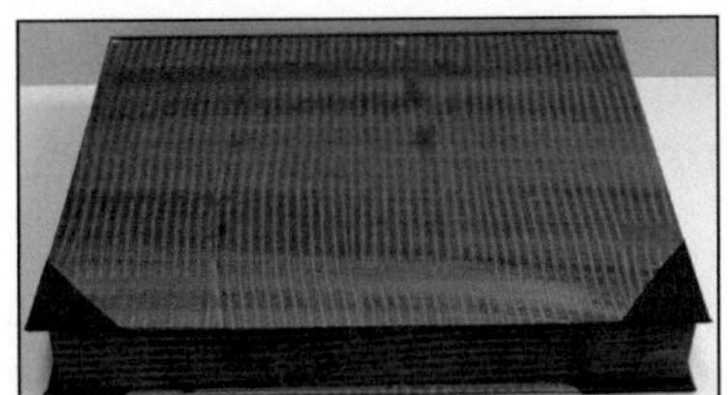

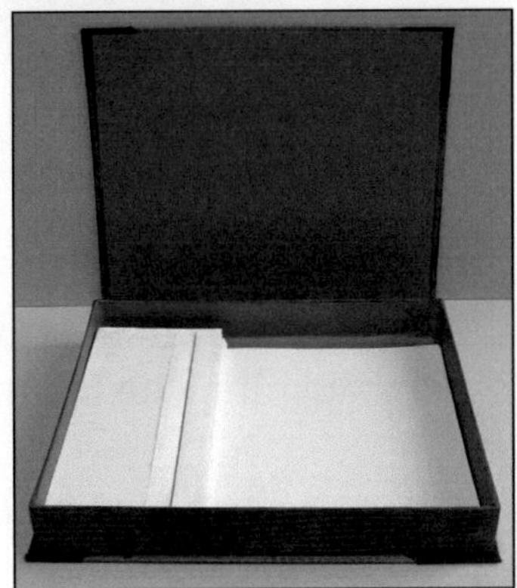

Briefpapierkarton

31,5 x 26 x 5 (H x B x T in cm)

Für die Herstellung des Briefpapierkartons benötigen Sie folgende Materialien und Werkzeuge:

Material

- ❐ Buchbinderleim
- ❐ Buckram oder Durabel
- ❐ Buntpapier
- ❐ Efalin oder Elefantenhaut
- ❐ Graupappe
- ❐ Hartwachs
- ❐ Zeitungspapier

Werkzeuge

- ❐ Baumwolllappen
- ❐ Bleistift
- ❐ Cutter
- ❐ Falzbein
- ❐ Leimpinsel
- ❐ Lineal oder Geodreieck
- ❐ Pappschneidemaschine oder Cutter
- ❐ Presshilfe (29 x 24 x 4 cm)
- ❐ Schere
- ❐ Schneideunterlage
- ❐ Spindelpresse oder 2 Bretter und Schraubzwingen / Folie
- ❐ Stahllineal

ARBEITSANLEITUNG BRIEFPAPIERKARTON 31,5 x 26 x 5 (H x B x T in cm)

1. Vor dem Zuschneiden die Laufrichtung der Graupappe bestimmen

Um die Laufrichtung der Graupappe zu bestimmen, führen Sie die sogenannte **„Biegeprobe"** durch. Ausführliche Erläuterungen zur Vorgehensweise finden Sie auf S. 104.

Markieren Sie die Laufrichtung mit einem Doppelpfeil auf der Graupappe.

2. Graupappe zuschneiden

Laufrichtung der Graupappe bestimmen, kennzeichnen und mit der Pappschneidemaschine oder dem Cutter zuschneiden.

Hülle

Material	Stück	Stärke	Länge	Breite	Bezeichnung
Graupappe	2	2 mm	31,5 cm	26,0 cm	Vorder- und Rückwand
Graupappe	1	2 mm	31,5 cm	4,6 cm	Rücken

Karton

Vorschläge für die Laufrichtung eines Kartons oder eines Deckels (Abb. 1).

Die Graupappe mit der Pappschneidemaschine oder dem Cutter zuschneiden.

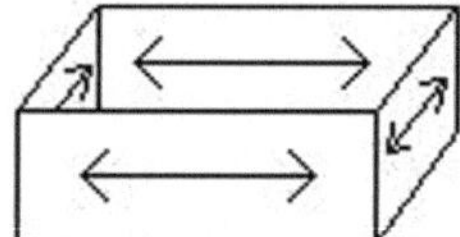

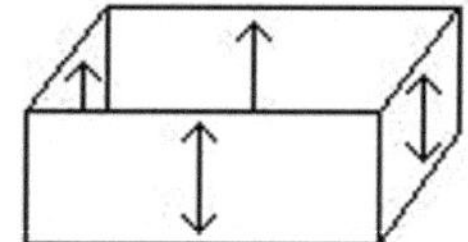

Abb. 1

Karton

Material	Stück	Stärke	Länge	Breite	Bezeichnung
Graupappe	1	2 mm	30,5 cm	25,0 cm	Grundplatte
Graupappe	2	2 mm	30,5 cm	4,0 cm	Seitenteile lang
Graupappe	2	2 mm	24,6 cm	4,0 cm	Seitenteile kurz

3. Buckram für die Hülle anzeichnen und zuschneiden

Auf die Rückseite des Buckrams* die Maße des Scharniers mit dem Geodreieck anzeichnen. Der Zuschnitt kann mit Cutter oder Schere erfolgen. Beim Zuschnitt mit dem Cutter eine Schneideunterlage und ein Stahllineal verwenden.

Material	Stück	Länge	Breite	Bezeichnung
Buckram oder Durabel	1	34,5 cm	9,0 cm	Scharnier außen
Buckram oder Durabel	1	31,1 cm	9,0 cm	Scharnier innen

* Zur besseren Verständlichkeit wird ausschließlich Buckram genannt.

4. Laufrichtung des Bezugspapiers und des Spiegels bestimmen

Bei Papier kann man die Laufrichtung mit der **„Fingernagelprobe"** oder mit der **„Reißprobe"** bestimmen. Ausführliche Erläuterungen zur Vorgehensweise finden Sie auf S. 105.

5. Bezugspapier für die Hülle anzeichnen und zuschneiden

Unter Berücksichtigung der Laufrichtung der Graupappen die Maße des Bezugspapiers auf der Rückseite des gewählten Papiers anzeichnen und zuschneiden. Der Zuschnitt kann mit Schere oder Cutter erfolgen.

Material	Stück	Länge	Breite	Bezeichnung
Buntpapier, Efalin oder Elefantenhaut	2	34,5 cm	26,9 cm	Vorder- und Rückwand

6. Spiegel anzeichnen und zuschneiden

Unter Berücksichtigung der Laufrichtung die Maße des Spiegels auf dem gewählten Papier anzeichnen und ausschneiden.

Material	Stück	Länge	Breite	Bezeichnung
Elefantenhaut oder Efalin	1	31,1 cm	25,2 cm	Spiegel

7. Bezugspapier für den Karton anzeichnen und zuschneiden

Außenbezug

Material	Stück	Länge	Breite	Bezeichnung
Buntpapier, Efalin oder Elefantenhaut	2	33,5 cm	7,0 cm	Seitenteile lang
Buntpapier, Efalin oder Elefantenhaut	2	24,6 cm	7,0 cm	Seitenteile kurz

Innenbezug

Material	Stück	Länge	Breite	Bezeichnung
Efalin oder Elefantenhaut	1	29,7 cm	24,2 cm	Grundplatte
Efalin oder Elefantenhaut	2	33,1 cm	5,3 cm	Seitenteile lang
Efalin oder Elefantenhaut	2	24,2 cm	5,3 cm	Seitenteile kurz

8. Graupappen mit Buckram für die Hülle verbinden

Den längeren Buckramstreifen mit der Rückseite nach oben legen.

Im Abstand von 1,5 cm vom oberen Rand eine Hilfslinie ziehen. **Unterhalb** dieser Hilfslinie den Buckramstreifen einleimen. Ein Stahllineal oberhalb dieser Hilfslinie anlegen. Dieses dient als Anlagehilfe für die Graupappen.

Den Rücken mittig auf den Buckramstreifen legen.

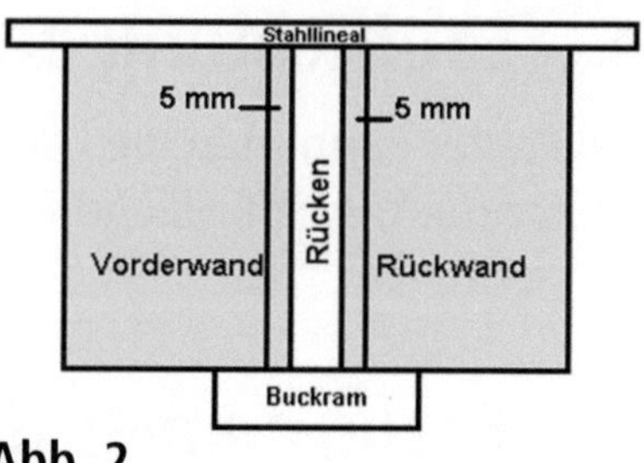

Abb. 2

Die Vorder- und Rückwand zu beiden Seiten platzieren (Abb. 2).

Das Stahllineal entfernen und die Fläche oberhalb der Hilfslinie einleimen.
Beide Überstände straff nach innen einschlagen.

Den kürzeren Buckramstreifen einleimen und im Abstand von 2 mm zum oberen Rand auf den längeren Buckramstreifen aufleimen.
Mit dem Falzbein oder Baumwolllappen alle Leimflächen fest andrücken und mehrmals durch die Fugen des entstandenen Scharniers fahren.

9. Bezugspapier für die Hülle aufleimen

Im Abstand von 6 mm zur Scharnierrille mit dem Falzbein Markierungspunkte setzen.

Das Bezugspapier auf eine wesentlich größere Unterlage legen und einleimen. Dabei mit der linken Hand das Bezugspapier festhalten und von der Mitte aus strahlenförmig über den Rand hinaus einleimen (Abb. 3).

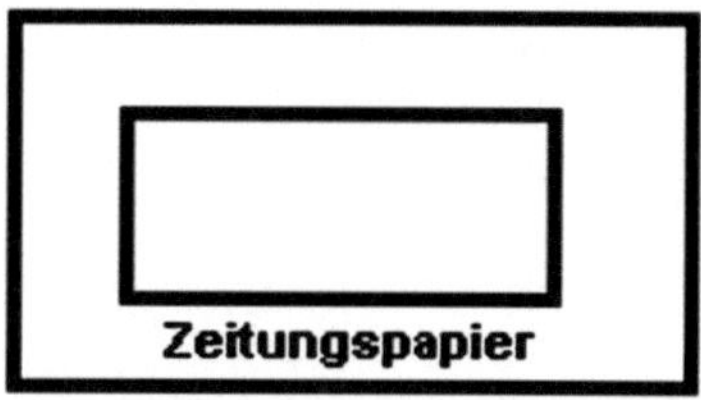

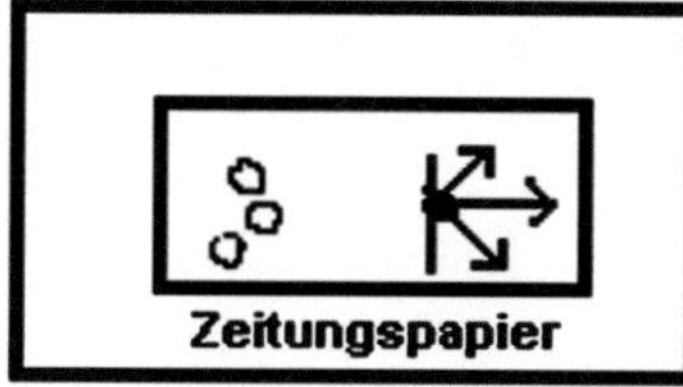

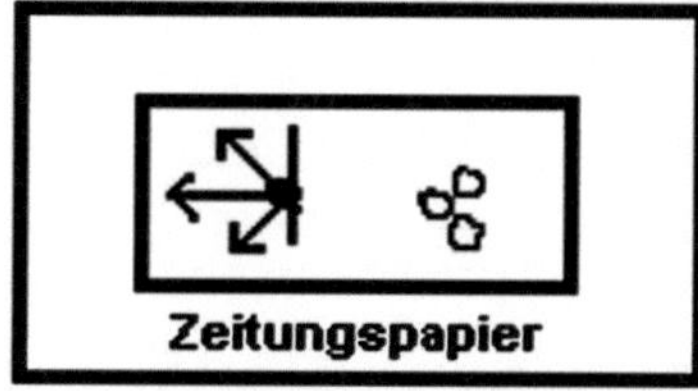

Abb. 3

Das Bezugspapier mit der Unterlage über die Tischkante ziehen. An einer Ecke abheben und von der Unterlage wegziehen. Die Unterlage sofort beseitigen, damit keine Leimflecken entstehen.

Das Bezugspapier entlang der Markierungspunkte anlegen. Dabei auf einen gleichmäßigen Überstand achten. Das Papier mit dem Baumwolllappen fest andrücken.

10. Ecken bilden

Das Werkstück umdrehen. Ecken schräg abschneiden. Dabei muss zur Pappecke ein Abstand von 2-3 mm stehen bleiben (Abb. 4). Falls der Leim schon angetrocknet ist, Seiten noch einmal neu einleimen.

Zuerst die zwei sich gegenüberliegenden Seiten straff um die Pappkante ziehen und andrücken (Abb. 5).
Die überstehenden Ecken (siehe Pfeile) mit der Spitze des Falzbeins andrücken.

Den seitlichen Überstand umlegen und andrücken (Abb. 6).
Hervorquellenden Leim mit einem feuchten Baumwolllappen abwischen.

ARBEITSANLEITUNG BRIEFPAPIERKARTON

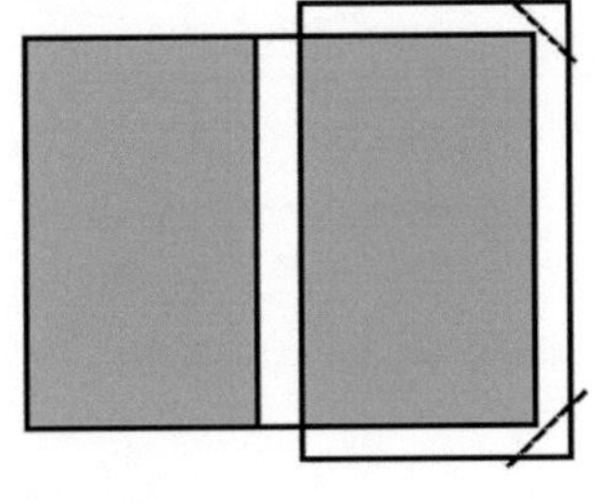

Abb. 4

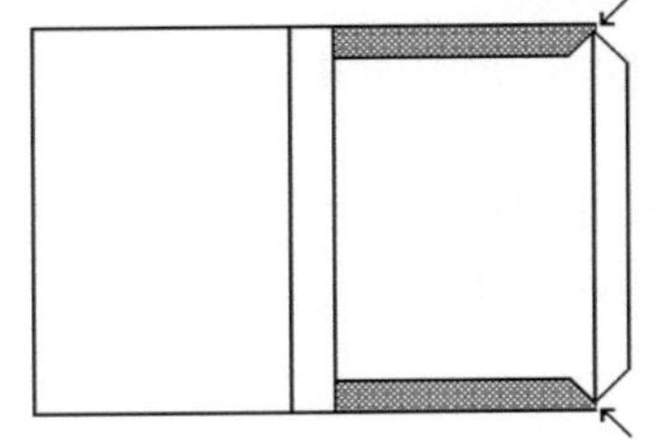

Abb. 5

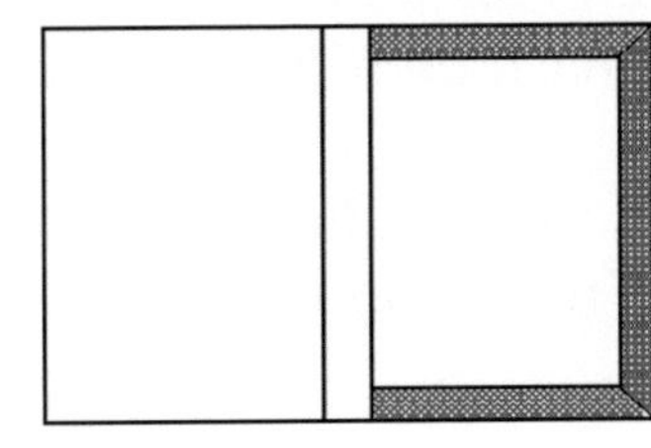

Abb. 6

11. Schutzecken ausschneiden und aufleimen

Auf der Rückseite des Buckramstreifens die unten stehenden Maße aufzeichnen (Abb. 7) und ausschneiden.

Material	Stück	Länge	Breite	Bezeichnung
Buckram oder Durabel	1	45,5 cm	3,5 cm	Schutzecken

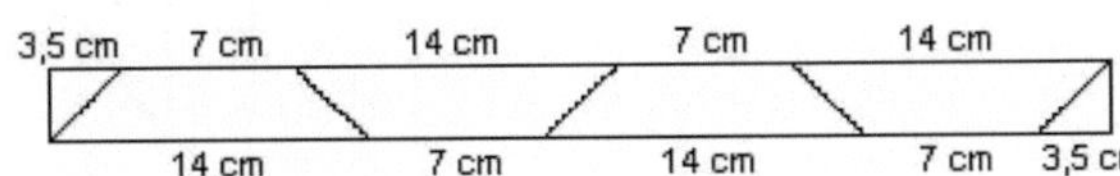

Abb. 7

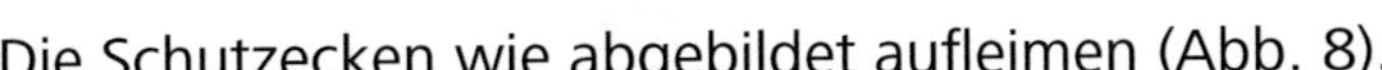

Die Schutzecken wie abgebildet aufleimen (Abb. 8).

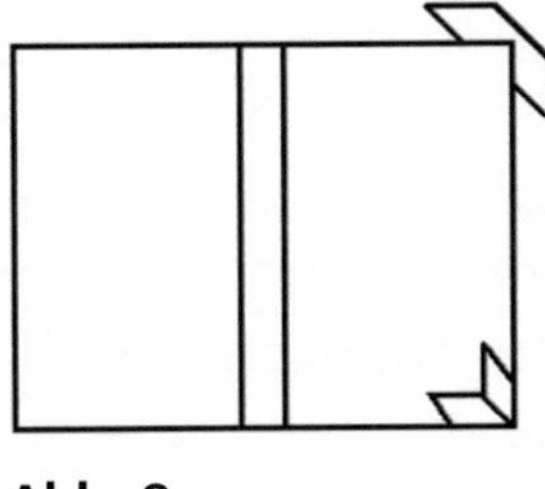

Abb. 8

12. Spiegel einleimen

Vor dem Aufleimen die Passgenauigkeit* des Spiegels prüfen. Spiegel einleimen und im Abstand von 2 mm zu den 3 Außenkanten auf die Innenseite der Vorderwand aufleimen.

13. Aktenmappe pressen

Die Innen- und Außenflächen mit Folie abdecken. (Nicht einschlagen!) Einige Stunden pressen.

14. Karton zusammenleimen

Grundregel beim Zusammenleimen eines Kartons: Die Seitenteile werden **auf** die Grundplatte geleimt.
Die unteren Kanten der längeren Seitenteile mit Leim bestreichen und **auf** die Grundplatte leimen. Anschließend die drei Kanten der kurzen Seitenteile mit Leim bestreichen und zwischen die längeren Seitenteile setzen.
Einen Stahlwinkel als Stütze benutzen.
Leim trocknen lassen.

Wenn die Kanten des Kartons nicht bündig geklebt sind, können sie nach dem Trocknen mit Schleifpapier bearbeitet werden.

Zur Verstärkung der Kanten ca. 3 cm breite Zeitungspapierstreifen reißen und aufleimen. Die Ecken frei lassen (Abb. 9).

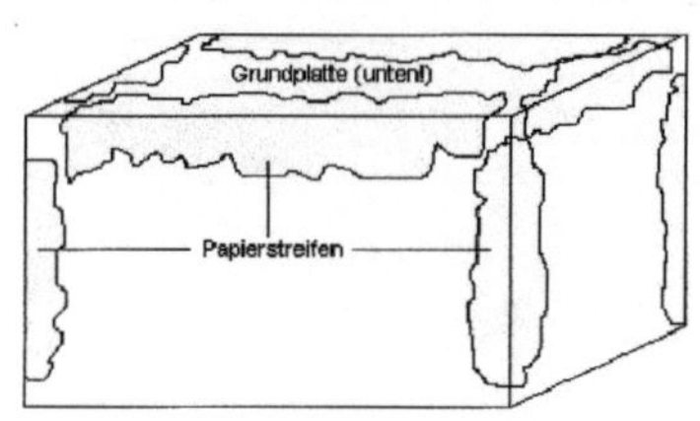

Abb. 9

15. Bezugspapier außen aufleimen

Reihenfolge des Aufleimens:
1. Seitenteile lang
2. Seitenteile kurz

Die längeren Seitenteile aufleimen. Dabei auf einen gleichen Überstand zu allen Seiten achten. Das Papier mit einem Baumwolllappen fest andrücken.

Untere Ecken beim Außenbezug (Abb. 10):
Einen Winkel von ca. 90° ausschneiden, dessen Spitze auf die Pappecke zeigt, aber ca. 2 mm von ihr entfernt ist.
Die beiden kurzen Zugaben anleimen. Dann die Überstände straff über die Pappkante ziehen und anleimen.

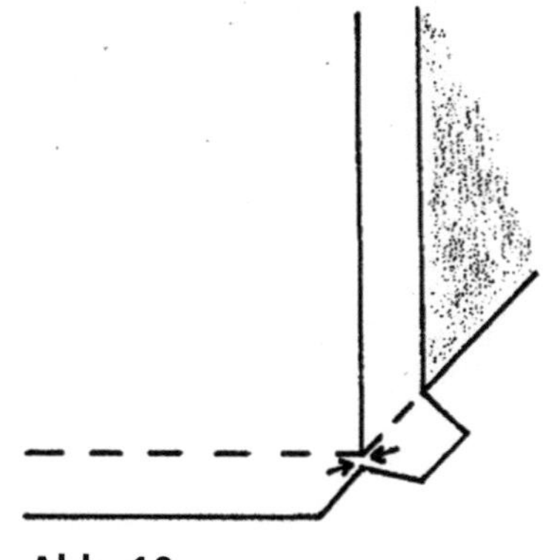

Abb. 10

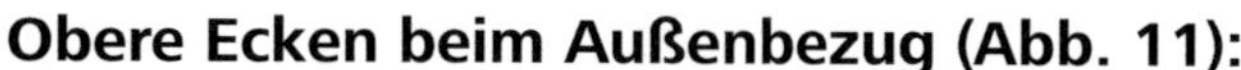

Obere Ecken beim Außenbezug (Abb. 11):
Rechts und links von der Ecke einen senkrechten Schnitt bis zur Pappkante ausführen. Der Abstand zwischen den beiden senkrechten Einschnitten beträgt ca. 4 mm.
Den mittleren Überstand nach innen umschlagen und mit dem Falzbein andrücken. Dann die seitlichen Überstände nach innen umschlagen und anleimen.

Anschließend die kurzen Seitenteile aufleimen. Dabei oben und unten auf einen gleichen Überstand achten. Überstände über die Pappkante ziehen und anleimen.

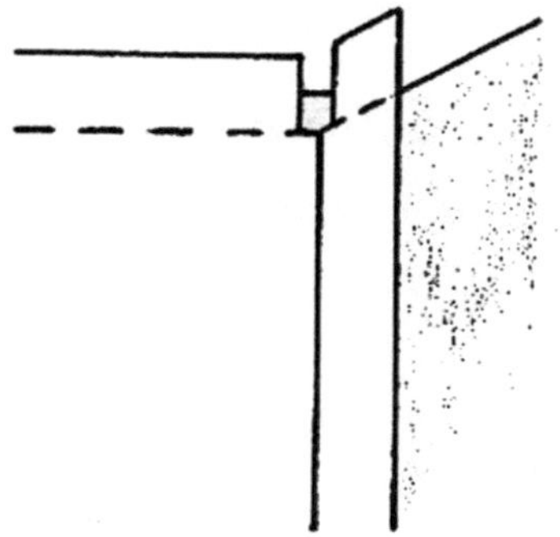

Abb. 11

16. Bezugspapier innen falzen

Vor dem Einleimen die Bezugspapiere falzen.
Karton: Lange Seitenteile: 1,5 cm Abstand zu 3 Seiten; kurze Seitenteile: 1,5 cm Abstand zur unteren Seite

17. Ecken innen bilden

Bei den langen Seitenteilen die unteren Ecken des Bezugspapiers in einem Winkel von 90° ausschneiden (Abb. 12).

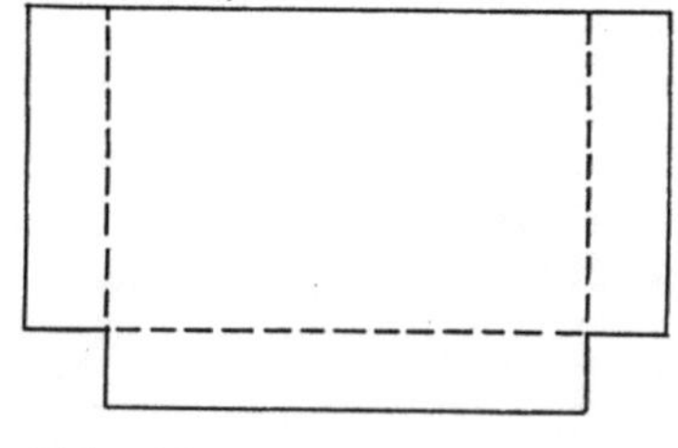

Abb. 12

* Papier dehnt sich durch das Einleimen. Der Spiegel soll zum Außenrand einen Abstand von 2 mm haben. Evtl. kürzen.

18. Bezugspapier innen aufleimen

Die langen Seitenteile einleimen und einsetzen. Mit dem Falzbein die Ecken andrücken. Die kurzen Seitenteile einleimen und einsetzen.
Die Grundplatte vor dem Einleimen auf Passgenauigkeit* prüfen. Das Bezugspapier darf nicht an die Ränder stoßen. Gegebenfalls passend schneiden.
Grundplatte aufleimen.

19. Karton aufleimen

Den Karton auf die Rückwand der Hülle aufleimen und mithilfe einer Presshilfe, die in den Karton gelegt wird, pressen.

20. Bezugspapier wachsen

Mit einem Tuch gleichmäßig Wachs auftragen. Ca. 10-15 Minuten einwirken lassen. Mit einem sauberen Tuch polieren.

* Papier dehnt sich durch das Einleimen. Der Spiegel soll zum Außenrand einen Abstand von 2 mm haben. Evtl. kürzen.

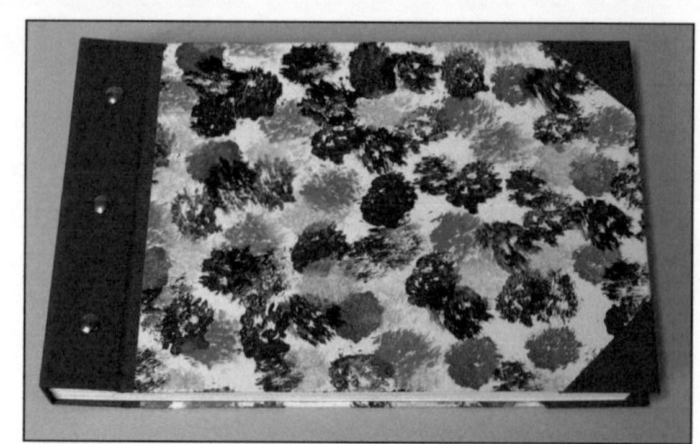

Fotoalbum mit Rücken

20 x 30 x 3 (H x B x T in cm)

Für die Herstellung des Fotoalbums mit Rücken benötigen Sie folgende Materialien und Werkzeuge:

Material

- ❒ Buchbinderleim
- ❒ Buckram oder Durabel ca. 20 cm x 10 cm
- ❒ Buntpapier
- ❒ Efalin oder Elefantenhaut
- ❒ Einlegeblätter (DIN A4)
- ❒ Fotokarton
- ❒ Graupappe
- ❒ Hartwachs
- ❒ Zeitungspapier
- ❒ Spinnenpapier
- ❒ Buchschrauben / Buchhülsen

Werkzeuge

- ❒ Baumwolllappen
- ❒ Bleistift
- ❒ Cutter
- ❒ Falzbein
- ❒ Leimpinsel
- ❒ Lineal oder Geodreieck
- ❒ Pappschneidemaschine oder Cutter
- ❒ Schere
- ❒ Schneideunterlage
- ❒ Spindelpresse oder 2 Bretter und Schraubzwingen / Folie
- ❒ Stahllineal
- ❒ Bohrer (6 mm)
- ❒ Schraubendreher
- ❒ (Falzhilfe)

ARBEITSANLEITUNG FOTOALBUM MIT RÜCKEN 20 x 30 x 3 (H x B x T in cm)

1. Vor dem Zuschneiden die Laufrichtung der Graupappe bestimmen

Um die Laufrichtung der Graupappe zu bestimmen, führen Sie die sogenannte **„Biegeprobe"** durch. Ausführliche Erläuterungen zur Vorgehensweise finden Sie auf S. 104.

Markieren Sie die Laufrichtung mit einem Doppelpfeil auf der Graupappe.

2. Graupappe zuschneiden

Laufrichtung der Graupappe bestimmen, kennzeichnen und mit der Pappschneidemaschine oder dem Cutter zuschneiden.

Material	Stück	Länge	Breite	Stärke	Bezeichnung
Graupappe	2	25,8 cm	19,8 cm	2 mm	Vorder- und Rückwand breite Teile
Graupappe	2	19,8 cm	3,4 cm	2 mm	Vorder- und Rückwand schmale Teile
Graupappe	1	19,8 cm	3,0 cm	2 mm	Rücken

3. Buckram anzeichnen und zuschneiden

Auf die Rückseite des Buckrams* mit dem Geodreieck die Maße für das Scharnier anzeichnen. Der Zuschnitt kann mit Cutter oder Schere erfolgen. Beim Zuschnitt mit dem Cutter eine Schneideunterlage und ein Stahllineal verwenden.

Material	Stück	Länge	Breite	Bezeichnung
Buckram oder Durabel	1	22,8 cm	14,2 cm	Scharnier außen
Buckram oder Durabel	1	19,4 cm	14,2 cm	Scharnier innen

4. Laufrichtung des Bezugspapiers bestimmen

Bei Papier kann man die Laufrichtung mit der **„Fingernagelprobe"** oder mit der **„Reißprobe"** bestimmen. Ausführliche Erläuterungen zur Vorgehensweise finden Sie auf S. 105.

5. Bezugspapier anzeichnen und zuschneiden

Unter Berücksichtigung der Laufrichtung der Graupappe auf der Rückseite des Bezugspapiers die Maße anzeichnen und zuschneiden. Der Zuschnitt kann mit Schere oder Cutter erfolgen.

Material	Stück	Länge	Breite	Bezeichnung
Buntpapier, Efalin oder Elefantenhaut	2	26,7 cm	22,8 cm	Vorder- und Rückwand

* Zur besseren Verständlichkeit wird ausschließlich Buckram genannt.

6. Spiegel anzeichnen und zuschneiden

Unter Berücksichtigung der Laufrichtung die Maße des Spiegels auf dem gewählten Papier anzeichnen und ausschneiden.

Material	Stück	Länge	Breite	Bezeichnung
Elefantenhaut oder Efalin	2	25 cm	19,4 cm	Spiegel

7. Graupappen mit Buckram verbinden

Den längeren Buckramstreifen mit der Rückseite nach oben legen.
Im Abstand von 1,5 cm vom oberen Rand eine Hilfslinie ziehen. **Unterhalb** dieser Hilfslinie den Buckramstreifen einleimen. Ein Stahllineal oberhalb dieser Hilfslinie anlegen. Dieses dient als Anlagehilfe für die Graupappen.
Die Graupappen entsprechend der Abb. 1 platzieren.

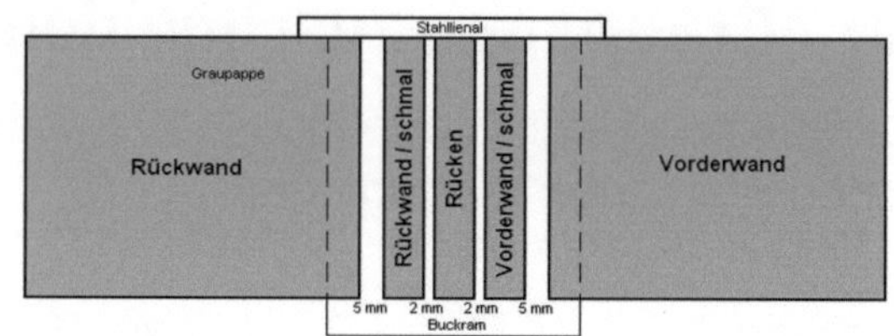

Abb. 1

Das Stahllineal entfernen und die Fläche oberhalb der Hilfslinie einleimen.
Beide Überstände straff nach innen einschlagen.

Den kürzeren Buckramstreifen einleimen und im Abstand von 2 mm zum oberen Rand auf den längeren Buckramstreifen aufleimen.
Mit dem Falzbein oder Baumwolllappen alle Leimflächen fest andrücken und mehrmals durch die Fugen der entstandenen Scharniere fahren.

8. Bezugspapier einleimen

Im Abstand von 6 mm zur Scharnierrille mit dem Falzbein Markierungspunkte setzen.

Das Bezugspapier auf eine wesentlich größere Unterlage legen und einleimen. Dabei mit der linken Hand das Bezugspapier festhalten und von der Mitte aus strahlenförmig über den Rand hinaus einleimen (Abb. 2).

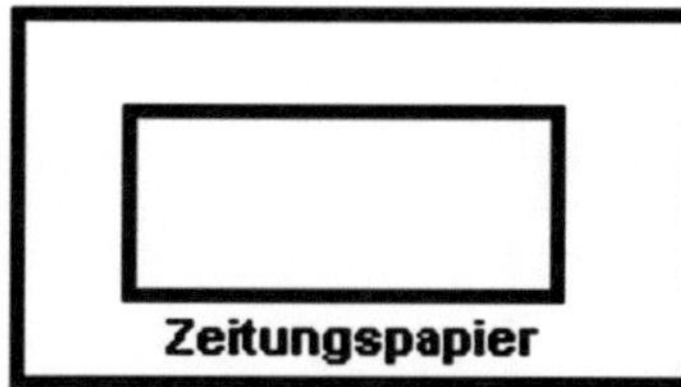

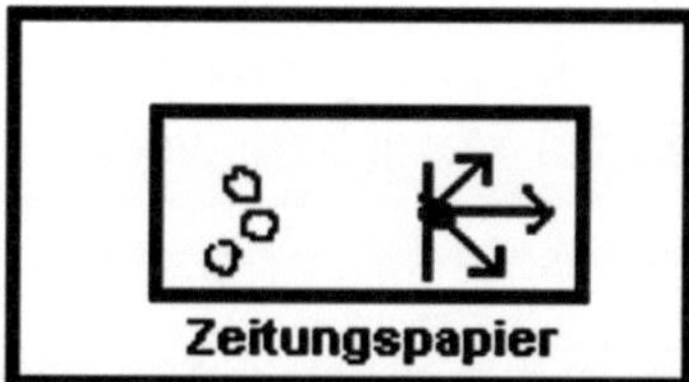

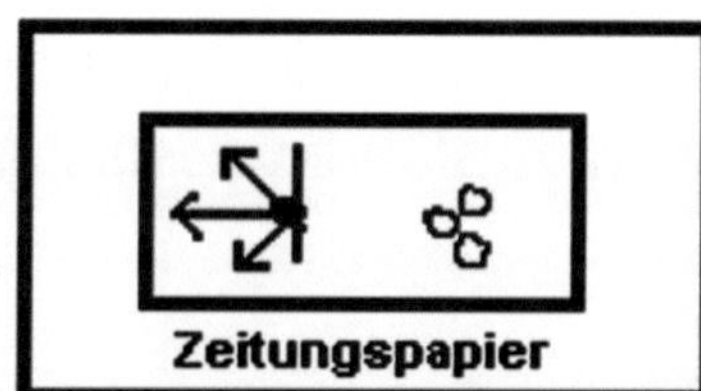

Abb. 2

Das Bezugspapier mit der Unterlage über die Tischkante ziehen. An einer Ecke abheben und von der Unterlage wegziehen. Die Unterlage sofort beseitigen, damit keine Leimflecken entstehen.
Das Bezugspapier entlang der Markierungspunkte anlegen. Dabei auf einen gleichmäßigen Überstand achten. Das Papier mit dem Baumwolllappen fest andrücken.

9. Ecken bilden

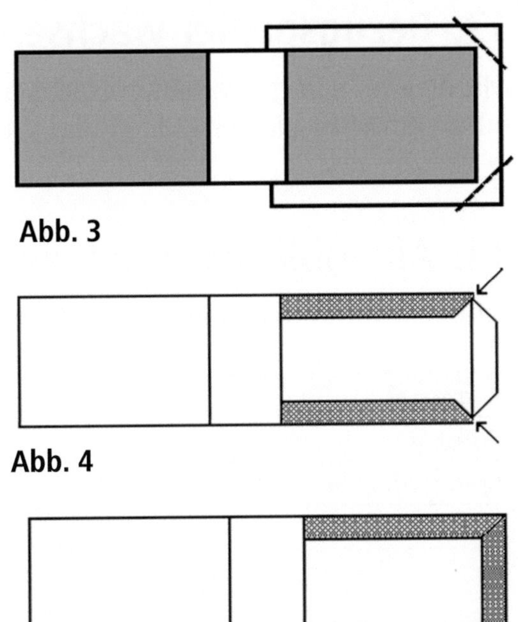

Abb. 3

Abb. 4

Abb. 5

Das Werkstück umdrehen. Ecken schräg abschneiden. Dabei muss zur Pappecke ein Abstand von 2-3 mm stehen bleiben (Abb. 3). Falls der Leim schon angetrocknet ist, Seiten neu einleimen.

Zuerst die zwei sich gegenüberliegenden Seiten straff um die Pappkante ziehen und andrücken (Abb. 4).

Die überstehenden Ecken (siehe Pfeile) mit der Spitze des Falzbeins andrücken.

Die seitlichen Überstände umlegen und andrücken (Abb. 5).
Hervorquellenden Leim mit einem feuchten Baumwolllappen abwischen.

10. Schutzecken ausschneiden und aufleimen

Auf die Rückseite des Buckramstreifens die unten stehenden Maße aufzeichnen (Abb. 6) und ausschneiden.

Material	Stück	Länge	Breite	Bezeichnung
Buckram oder Durabel	1	45,5 cm	3,5 cm	Schutzecken

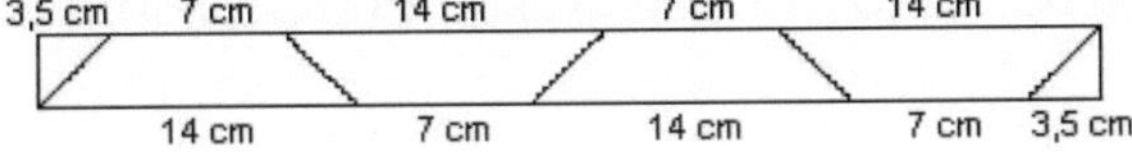

Abb. 6

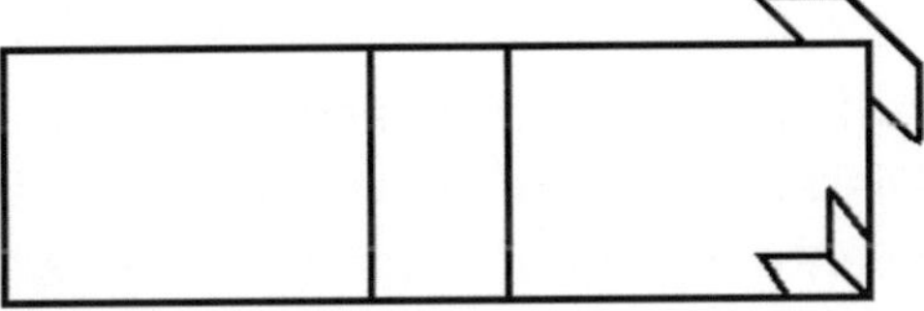

Abb. 7

Schutzecken wie abgebildet mit der kürzeren Seite nach oben aufleimen (Abb. 7).

11. Spiegel einleimen

Vor dem Leimen die Passgenauigkeit* des Spiegels prüfen. Spiegel einleimen und im Abstand von 2 mm zu den 3 Außenkanten aufleimen.

12. Vorder- und Rückwand pressen

Die Innen- und Außenflächen mit Folie abdecken. Nicht einschlagen! Einige Stunden pressen.

13. Bezugspapier wachsen

Mit einem Tuch gleichmäßig Wachs auf die Vorder- und Rückwand auftragen. Ca. 10-15 Minuten einwirken lassen. Mit einem sauberen Tuch polieren.

14. Albenblätter und Spinnenpapier zuschneiden

Albenblätter und Spinnenpapier zuschneiden.

Material	Stück	Länge	Breite	Bezeichnung
Fotokarton	32	29,0 cm	19,4 cm	Albenblätter
Spinnenpapier	32	28,6 cm	19,0 cm	Zwischenblätter
Fotokarton	32	19,4 cm	3,0 cm	Abstandhalter

15. Albenblätter falzen

Die Albenblätter mithilfe einer Falzschablone falzen. (Der Abstand zu der 1. Falzrille beträgt 4 cm, zur 2. Falzrille 5 cm)

16. Albenblätter und Spinnenpapier verleimen

1. Albumseite links von der Falzrille mit Klebestift bestreichen
2. Spinnenpapier auflegen
3. Abstandhalter mit Klebestift bestreichen und auf das Spinnenpapier aufleimen
4. Unterseite der 2. Albumseite mit Klebestift bestreichen und auf den Abstandhalter leimen

Auf Passgenauigkeit achten!
Diesen Vorgang wiederholen, bis alle Blätter aufgeklebt sind.
Eventuell die Kanten mit der Pappschneidemaschine rechtwinklig schneiden.

17. Löcher für die Buchschrauben bohren

Damit ein gleich bleibendes Höhenniveau besteht, vor dem Bohren zwischen jedes Spinnenpapier und Albumseite ein Einlegeblatt (Größe DIN A4; Stärke des Fotokartons) legen.

Die Albenseiten zwischen Vorder- und Rückwand legen. Auf gleiche Abstände oben und unten achten.

Je nach Wahl 2-3 Bohrlöcher markieren. Mit einem Bohrer 6 mm die Löcher bohren.

* Papier dehnt sich durch das Einleimen. Der Spiegel soll zum Außenrand einen Abstand von 2 mm haben. Evtl. kürzen.

18. Buchhülsen anbringen

Buchhülsen durch die Löcher führen. Die Buchschrauben einsetzen und fest anziehen.

Material	Stück	Länge
Buchschrauben	2-3	
Buchhülsen	2-3	3 cm

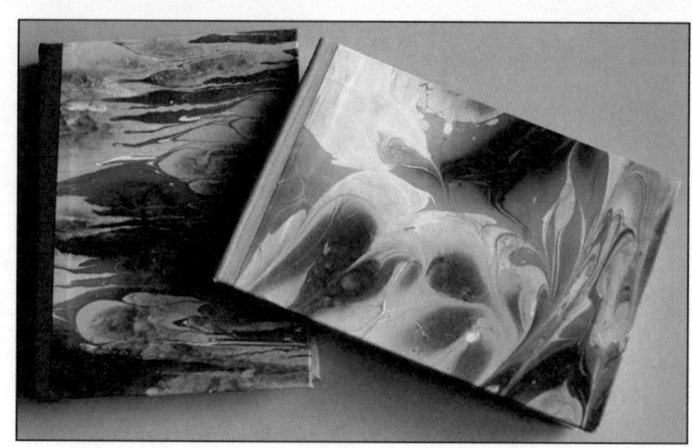

Notizbuch Querformat

11 x 15,4 x 1 (H x B x T in cm)

Für die Herstellung des Notizbuchs benötigen Sie folgende Materialien und Werkzeuge:

Material

- ❒ Buchbinderleim
- ❒ Buckram oder Durabel
- ❒ Buntpapier
- ❒ Efalin oder Elefantenhaut
- ❒ Graupappe
- ❒ Hartwachs
- ❒ Notizblock DIN A6 (geleimt), ca. 1 cm stark
- ❒ Tonpapier
- ❒ Zeitungspapier

Werkzeuge

- ❒ Baumwolllappen
- ❒ Bleistift
- ❒ Cutter
- ❒ Falzbein
- ❒ Leimpinsel
- ❒ Lineal oder Geodreieck
- ❒ Pappschneidemaschine oder Cutter
- ❒ Schere
- ❒ Schneideunterlage
- ❒ Spindelpresse oder 2 Bretter und Schraubzwingen / Folie
- ❒ Stahllineal

ARBEITSANLEITUNG NOTIZBUCH QUERFORMAT 11 x 15,4 x 1 (H x B x T in cm)

1. Vor dem Zuschneiden die Laufrichtung der Graupappe bestimmen

Um die Laufrichtung der Graupappe zu bestimmen, führen Sie die sogenannte **„Biegeprobe"** durch. Ausführliche Erläuterungen zur Vorgehensweise finden Sie auf S. 104.

Markieren Sie die Laufrichtung mit einem Doppelpfeil auf der Graupappe.

Bei einem Bezugspapier in der Größe DIN A4 (die Laufrichtung entspricht der langen Seite des Papiers) muss die Vorder- und Rückwand des Notizbuches folgende Laufrichtung (Abb. 1) haben:

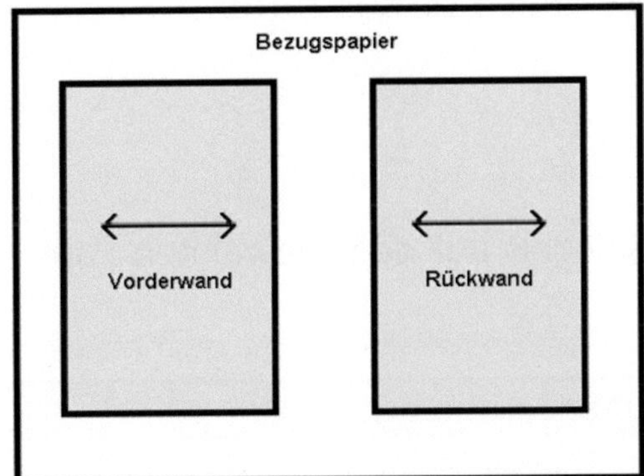

Abb. 1

2. Graupappe zuschneiden

Die Graupappe entsprechend der Laufrichtung mit der Pappschneidemaschine oder dem Cutter zuschneiden.

Material	Stück	Länge	Breite	Stärke	Bezeichnung
Graupappe	2	15,4 cm	11 cm	2 mm	Vorder- und Rückwand

3. Buckram anzeichnen und zuschneiden

Auf die Rückseite des Buckrams* die Maße für das Scharnier mit dem Geodreieck anzeichnen. Der Zuschnitt kann mit Cutter oder Schere erfolgen. Beim Zuschnitt mit dem Cutter eine Schneideunterlage und ein Stahllineal verwenden.

Material	Stück	Länge	Breite	Bezeichnung
Buckram oder Durabel	1	14,0 cm	5 cm	Scharnier außen
Buckram oder Durabel	1	10,6 cm	5 cm	Scharnier innen

* Zur besseren Verständlichkeit wird ausschließlich Buckram genannt.

4. Bezugspapier anzeichnen und zuschneiden

Auf der Rückseite Ihres Papiers die Maße für das Bezugspapier anzeichnen. Der Zuschnitt kann mit Schere oder Cutter erfolgen.

Material	Stück	Länge	Breite	Bezeichnung
Buntpapier oder Efalin oder Elefantenhaut	2	16,3 cm	14 cm	Bezugspapier Vorder- u. Rückwand

5. Laufrichtung des Bezugspapiers für den Spiegel bestimmen

Bei Papier kann man die Laufrichtung mit der **„Fingernagelprobe"** oder mit der **„Reißprobe"** bestimmen. Ausführliche Erläuterungen zur Vorgehensweise finden Sie auf S. 105.

6. Spiegel anzeichnen und zuschneiden

Unter Berücksichtigung der Laufrichtung die Maße des Spiegels auf dem gewählten Papier anzeichnen und ausschneiden.

Material	Stück	Länge	Breite	Bezeichnung
Elefantenhaut oder Efalin	1	14,6 cm	10,6 cm	Spiegel (hier: Innenseite der Vorderwand)

7. Tonpapierstreifen zuschneiden

Die Laufrichtung muss nicht beachtet werden.

Material	Stück	Länge	Breite	Bezeichnung
Tonpapier (Reststück)	1	11 cm	2 cm	Rückenverstärkung

8. Graupappen mit Buckram verbinden

Den längeren Buckramstreifen mit der Rückseite nach oben legen.

Im Abstand von 1,5 cm vom oberen Rand eine Hilfslinie ziehen. **Unterhalb** dieser Hilfslinie den Buckramstreifen einleimen. Ein Stahllineal oberhalb dieser Hilfslinie anlegen. Dieses dient als Anlagehilfe für die Graupappen.

Tonpapierstreifen mittig auf den Buckramstreifen legen und die Pappteile zu beiden Seiten platzieren (Abb. 2).

Das Stahllineal entfernen und die Fläche **oberhalb** der Hilfslinie einleimen.

Beide Überstände straff nach innen einschlagen.

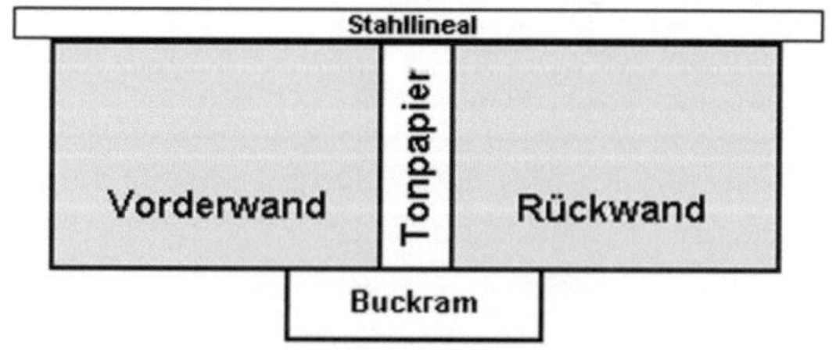

Abb. 2

Den kürzeren Buckramstreifen einleimen und im Abstand von 2 mm zum oberen Rand auf den längeren Buckramstreifen aufleimen.
Mit dem Falzbein oder Baumwolllappen alle Leimflächen fest andrücken und mehrmals durch die Fugen des entstandenen Scharniers fahren.

9. Bezugspapier einleimen

Im Abstand von 6 mm zur Scharnierrille mit dem Falzbein Markierungspunkte setzen.

Das Bezugspapier auf eine wesentlich größere Unterlage legen und vollständig einleimen. Dabei mit der linken Hand das Bezugspapier festhalten und von der Mitte aus strahlenförmig über den Rand hinaus einleimen (Abb. 3).

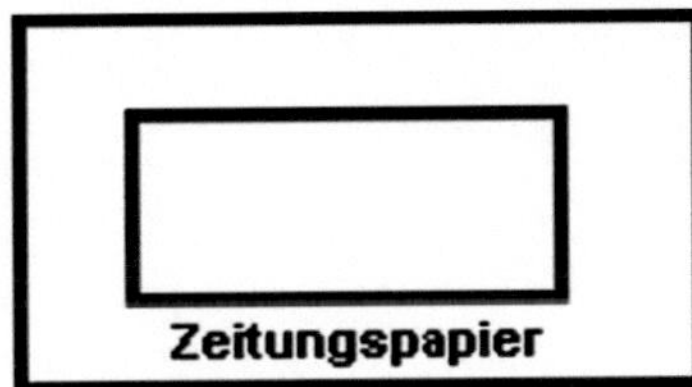

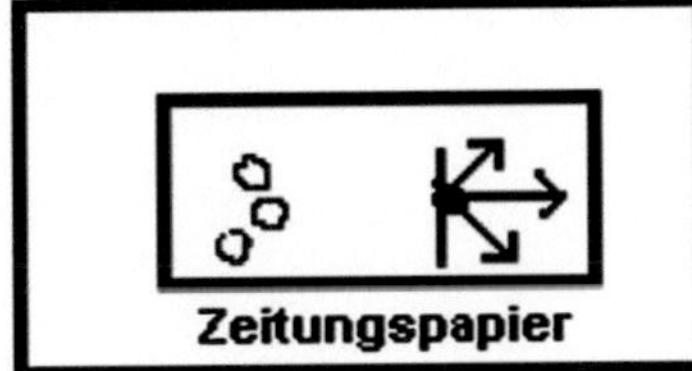

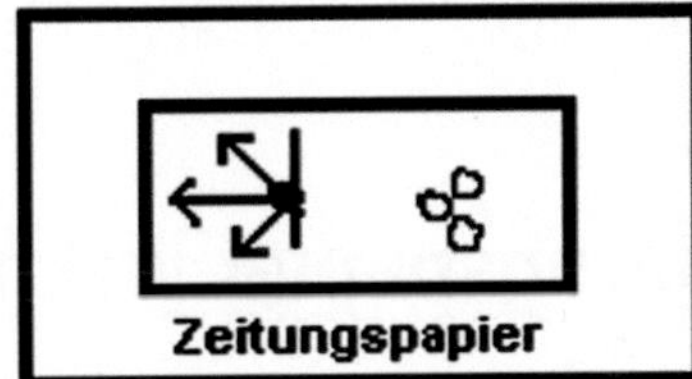

Abb. 3

Das Bezugspapier mit der Unterlage über die Tischkante hinausziehen. An einer Ecke abheben und von der Unterlage wegziehen. Die Unterlage sofort beseitigen, damit keine Leimflecken entstehen.
Das Bezugspapier entlang der Markierungspunkte anlegen. Dabei auf einen gleichmäßigen Überstand achten. Das Papier mit dem Baumwolllappen fest andrücken.

10. Ecken bilden

Das Werkstück umdrehen. Ecken schräg abschneiden. Dabei muss zur Pappecke ein Abstand von 2-3 mm stehen bleiben (Abb. 4). Falls der Leim schon angetrocknet ist, Seiten noch einmal neu einleimen.

Zuerst die zwei sich gegenüberliegenden Seiten straff um die Pappkante ziehen und zuerst andrücken (Abb. 5).

Die überstehenden Ecken (siehe Pfeile) mit der Spitze des Falzbeins andrücken.

Die seitlichen Überstände umlegen und andrücken (Abb. 6).
Hervorquellenden Leim mit einem feuchten Baumwolllappen abwischen.

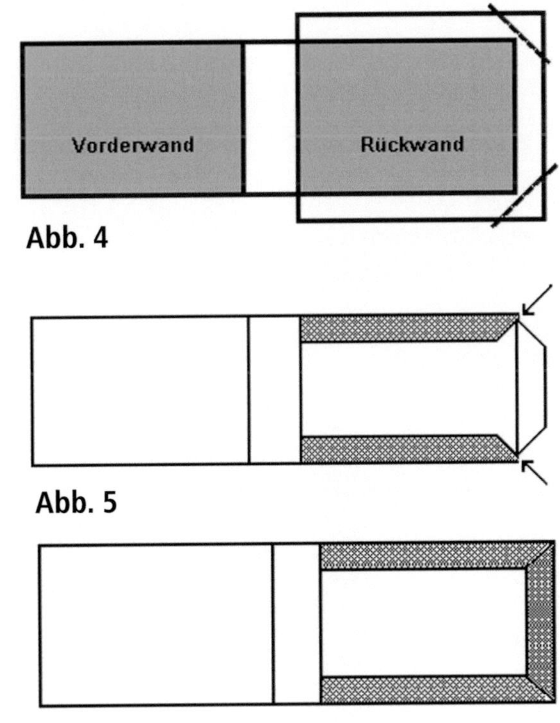

Abb. 4

Abb. 5

Abb. 6

11. Spiegel einleimen

Vor dem Leimen die Vorderseite des Notizbuchs bestimmen und die Passgenauigkeit* des Spiegels prüfen. Spiegel einleimen und im Abstand von 2 mm zu den 3 Außenkanten aufleimen.

12. Notizblock aufleimen

Notizblock auf der Rückseite einleimen und auf die Innenseite der Rückwand des Notizbuchs aufleimen.

13. Notizbuch pressen

Die Innen- und Außenflächen mit Folie abdecken. Einige Stunden pressen.

14. Bezugspapier wachsen

Mit einem Tuch gleichmäßig Wachs auf Vorder- und Rückwand des Notizbuchs auftragen. Ca. 10-15 Minuten einwirken lassen. Mit einem sauberen Tuch polieren.

* Papier dehnt sich durch das Einleimen. Der Spiegel soll zum Außenrand einen Abstand von 2 mm haben. Evtl. kürzen.

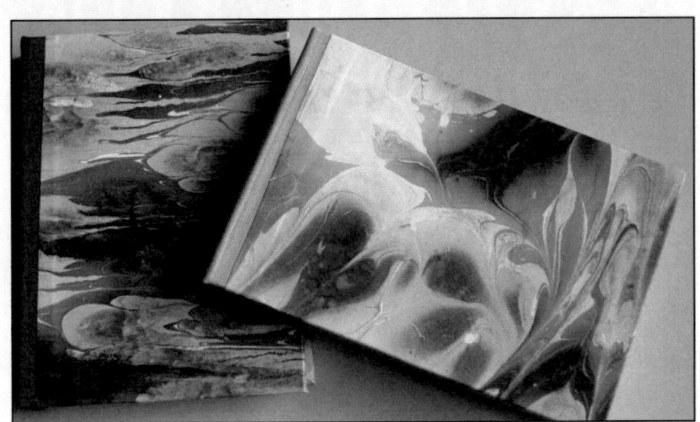

Notizbuch Hochformat

15,4 x 11 x 1 (H x B x T in cm)

Für die Herstellung des Notizbuchs benötigen Sie folgende Materialien und Werkzeuge:

Material

- ❒ Buchbinderleim
- ❒ Buckram oder Durabel
- ❒ Buntpapier
- ❒ Efalin oder Elefantenhaut
- ❒ Graupappe
- ❒ Hartwachs
- ❒ Notizblock DIN A6 (geleimt), ca. 1 cm stark
- ❒ Tonpapier
- ❒ Zeitungspapier

Werkzeuge

- ❒ Baumwolllappen
- ❒ Bleistift
- ❒ Cutter
- ❒ Falzbein
- ❒ Leimpinsel
- ❒ Lineal oder Geodreieck
- ❒ Pappschneidemaschine oder Cutter
- ❒ Schere
- ❒ Schneideunterlage
- ❒ Spindelpresse oder 2 Bretter und Schraubzwingen / Folie
- ❒ Stahllineal

ARBEITSANLEITUNG NOTIZBUCH HOCHFORMAT 15.4 x 11 x 1 (H x B x T in cm)

1. Vor dem Zuschneiden die Laufrichtung der Graupappe bestimmen

Um die Laufrichtung der Graupappe zu bestimmen, führen Sie die sogenannte **„Biegeprobe"** durch. Ausführliche Erläuterungen zur Vorgehensweise finden Sie auf S. 104.

Markieren Sie die Laufrichtung mit einem Doppelpfeil auf der Graupappe.

Bei einem Bezugspapier in der Größe DIN A4 (die Laufrichtung entspricht der langen Seite des Papiers) muss die Vorder- und Rückwand des Notizbuches folgende Laufrichtung (Abb. 1) haben:

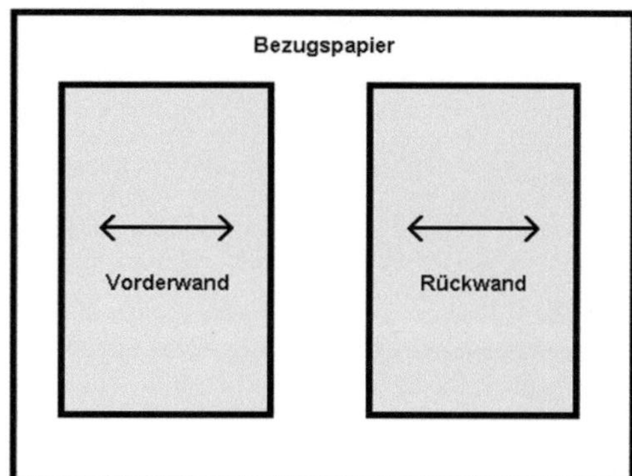

Abb. 1

2. Graupappe zuschneiden

Die Graupappe entsprechend der Laufrichtung mit der Pappschneidemaschine oder dem Cutter zuschneiden.

Material	Stück	Länge	Breite	Stärke	Bezeichnung
Graupappe	2	15,4 cm	11 cm	2 mm	Vorder- und Rückwand

3. Buckram anzeichnen und zuschneiden

Auf die Rückseite des Buckrams* mit dem Geodreieck die Maße für das Scharnier mit Bleistift anzeichnen. Der Zuschnitt kann mit Cutter oder Schere erfolgen. Beim Zuschnitt mit dem Cutter eine Schneideunterlage und ein Stahllineal verwenden.

Material	Stück	Länge	Breite	Bezeichnung
Buckram oder Durabel	1	18,4 cm	5 cm	Scharnier außen
Buckram oder Durabel	1	15,1 cm	5 cm	Scharnier innen

1 Zur besseren Verständlichkeit wird ausschließlich Buckram genannt.

4. Bezugspapier anzeichnen und zuschneiden

Auf der Rückseite Ihres Papiers die Maße für das Bezugspapier anzeichnen. Der Zuschnitt kann mit Schere oder Cutter erfolgen.

Material	Stück	Länge	Breite	Bezeichnung
Buntpapier, Efalin oder Elefantenhaut	2	18,4 cm	11,9 cm	Bezugspapier Vorder- u. Rückwand

5. Laufrichtung des Bezugspapiers für den Spiegel bestimmen

Bei Papier kann man die Laufrichtung mit der **„Fingernagelprobe"** oder mit der **„Reißprobe"** bestimmen. Ausführliche Erläuterungen zur Vorgehensweise finden Sie auf S. 105.

6. Spiegel anzeichnen und zuschneiden

Unter Berücksichtigung der Laufrichtung die Maße des Spiegels auf dem gewählten Papier anzeichnen und ausschneiden.

Material	Stück	Länge	Breite	Bezeichnung
Elefantenhaut oder Efalin	1	15 cm	10,2 cm	Spiegel (hier: Innenseite der Vorderwand)

7. Tonpapierstreifen zuschneiden

Die Laufrichtung muss nicht beachtet werden.

Material	Stück	Länge	Breite	Bezeichnung
Tonpapier (Reststück)	1	15,4 cm	2 cm	Rückenverstärkung

8. Graupappen mit Buckram verbinden

Den längeren Buckramstreifen mit der Rückseite nach oben legen.

Im Abstand von 1,5 cm vom oberen Rand eine Hilfslinie ziehen. **Unterhalb** dieser Hilfslinie den Buckramstreifen einleimen. Ein Stahllineal oberhalb dieser Hilfslinie anlegen. Dieses dient als Anlagehilfe für die Graupappen.

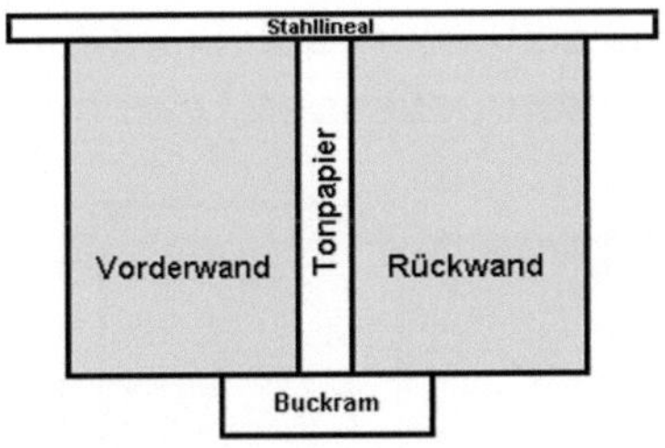

Tonpapierstreifen mittig auf den Buckramstreifen legen und die Pappteile zu beiden Seiten platzieren (Abb. 2).

Abb. 2

Das Stahllineal entfernen und die Fläche **oberhalb** der Hilfslinie einleimen.
Beide Überstände straff nach innen einschlagen.

Den kürzeren Buckramstreifen einleimen und im Abstand von 2 mm zum oberen Rand auf den längeren Buckramstreifen aufleimen.

Mit dem Falzbein oder Baumwolllappen alle Leimflächen fest andrücken und mehrmals durch die Fugen des entstandenen Scharniers fahren.

9. Bezugspapier einleimen

Im Abstand von 6 mm zur Scharnierrille mit dem Falzbein Markierungspunkte setzen.

Das Bezugspapier auf eine wesentlich größere Unterlage legen und vollständig einleimen. Dabei mit der linken Hand das Bezugspapier festhalten und von der Mitte aus strahlenförmig über den Rand hinaus einleimen (Abb. 3).

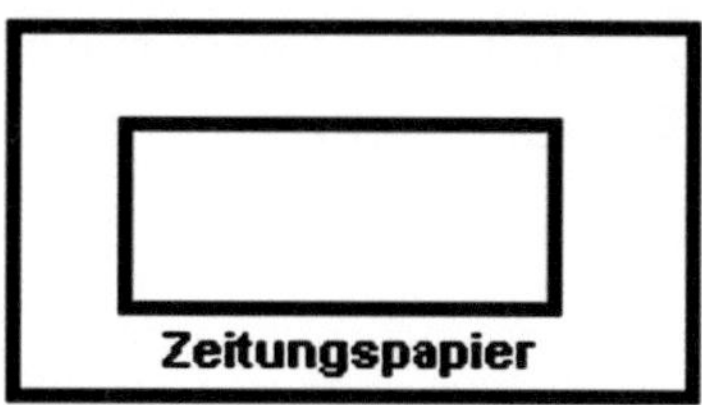

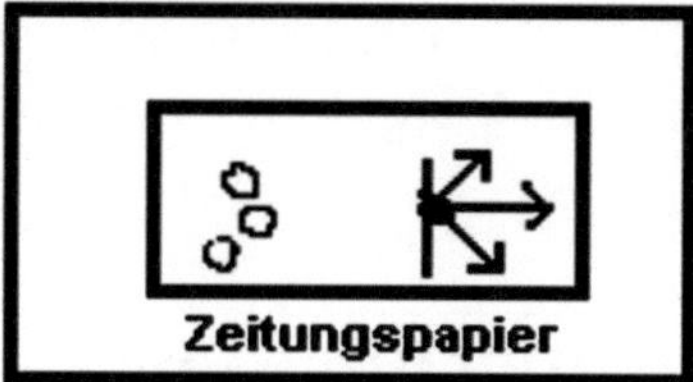

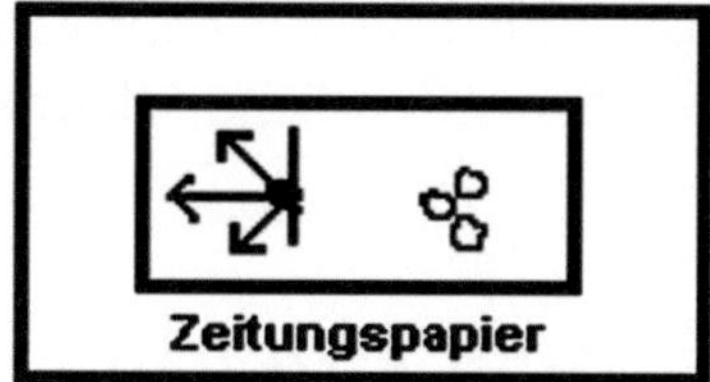

Abb. 3

Das Bezugspapier mit der Unterlage über die Tischkante hinausziehen. An einer Ecke abheben und von der Unterlage wegziehen. Die Unterlage sofort beseitigen, damit keine Leimflecken entstehen.

Das Bezugspapier entlang der Markierungspunkte anlegen. Dabei auf einen gleichmäßigen Überstand achten. Das Papier mit dem Baumwolllappen fest andrücken.

10. Ecken bilden

Das Werkstück umdrehen. Ecken schräg abschneiden. Dabei muss zur Pappecke ein Abstand von 2-3 mm stehen bleiben (Abb. 4). Falls der Leim schon angetrocknet ist, Seiten noch einmal neu einleimen.

Zuerst die zwei sich gegenüberliegenden Seiten straff um die Pappkante ziehen und zuerst andrücken (Abb. 5).

Die überstehenden Ecken (siehe Pfeile) mit der Spitze des Falzbeins andrücken.

Die seitlichen Überstände umlegen und andrücken (Abb. 6).
Hervorquellenden Leim mit einem feuchten Baumwolllappen abwischen.

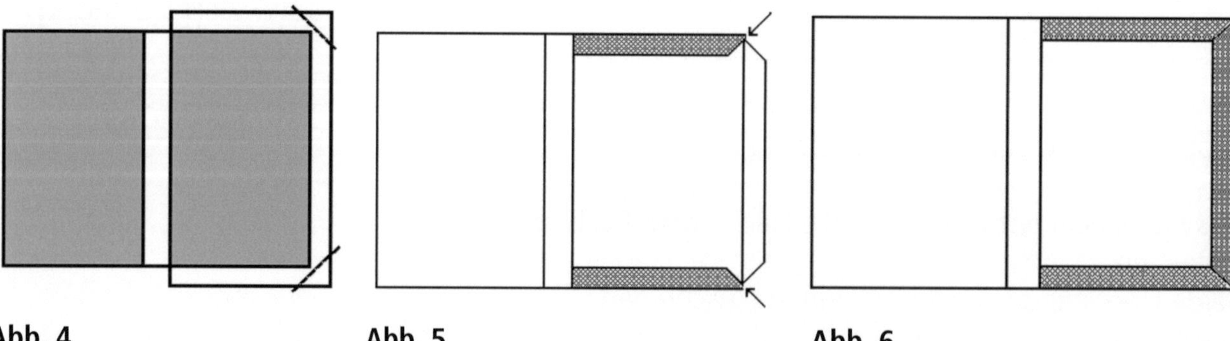

Abb. 4 **Abb. 5** **Abb. 6**

11. Spiegel einleimen

Vor dem Leimen die Vorderseite des Notizbuchs bestimmen und die Passgenauigkeit* des Spiegels prüfen. Spiegel einleimen und im Abstand von 2 mm zu den 3 Außenkanten aufleimen.

12. Notizblock aufleimen

Notizblock einleimen und auf die Innenseite der Rückwand des Notizbuchs aufleimen.

13. Notizbuch pressen

Die Innen- und Außenflächen mit Folie abdecken. Einige Stunden pressen.

14. Bezugspapier wachsen

Mit einem Tuch gleichmäßig Wachs auf Vorder- und Rückwand des Notizbuchs auftragen. Ca. 10 Minuten einwirken lassen. Mit einem sauberen Tuch polieren.

* Papier dehnt sich durch das Einleimen. Der Spiegel soll zum Außenrand einen Abstand von 2 mm haben. Evtl. kürzen.

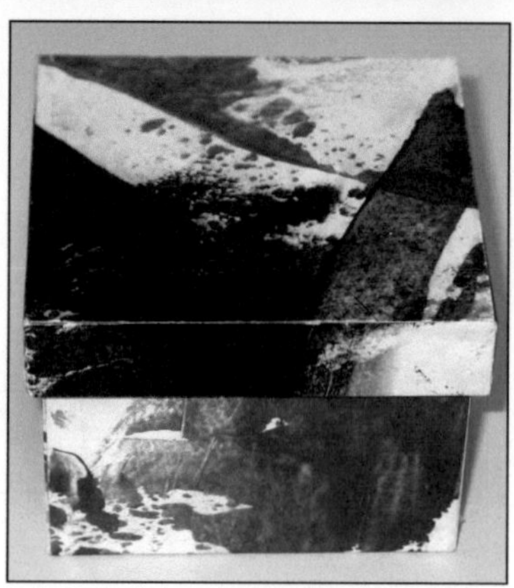

Quadratischer Karton

18 x 18 x 6 (L x B x H in cm)

Für die Herstellung des quadratischen Kartons benötigen Sie folgende Materialien und Werkzeuge:

Material

- ❐ Buchbinderleim
- ❐ Buntpapier
- ❐ Efalin oder Elefantenhaut
- ❐ Graupappe ca. 50 cm x 30 cm
- ❐ Hartwachs
- ❐ Zeitungspapier

Werkzeuge

- ❐ Baumwolllappen
- ❐ Bleistift
- ❐ Cutter
- ❐ Falzbein
- ❐ Leimpinsel
- ❐ Lineal oder Geodreieck
- ❐ Pappschneidemaschine oder Cutter
- ❐ Schere
- ❐ Schneideunterlage
- ❐ Stahllineal

ARBEITSANLEITUNG QUADRATISCHER KARTON 18 x 18 x 6 (L x B x H in cm)

1. Vor dem Zuschneiden die Laufrichtung der Graupappe bestimmen

Um die Laufrichtung der Graupappe zu bestimmen, führen Sie die sogenannte **„Biegeprobe"** durch. Ausführliche Erläuterungen zur Vorgehensweise finden Sie auf S. 104.

Markieren Sie die Laufrichtung mit einem Doppelpfeil auf der Graupappe.

2. Graupappe zuschneiden

Vorschläge für die Laufrichtung eines Kartons oder eines Deckels (Abb. 1).

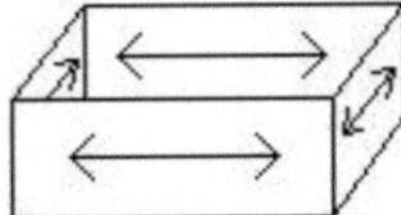
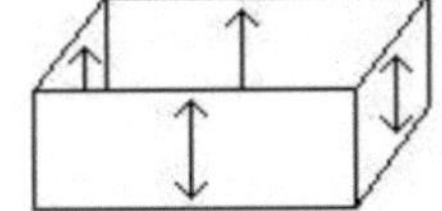

Abb. 1

Laufrichtung der Graupappe bestimmen, kennzeichnen und mit der Pappschneidemaschine oder dem Cutter zuschneiden.

Karton

Material	Stück	Länge	Breite	Stärke	Bezeichnung
Graupappe	1	18,0 cm	18 cm	2 mm	Grundplatte
Graupappe	2	18,0 cm	6 cm	2 mm	Seitenteile lang
Graupappe	2	17,6 cm	6 cm	2 mm	Seitenteile kurz

Deckel

Material	Stück	Länge	Breite	Stärke	Bezeichnung
Graupappe	1	18,5 cm	18,5 cm	2 mm	Grundplatte
Graupappe	2	18,9 cm	4,0 cm	2 mm	Seitenteile lang
Graupappe	2	18,5 cm	4,0 cm	2 mm	Seitenteile kurz

3. Karton und Deckel zusammenleimen

Bei einem Karton gilt die Grundregel: Die Seitenteile werden **auf** die Grundplatte geleimt.
Bei einem Deckel gilt die Grundregel: Die Seitenteile werden **an** die Grundplatte geleimt.

Karton
Die unteren Kanten der längeren Seitenteile mit Leim bestreichen und auf die Grundplatte leimen. Anschließend drei Kanten der kurzen Seitenteile mit Leim bestreichen und einsetzen.

Einen Stahlwinkel als Stütze benutzen.

Deckel
Die Kanten der Grundplatte mit Leim bestreichen. Die langen Seitenteile andrücken. Anschließend die rechte und die linke Kante der kurzen Seitenteile mit Leim bestreichen und einsetzen. Leim trocknen lassen.
Wenn die Kanten des Kartons und des Deckels nicht bündig geklebt sind, können sie mit Schleifpapier bearbeitet werden.

4. Kanten des Kartons und des Deckels verstärken

Zur Verstärkung der Kanten ca. 3 cm breite gerissene Zeitungspapierstreifen aufleimen (Abb. 2). Die Ecken bleiben frei.

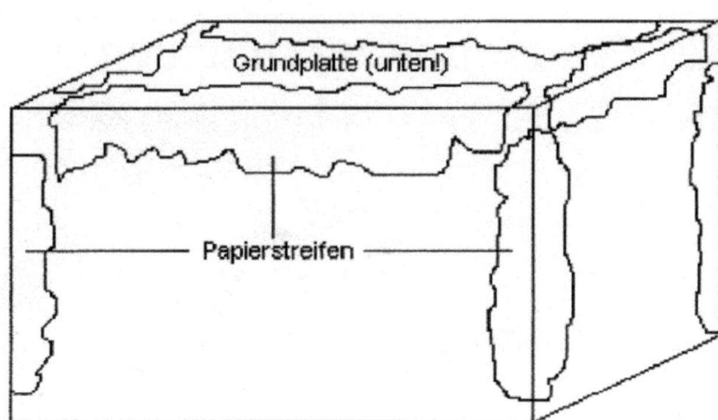

Abb. 2

5. Laufrichtung des Bezugspapiers bestimmen

Bei Papier kann man die Laufrichtung mit der **„Fingernagelprobe"** oder mit der **„Reißprobe"** bestimmen. Ausführliche Erläuterungen zur Vorgehensweise finden Sie auf S. 105.

6. Bezugspapier anzeichnen und zuschneiden

Unter Berücksichtigung der Laufrichtung auf der Rückseite des Bezugspapiers die Maße anzeichnen. Der Zuschnitt kann mit Schere oder Cutter erfolgen.

Karton – Bezugspapier außen

Material	Stück	Länge	Breite	Bezeichnung
Buntpapier, Efalin oder Elefantenhaut	1	17,6 cm	17,6 cm	Grundplatte
Buntpapier, Efalin oder Elefantenhaut	2	21,0 cm	9,0 cm	Seitenteile lang
Buntpapier, Efalin oder Elefantenhaut	2	18,0 cm	9,0 cm	Seitenteile kurz

Karton – Bezugspapier innen

Material	Stück	Länge	Breite	Bezeichnung
Efalin oder Elefantenhaut	1	17,2 cm	17,2 cm	Grundplatte
Efalin oder Elefantenhaut	2	20,6 cm	7,3 cm	Seitenteile lang
Efalin oder Elefantenhaut	2	17,2 cm	7,3 cm	Seitenteile kurz

Deckel – Bezugspapier außen

Material	Stück	Länge	Breite	Bezeichnung
Buntpapier, Efalin oder Elefantenhaut	1	18,5 cm	18,5 cm	Grundplatte
Buntpapier, Efalin oder Elefantenhaut	2	21,9 cm	7,0 cm	Seitenteile lang
Buntpapier, Efalin oder Elefantenhaut	2	18,5 cm	7,0 cm	Seitenteile kurz

Deckel – Bezugspapier innen

Material	Stück	Länge	Breite	Bezeichnung
Efalin oder Elefantenhaut	1	18 cm	18,0 cm	Grundplatte
Efalin oder Elefantenhaut	2	20 cm	4,8 cm	Seitenteile lang
Efalin oder Elefantenhaut	2	18 cm	4,8 cm	Seitenteile kurz

7. Bezugspapier für den Karton und den Deckel aufleimen

Das Bezugspapier auf eine wesentlich größere Unterlage legen und einleimen. Dabei mit der linken Hand das Bezugspapier festhalten und von der Mitte aus strahlenförmig über den Rand hinaus einleimen (Abb. 3).

Das Bezugspapier mit der Unterlage über die Tischkante hinausziehen, an einer Ecke abheben und von der Unterlage wegziehen. Die Unterlage sofort beseitigen, damit keine Leimflecken entstehen.

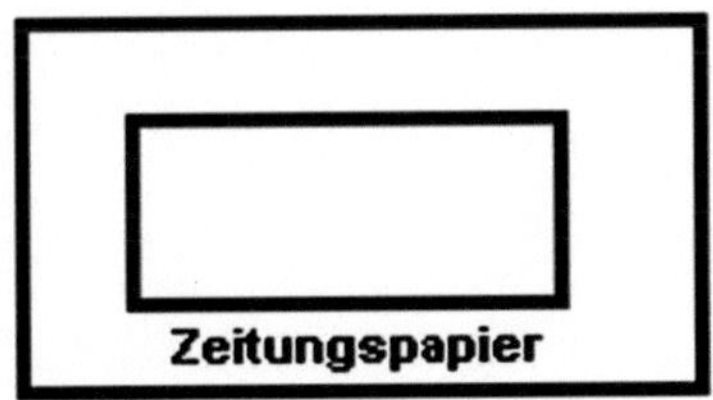

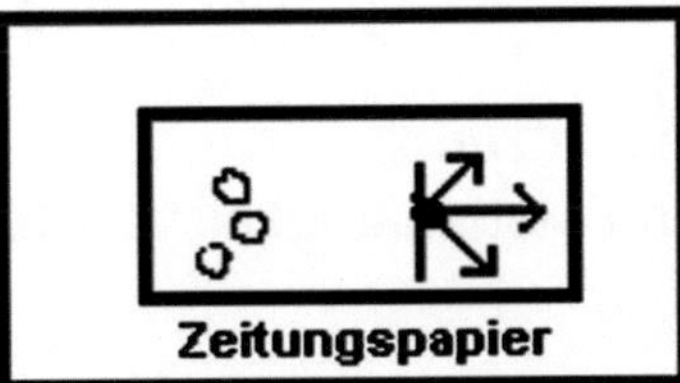

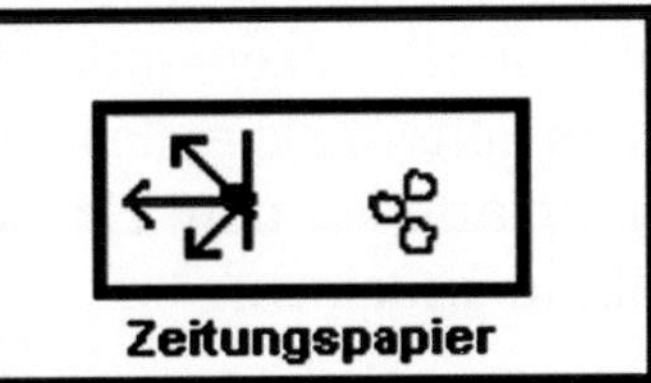

Abb. 3

Reihenfolge des Aufleimens:
1. Seitenteile lang
2. Seitenteile kurz
3. Grundplatte

Die längeren Seitenteile aufleimen. Dabei auf einen gleichen Überstand zu allen Seiten achten. Das Papier mit einem Baumwolllappen fest andrücken. Ecken außen bilden.

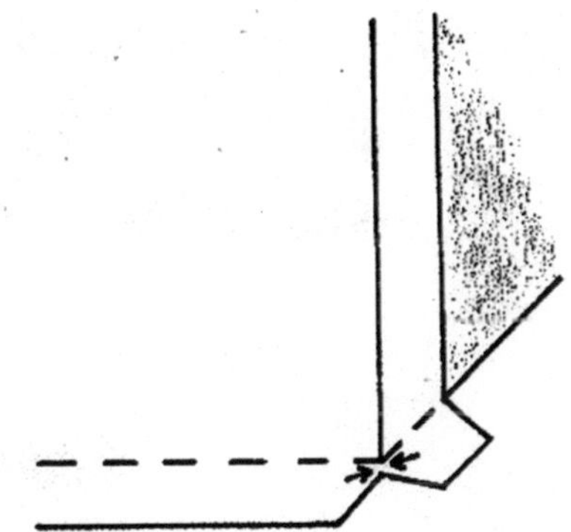

Abb. 4

Untere Ecken beim Außenbezug (Abb. 4):
Einen Winkel von ca. 90° ausschneiden, dessen Spitze auf die Pappecke zeigt, aber ca. 2 mm von ihr entfernt ist.
Die beiden kurzen Zugaben anleimen. Dann die Überstände straff über die Pappkante ziehen und anleimen.

Obere Ecken beim Außenbezug (Abb. 5):
Rechts und links von der Ecke einen senkrechten Schnitt bis zur Pappkante ausführen. Der Abstand zwischen den beiden senkrechten Einschnitten beträgt ca. 4 mm.
Den mittleren Überstand nach innen umschlagen und mit dem Falzbein andrücken. Dann die seitlichen Überstände nach innen umschlagen und anleimen.

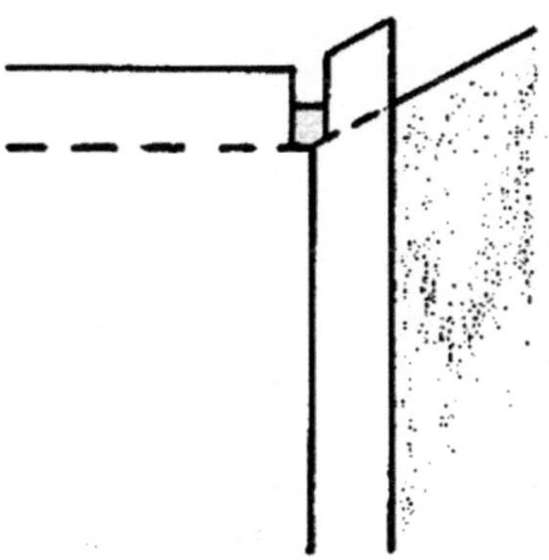

Abb. 5

Anschließend die kurzen Seitenteile aufleimen. Dabei oben und unten auf einen gleichen Überstand achten. Überstände über die Pappkante ziehen und anleimen. Grundplatte aufleimen.

8. Bezugspapier innen falzen

Vor dem Einleimen die Bezugspapiere falzen.
Karton: Lange Seitenteile: 1,5 cm Abstand zu 3 Seiten; kurze Seitenteile: 1,5 cm Abstand zur unteren Seite
Deckel: Lange Seitenteile: 1 cm Abstand zu 3 Seiten; kurze Seitenteile: 1 cm Abstand zur unteren Seite

9. Ecken innen bilden

Bei den langen Seitenteilen die unteren Ecken des Bezugspapiers in einem Winkel von 90° ausschneiden (Abb. 6).

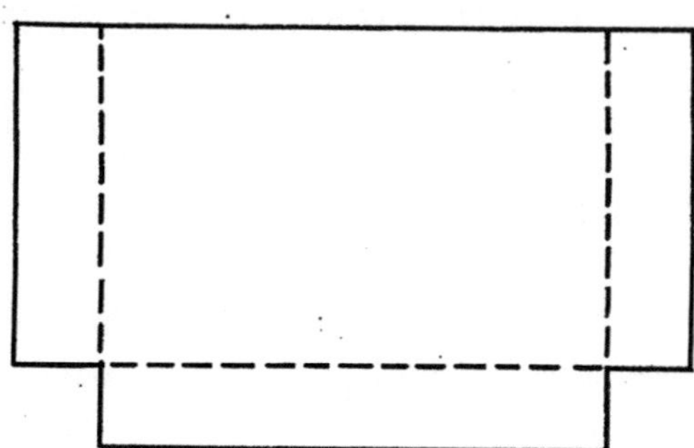

Abb. 6

10. Bezugspapier innen aufleimen

Die langen Seitenteile einleimen und einsetzen. Mit dem Falzbein die Ecken andrücken.
Die kurzen Seitenteile einleimen und einsetzen.
Die Grundplatte vor dem Einleimen auf Passgenauigkeit* prüfen.
Grundplatte aufleimen.

11. Bezugspapier wachsen

Mit einem Tuch gleichmäßig Wachs auf alle Außenseiten des Kartons auftragen. Ca. 10-15 Minuten einwirken lassen. Mit einem sauberen Tuch polieren.

* Papier dehnt sich durch das Einleimen. Der Abstand zu den Kanten soll 0,2 cm betragen. Evtl. kürzen!

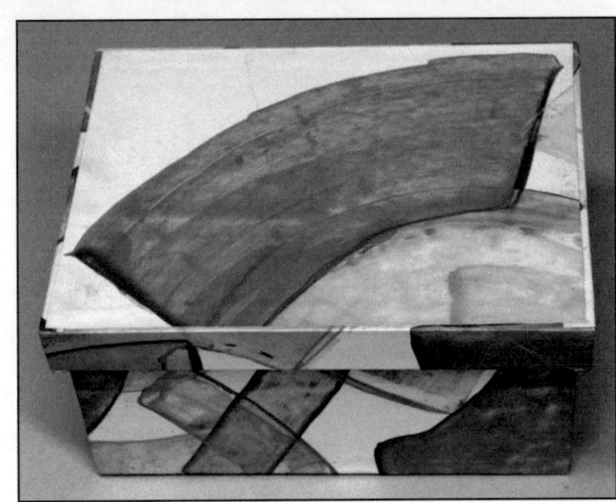

Rechteckiger Karton

17 x 13 x 8 (L x B x H in cm)

Für die Herstellung des rechteckigen Kartons benötigen Sie folgende Materialien und Werkzeuge:

Material

- ❐ Buchbinderleim
- ❐ Buntpapier
- ❐ Efalin oder Elefantenhaut ca. 50 cm x 70 cm
- ❐ Graupappe 2 mm
- ❐ Hartwachs
- ❐ Schleifpapier P 220
- ❐ Zeitungspapier

Werkzeuge

- ❐ Baumwolllappen
- ❐ Bleistift
- ❐ Cutter
- ❐ Falzbein
- ❐ Leimpinsel
- ❐ Lineal oder Geodreieck
- ❐ Pappschneidemaschine oder Cutter
- ❐ Schere
- ❐ Schleifklotz
- ❐ Schneideunterlage
- ❐ Stahllineal

ARBEITSANLEITUNG RECHTECKIGER KARTON 17 x 13 x 8 (L x B x H in cm)

1. Vor dem Zuschneiden die Laufrichtung der Graupappe bestimmen

Um die Laufrichtung der Graupappe zu bestimmen, führen Sie die sogenannte **„Biegeprobe"** durch. Ausführliche Erläuterungen zur Vorgehensweise finden Sie auf S. 104.

Markieren Sie die Laufrichtung mit einem Doppelpfeil auf der Graupappe.

2. Graupappe zuschneiden

Vorschläge für die Laufrichtung eines Kartons oder eines Deckels (Abb. 1).

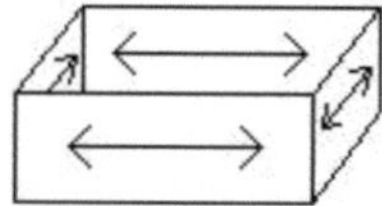
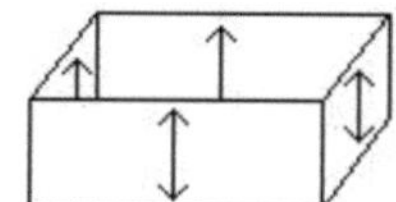

Abb. 1

Laufrichtung der Graupappe bestimmen, kennzeichnen und mit der Pappschneidemaschine oder dem Cutter zuschneiden.

Karton

Material	**Stück**	**Länge**	**Breite**	**Stärke**	**Bezeichnung**
Graupappe	1	17,0 cm	13 cm	2 mm	Grundplatte
Graupappe	2	17,0 cm	8 cm	2 mm	Seitenteile lang
Graupappe	2	12,6 cm	8 cm	2 mm	Seitenteile kurz

Deckel

Material	Stück	Länge	Breite	Stärke	Bezeichnung
Graupappe	1	17,5 cm	13,5 cm	2 mm	Grundplatte
Graupappe	2	17,9 cm	2,0 cm	2 mm	Seitenteile lang
Graupappe	2	13,5 cm	2,0 cm	2 mm	Seitenteile kurz

3. Karton und Deckel zusammenleimen

Bei einem **Karton** gilt die Grundregel: Die Seitenteile werden **auf** die Grundplatte geleimt.
Bei einem **Deckel** gilt die Grundregel: Die Seitenteile werden **an** die Grundplatte geleimt.

Karton

Die unteren Kanten der längeren Seitenteile mit Leim bestreichen und auf die Grundplatte leimen. Anschließend drei Kanten der kurzen Seitenteile mit Leim bestreichen und einsetzen.

Einen Stahlwinkel als Stütze benutzen.

ARBEITSANLEITUNG RECHTECKIGER KARTON

Deckel

Die Kanten der Grundplatte mit Leim bestreichen. Die langen Seitenteile andrücken. Anschließend die rechte und die linke Kante der kurzen Seitenteile mit Leim bestreichen und einsetzen. Leim trocknen lassen.

Wenn die Kanten des Kartons und des Deckels nicht bündig geklebt sind, können sie mit Schleifpapier bearbeitet werden.

4. Kanten des Kartons und des Deckels verstärken

Zur Verstärkung der Kanten ca. 3 cm breite gerissene Zeitungspapierstreifen aufleimen (Abb. 2). Die Ecken bleiben frei.

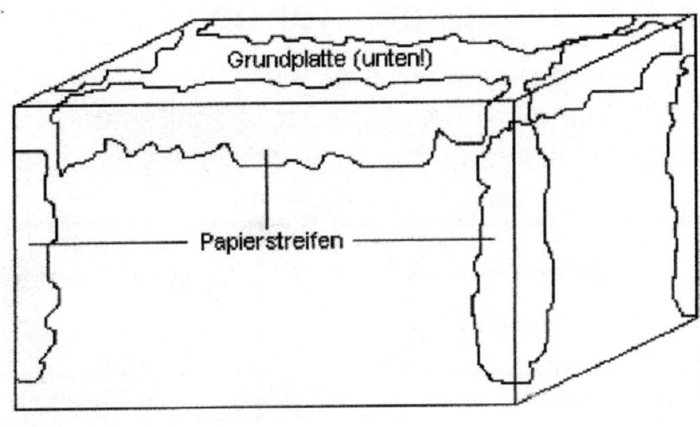

Abb. 2

5. Laufrichtung des Bezugspapiers bestimmen

Bei Papier kann man die Laufrichtung mit der **„Fingernagelprobe"** oder mit der **„Reißprobe"** bestimmen. Ausführliche Erläuterungen zur Vorgehensweise finden Sie auf S. 105.

6. Bezugspapier anzeichnen und zuschneiden

Unter Berücksichtigung der Laufrichtung auf der Rückseite des Bezugspapiers die Maße anzeichnen. Der Zuschnitt kann mit Schere oder Cutter erfolgen.

Karton – Bezugspapier außen

Material	Stück	Länge	Breite	Bezeichnung
Buntpapier oder Efalin oder Elefantenhaut	1	16,6 cm	12,6 cm	Grundplatte
Buntpapier oder Efalin oder Elefantenhaut	2	20,0 cm	11,0 cm	Seitenteile lang
Buntpapier oder Efalin oder Elefantenhaut	2	12,6 cm	11,0 cm	Seitenteile kurz

Karton – Bezugspapier innen

Material	Stück	Länge	Breite	Bezeichnung
Efalin oder Elefantenhaut	1	16,2 cm	12,2 cm	Grundplatte
Efalin oder Elefantenhaut	2	19,6 cm	9,3 cm	Seitenteile lang
Efalin oder Elefantenhaut	2	12,2 cm	9,3 cm	Seitenteile kurz

Deckel – Bezugspapier außen

Material	Stück	Länge	Breite	Bezeichnung
Buntpapier oder Efalin oder Elefantenhaut	1	17,5 cm	13,5 cm	Grundplatte
Buntpapier oder Efalin oder Elefantenhaut	2	20,9 cm	5,0 cm	Seitenteile lang
Buntpapier oder Efalin oder Elefantenhaut	2	13,5 cm	5,0 cm	Seitenteile kurz

Deckel – Bezugspapier innen

Material	Stück	Länge	Breite	Bezeichnung
Efalin oder Elefantenhaut	1	17,0 cm	13,0 cm	Grundplatte
Efalin oder Elefantenhaut	2	19,0 cm	2,8 cm	Seitenteile lang
Efalin oder Elefantenhaut	2	13,0 cm	2,8 cm	Seitenteile kurz

7. Bezugspapier für den Karton und den Deckel aufleimen

Das Bezugspapier auf eine wesentlich größere Unterlage legen und einleimen. Dabei mit der linken Hand das Bezugspapier festhalten und von der Mitte aus strahlenförmig über den Rand hinaus einleimen (Abb. 3).

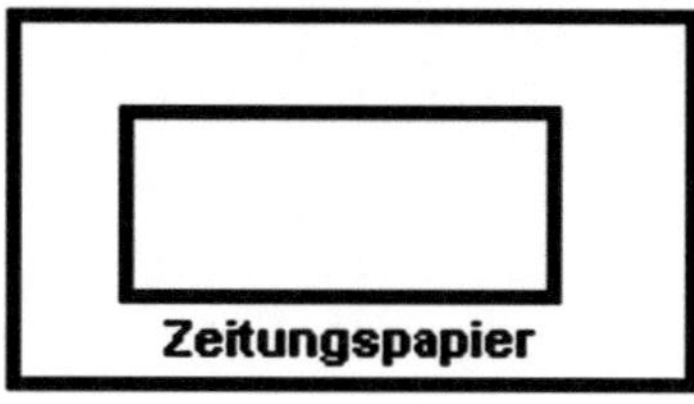

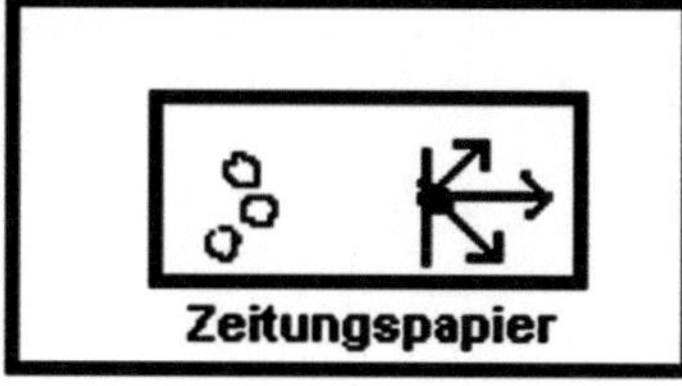

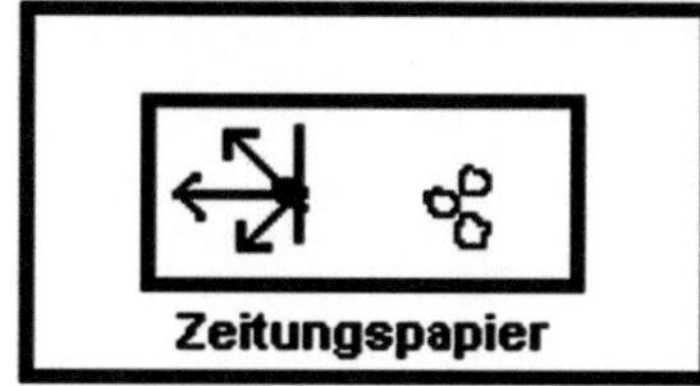

Abb. 3

Das Bezugspapier mit der Unterlage über die Tischkante ziehen. An einer Ecke abheben und von der Unterlage wegziehen. Die Unterlage sofort beseitigen, damit keine Leimflecken entstehen.

Reihenfolge des Aufleimens:

1. Seitenteile lang
2. Seitenteile kurz
3. Grundplatte

Die längeren Seitenteile aufleimen. Dabei auf einen gleichen Überstand zu allen Seiten achten. Das Papier mit einem Baumwolllappen fest andrücken. Ecken außen bilden.

Untere Ecken beim Außenbezug (Abb. 4):
Einen Winkel von ca. 95° ausschneiden, dessen Spitze auf die Pappecke zeigt, aber ca. 2 mm von ihr entfernt ist.
Die beiden kurzen Zugaben anleimen. Dann die Überstände straff über die Pappkante ziehen und anleimen.

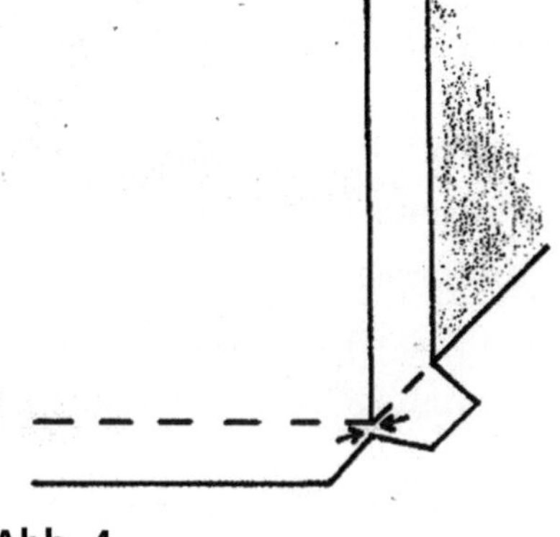

Abb. 4

Obere Ecken beim Außenbezug (Abb. 5):
Rechts und links von der Ecke einen senkrechten Schnitt bis zur Pappkante ausführen. Der Abstand zwischen den beiden senkrechten Einschnitten beträgt ca. 4 mm.
Den mittleren Überstand nach innen umschlagen und mit dem Falzbein andrücken. Dann die seitlichen Überstände nach innen umschlagen und anleimen.

Anschließend die kurzen Seitenteile aufleimen. Dabei oben und unten auf einen gleichen Überstand achten. Überstände über die Pappkante ziehen und anleimen. Grundplatte aufleimen.

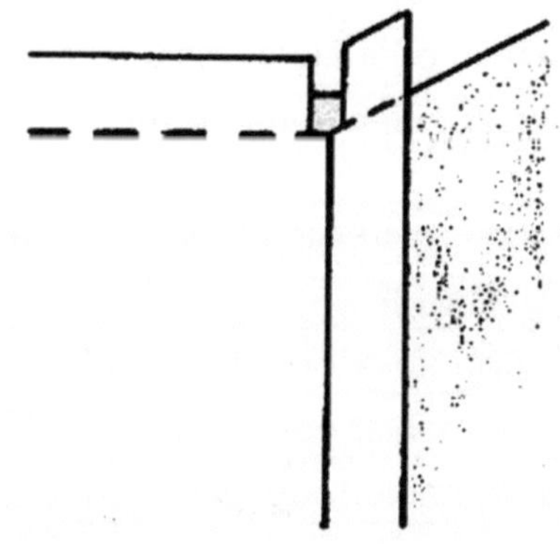

Abb. 5

8. Bezugspapier innen falzen

Vor dem Einleimen die Bezugspapiere falzen.
Karton: Lange Seitenteile: 1,5 cm Abstand zu 3 Seiten; kurze Seitenteile: 1,5 cm Abstand zur unteren Seite
Deckel: Lange Seitenteile: 1 cm Abstand zu 3 Seiten; kurze Seitenteile: 1 cm Abstand zur unteren Seite

9. Ecken innen bilden

Bei den langen Seitenteilen die unteren Ecken des Bezugspapiers in einem Winkel von 90° ausschneiden (Abb. 6).

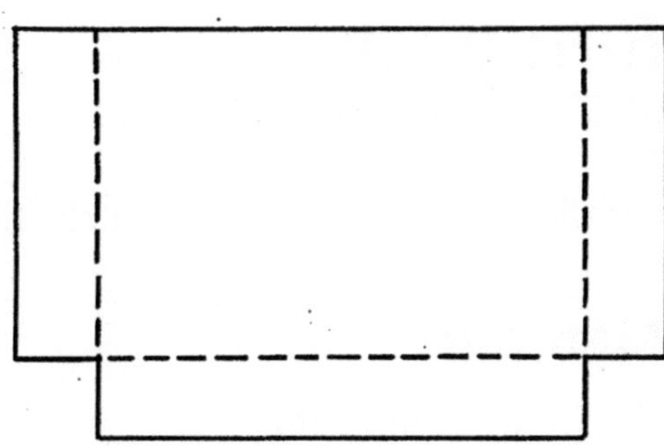

Abb. 6

10. Bezugspapier innen aufleimen

Die langen Seiten einleimen und einsetzen. Mit dem Falzbein die Ecken andrücken.
Die kurzen Seitenteile einleimen und einsetzen.
Die Grundplatte vor dem Einleimen auf Passgenauigkeit* prüfen.
Grundplatte aufleimen.

11. Bezugspapier wachsen

Mit einem Tuch gleichmäßig Wachs auf alle Außenseiten des Kartons auftragen. Ca. 10-15 Minuten einwirken lassen. Mit einem sauberen Tuch polieren.

* Papier dehnt sich durch das Einleimen. Der Abstand zu den Kanten soll 0,2 cm betragen. Evtl. kürzen!

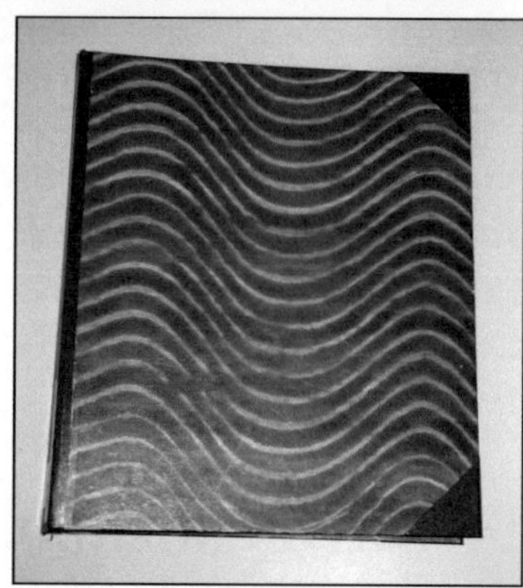

Ringbuch

31,5 x 26 x 4 (H x B x T in cm)

Für die Herstellung des Ringbuchs benötigen Sie folgende Materialien und Werkzeuge:

Material

- ❒ Buchbinderleim
- ❒ Buckram oder Durabel
- ❒ Buntpapier
- ❒ Efalin oder Elefantenhaut
- ❒ Graupappe
- ❒ Hartwachs
- ❒ Ringbuchmechanik / Tippklemmer
- ❒ Ösen; Nieten
- ❒ Zeitungspapier

Werkzeuge

- ❒ Baumwolllappen
- ❒ Bleistift
- ❒ Cutter
- ❒ Falzbein
- ❒ Hammer
- ❒ Leimpinsel
- ❒ Lineal oder Geodreieck
- ❒ Locheisen
- ❒ Pappschneidemaschine oder Cutter
- ❒ Schere
- ❒ Schneideunterlage
- ❒ Spindelpresse oder 2 Bretter und Schraubzwingen / Folie
- ❒ Stahllineal

ARBEITSANLEITUNG RINGBUCH 31,5 x 26 x 4 (H x B x T in cm)

1. Vor dem Zuschneiden die Laufrichtung der Graupappe bestimmen

Um die Laufrichtung der Graupappe zu bestimmen, führen Sie die sogenannte **„Biegeprobe"** durch. Ausführliche Erläuterungen zur Vorgehensweise finden Sie auf S. 104.

Markieren Sie die Laufrichtung mit einem Doppelpfeil auf der Graupappe.

2. Graupappe zuschneiden

Laufrichtung der Graupappe bestimmen, kennzeichnen und mit der Pappschneidemaschine oder dem Cutter zuschneiden.

Material	Stück	Länge	Breite	Stärke	Bezeichnung
Graupappe	2	31,5 cm	26,0 cm	2 mm	Vorder- und Rückwand
Graupappe	1	31,5 cm	4,0 cm	2 mm	Rücken

3. Buckram anzeichnen und zuschneiden

Auf die Rückseite des Buckrams* die Maße für den Rücken mit dem Geodreieck anzeichnen. Der Zuschnitt kann mit Cutter oder Schere erfolgen. Beim Zuschnitt mit dem Cutter eine Schneideunterlage und ein Stahllineal verwenden.

Material	Stück	Länge	Breite	Bezeichnung
Buckram oder Durabel	1	34,5 cm	8 cm	Scharnier außen
Buckram oder Durabel	1	31,1 cm	8 cm	Scharnier innen

4. Laufrichtung des Bezugspapiers und des Spiegels bestimmen

Bei Papier kann man die Laufrichtung mit der **„Fingernagelprobe"** oder mit der **„Reißprobe"** bestimmen. Ausführliche Erläuterungen zur Vorgehensweise finden Sie auf S. 105.

5. Bezugspapier anzeichnen und zuschneiden

Unter Berücksichtigung der Laufrichtung der Graupappe die Maße für das Bezugspapier auf die Rückseite des gewählten Papiers anzeichnen und zuschneiden. Der Zuschnitt kann mit Schere oder Cutter erfolgen.

Material	Stück	Länge	Breite	Bezeichnung
Buntpapier, Efalin oder Elefantenhaut	2	34,5 cm	26,9 cm	Vorder- u. Rückwand

---

* Zur besseren Verständlichkeit wird ausschließlich Buckram genannt.

6. Spiegel anzeichnen und zuschneiden

Unter Berücksichtigung der Laufrichtung der Graupappe die Maße des Spiegels auf dem gewählten Papier anzeichnen und ausschneiden.

Material	Stück	Länge	Breite	Bezeichnung
Elefantenhaut oder Efalin	2	31,1 cm	25,2 cm	Spiegel

7. Graupappen mit Buckram verbinden

Den längeren Buckramstreifen mit der Rückseite nach oben legen.
Im Abstand von 1,5 cm vom oberen Rand eine Hilfslinie ziehen. **Unterhalb** dieser Hilfslinie den Buckramstreifen einleimen. Ein Stahllineal oberhalb dieser Hilfslinie anlegen. Dieses dient als Anlagehilfe für die Graupappen.

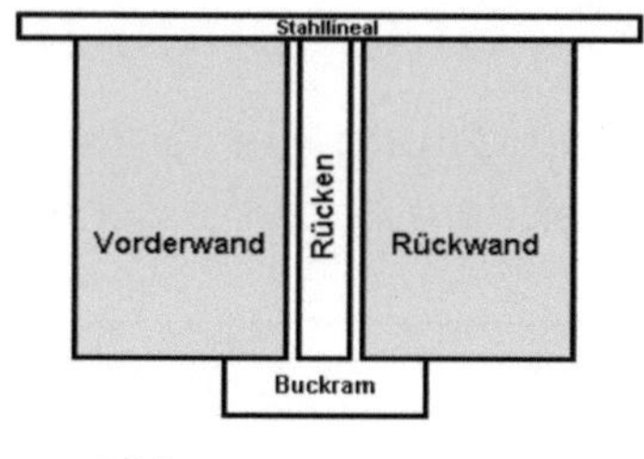

Abb. 1

Rücken mittig auflegen und die Vorder- und Rückwand im Abstand von 4 mm zu beiden Seiten platzieren (Abb. 1).

Das Stahllineal entfernen und die Fläche oberhalb der Hilfslinie einleimen.
Beide Überstände straff nach innen einschlagen.
Den kürzeren Buckramstreifen einleimen und im Abstand von 2 mm zum oberen Rand auf den längeren Buckramstreifen aufleimen.
Mit dem Falzbein oder Baumwolllappen alle Leimflächen fest andrücken und mehrmals durch die Fugen des entstandenen Scharniers fahren.

8. Bezugspapier einleimen

Im Abstand von 6 mm zur Scharnierrille mit dem Falzbein Markierungspunkte setzen.

Das Bezugspapier auf eine wesentlich größere Unterlage legen und einleimen. Dabei mit der linken Hand das Bezugspapier festhalten und von der Mitte aus strahlenförmig über den Rand hinaus einleimen (Abb. 2).

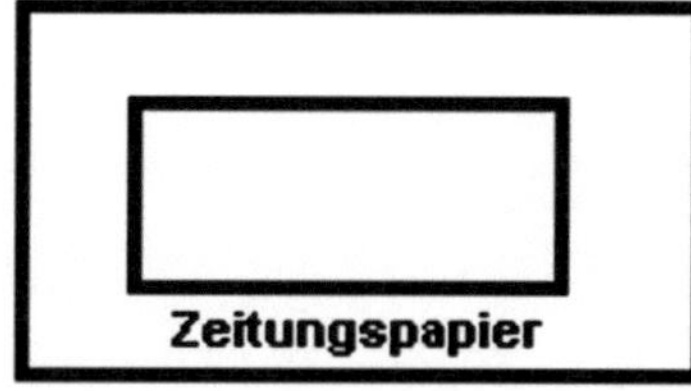

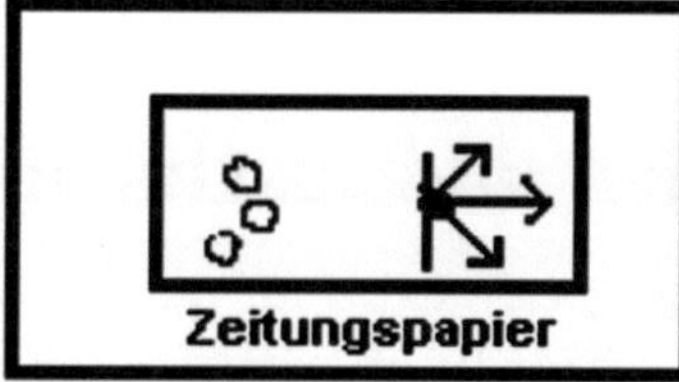

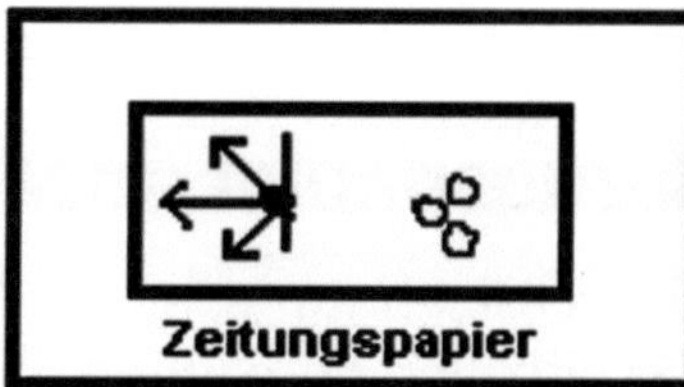

Abb. 2

Das Bezugspapier mit der Unterlage über die Tischkante hinausziehen. An einer Ecke abheben und von der Unterlage wegziehen. Die Unterlage sofort beseitigen, damit keine Leimflecken entstehen.

Das Bezugspapier entlang der Markierungspunkte anlegen. Dabei auf einen gleichmäßigen Überstand achten. Das Papier mit dem Baumwolllappen fest andrücken.

9. Ecken bilden

Das Werkstück umdrehen. Ecken schräg abschneiden. Dabei muss zur Pappecke ein Abstand von 2-3 mm stehen bleiben (Abb. 3). Falls der Leim schon angetrocknet ist, Seiten neu einleimen.

Zuerst die zwei sich gegenüberliegenden Seiten straff um die Pappkante ziehen und andrücken (Abb. 4).

Die überstehenden Ecken (s. Pfeil) mit der Spitze des Falzbeins andrücken.

Den seitlichen Überstand umlegen und andrücken (Abb. 5).
Hervorquellenden Leim mit einem feuchten Baumwolllappen entfernen.

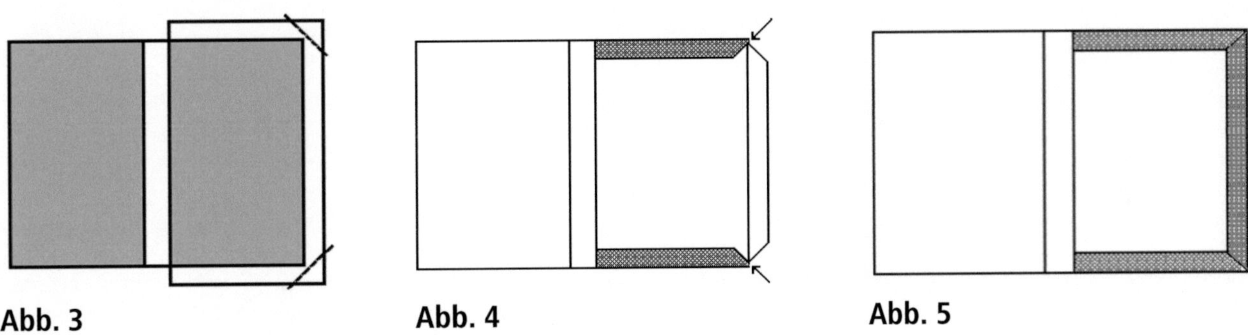

Abb. 3 **Abb. 4** **Abb. 5**

10. Schutzecken ausschneiden und aufleimen

Auf die Rückseite des Buckramstreifens die unten stehenden Maße aufzeichnen (Abb. 6) und ausschneiden.

Material	Stück	Länge	Breite	Bezeichnung
Buckram oder Durabel	1	45,5 cm	3,5 cm	Schutzecken

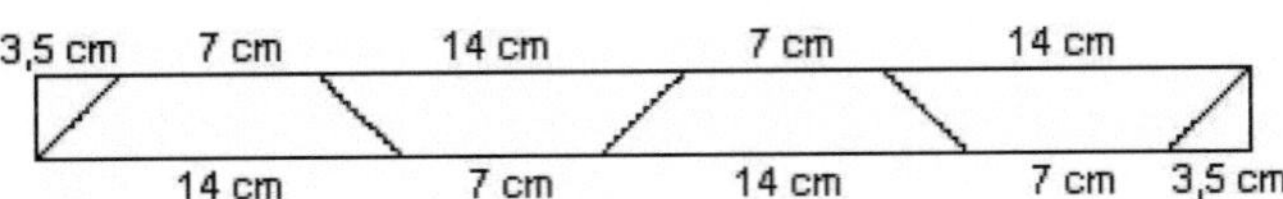

Abb. 6

Die Schutzecken wie abgebildet aufleimen (Abb. 7).

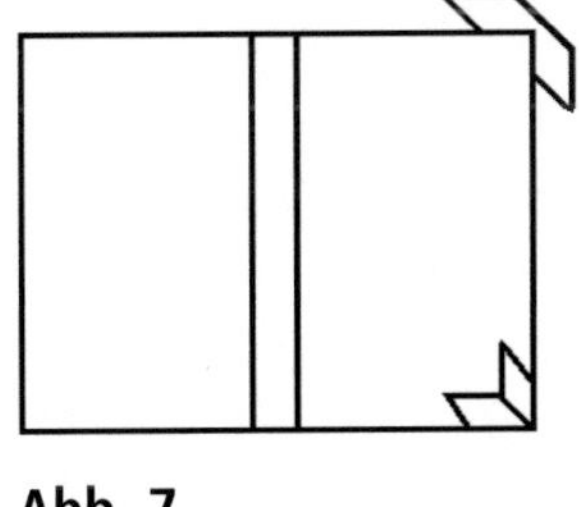

Abb. 7

11. Spiegel einleimen

Vor dem Leimen die Passgenauigkeit* der Spiegel prüfen. Die Spiegel einleimen und im Abstand von 2 mm zu den 3 Außenkanten aufleimen.

12. Ringbuch pressen

Die Innen- und Außenflächen mit Folie abdecken. Nicht einschlagen! Einige Stunden pressen.

---

* Papier dehnt sich durch das Einleimen. Der Spiegel soll zum Außenrand einen Abstand von 2 mm haben. Evtl. kürzen.

13. Bezugspapier wachsen

Mit einem Tuch gleichmäßig Wachs auf Vorder- und Rückwand des Ringbuchs auftragen. Ca. 10-15 Minuten einwirken lassen. Mit einem sauberen Tuch polieren.

14. Ringbuchmechanik anbringen

Die Löcher für die Ringbuchmechanik markieren. Mit dem Locheisen Löcher schlagen. Ringbuchmechanik anbringen.

Ringbuchmechanik	1
Nieten	2

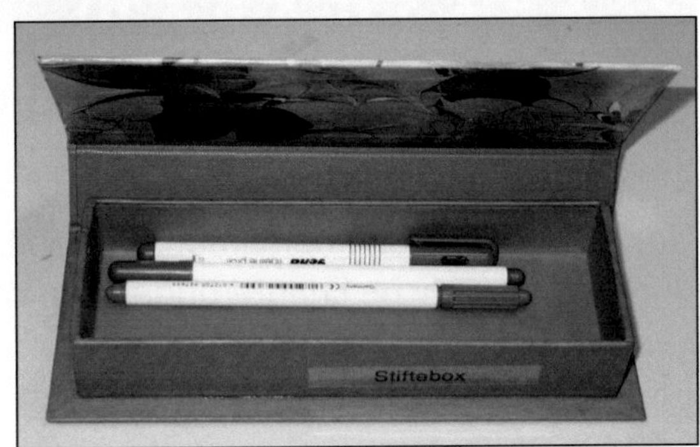

Stiftebox

22 x 9 x 3 (L x B x H in cm)

Für die Herstellung der Stiftebox benötigen Sie folgende Materialien und Werkzeuge:

Material

- ❐ Buchbinderleim
- ❐ Buckram oder Durabel
- ❐ Buntpapier
- ❐ Efalin oder Elefantenhaut
- ❐ Graupappe
- ❐ Hartwachs
- ❐ Zeitungspapier

Werkzeuge

- ❐ Baumwolllappen
- ❐ Bleistift
- ❐ Cutter
- ❐ Falzbein
- ❐ Leimpinsel
- ❐ Lineal oder Geodreieck
- ❐ Pappschneidemaschine oder Cutter
- ❐ Schere
- ❐ Schneideunterlage
- ❐ Spindelpresse oder 2 Bretter und Schraubzwingen / Folie
- ❐ Stahllineal/Stahlwinkel

ARBEITSANLEITUNG STIFTEBOX 22 X 9 X 3 (L X B X H)

1. Vor dem Zuschneiden die Laufrichtung der Graupappe bestimmen

Um die Laufrichtung der Graupappe zu bestimmen, führen Sie die sogenannte **„Biegeprobe"** durch. Ausführliche Erläuterungen zur Vorgehensweise finden Sie auf S. 104.

Markieren Sie die Laufrichtung mit einem Doppelpfeil auf der Graupappe.

2. Graupappe zuschneiden

Laufrichtung der Graupappe bestimmen, kennzeichnen und mit der Pappschneidemaschine oder dem Cutter zuschneiden

Hülle

Material	Stück	Stärke	Länge	Breite	Bezeichnung
Graupappe	2	2 mm	22 cm	9 cm	Vorder- und Rückwand
Graupappe	1	2 mm	22 cm	3 cm	Rücken

Box
Vorschläge für die Laufrichtung der Box (Abb. 1).

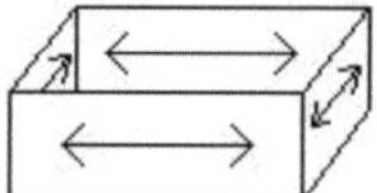
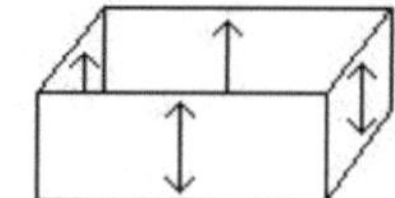

Abb. 1

Box

Material	Stück	Stärke	Länge	Breite	Bezeichnung
Graupappe	1	2 mm	20,0 cm	7,0 cm	Grundplatte
Graupappe	2	2 mm	20,0 cm	2,7 cm	Seitenteile lang
Graupappe	2	2 mm	6,6 cm	2,7 cm	Seitenteile kurz

3. Buckram anzeichnen und zuschneiden

Auf die Rückseite des Buckrams* die Maße des Scharniers mit dem Geodreieck anzeichnen. Der Zuschnitt kann mit Cutter oder Schere erfolgen. Beim Zuschnitt mit dem Cutter eine Schneideunterlage und ein Stahllineal verwenden.

Material	Stück	Länge	Breite	Bezeichnung
Buckram oder Durabel	1	25,0 cm	7 cm	Scharnier außen
Buckram oder Durabel	1	21,6 cm	7 cm	Scharnier innen

* Zur besseren Verständlichkeit wird ausschließlich Buckram genannt.

4. Laufrichtung des Bezugspapiers bestimmen

Bei Papier kann man die Laufrichtung mit der **„Fingernagelprobe"** oder mit der **„Reißprobe"** bestimmen. Ausführliche Erläuterungen zur Vorgehensweise finden Sie auf S. 105.

5. Bezugspapier für die Hülle anzeichnen und zuschneiden

Unter Berücksichtigung der Laufrichtung der Graupappe die Maße für das Bezugspapier auf der Rückseite des gewählten Papiers anzeichnen und zuschneiden. Der Zuschnitt kann mit Schere oder Cutter erfolgen.

Hülle

Material	Stück	Länge	Breite	Bezeichnung
Buntpapier, Efalin oder Elefantenhaut	2	25 cm	9,9 cm	Vorder- und Rückwand

6. Spiegel anzeichnen und zuschneiden

Unter Berücksichtigung der Laufrichtung die Maße des Spiegels auf dem gewählten Papier anzeichnen und ausschneiden.

Material	Stück	Länge	Breite	Bezeichnung
Elefantenhaut oder Efalin	2	21,6 cm	8,2 cm	Spiegel

7. Graupappen mit Buckram verbinden

Den längeren Buckramstreifen mit der Rückseite nach oben legen.

Im Abstand von 1,5 cm vom oberen Rand eine Hilfslinie ziehen. **Unterhalb** dieser Hilfslinie den Buckramstreifen einleimen. Ein Stahllineal oberhalb dieser Hilfslinie anlegen. Dieses dient als Anlagehilfe für die Graupappen.

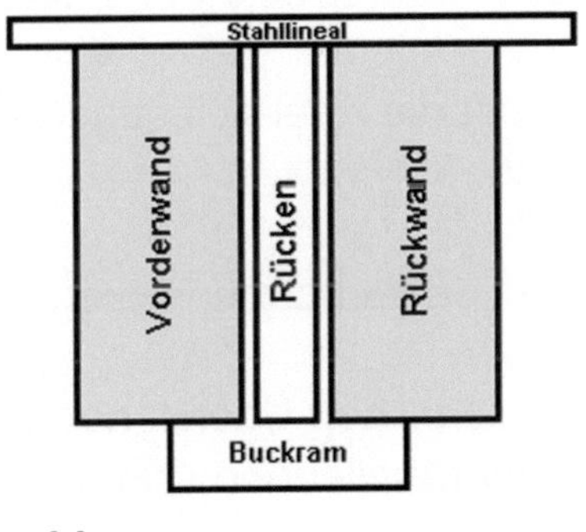

Abb. 2

Rücken mittig auflegen und die Vorder- und Rückwand im Abstand von 5 mm zu beiden Seiten platzieren (Abb. 2).

Das Stahllineal entfernen und die Fläche oberhalb der Hilfslinie einleimen.
Beide Überstände straff nach innen einschlagen.

Den kürzeren Buckramstreifen einleimen und im Abstand von 2 mm zum oberen Rand auf den längeren Buckramstreifen aufleimen.
Mit dem Falzbein oder Baumwolllappen alle Leimflächen fest andrücken und mehrmals durch die Fugen des entstandenen Scharniers fahren.

8. Bezugspapier aufleimen

Im Abstand von 6 mm zur Scharnierrille mit dem Falzbein Markierungspunkte setzen.

Das Bezugspapier auf eine wesentlich größere Unterlage legen und einleimen. Dabei mit der linken Hand das Bezugspapier festhalten und von der Mitte aus strahlenförmig über den Rand hinaus einleimen (Abb. 3).

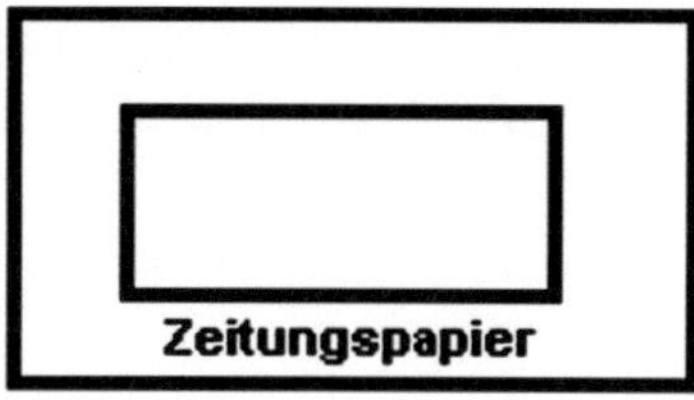

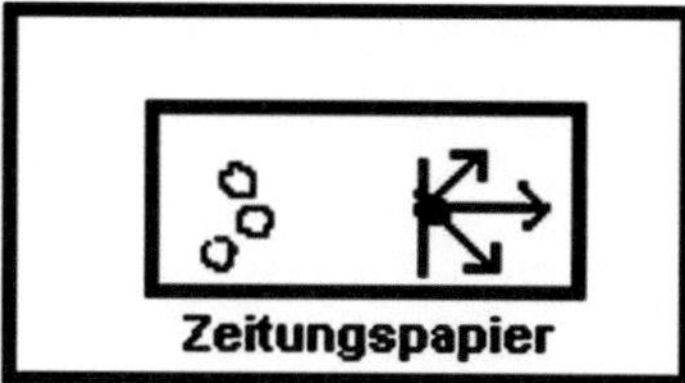

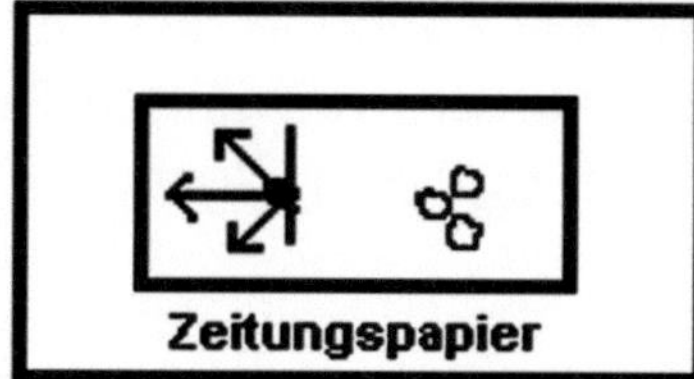

Abb. 3

Das Bezugspapier mit der Unterlage über die Tischkante hinausziehen. An einer Ecke abheben und von der Unterlage wegziehen. Die Unterlage sofort beseitigen, damit keine Leimflecken entstehen.

Das Bezugspapier entlang der Markierungspunkte anlegen. Dabei auf einen gleichmäßigen Überstand achten. Das Papier mit dem Baumwolllappen fest andrücken.

9. Ecken bilden

Das Werkstück umdrehen. Ecken schräg abschneiden.
Dabei muss zur Pappecke ein Abstand von 2-3 mm stehen bleiben (Abb. 4). Falls der Leim schon angetrocknet ist, Seiten neu einleimen.

Zuerst die zwei sich gegenüberliegenden Seiten straff um die Pappkante ziehen und andrücken (Abb. 5).

Die überstehenden Ecken (s. Pfeil) mit der Spitze des Falzbeins andrücken.

Die seitlichen Überstände umlegen und andrücken (Abb. 6).
Hervorquellenden Leim mit einem feuchten Baumwolllappen entfernen.

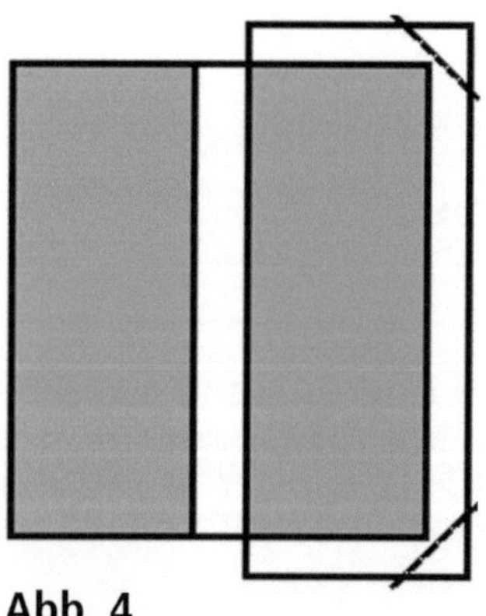

Abb. 4

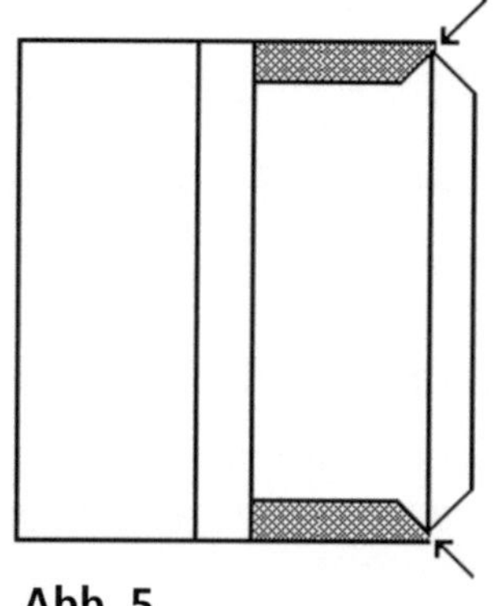

Abb. 5

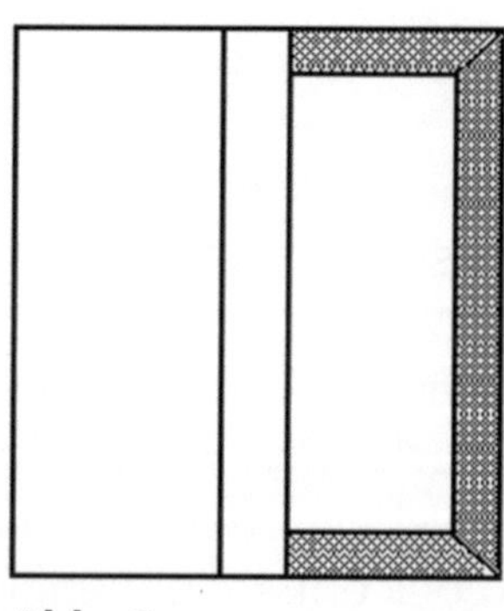

Abb. 6

10. Spiegel einleimen

Vor dem Leimen die Passgenauigkeit* des Spiegels prüfen. Spiegel einleimen und im Abstand von 2 mm zu den 3 Außenkanten aufleimen.

11. Hülle pressen

Die Innen- und Außenflächen mit Folie abdecken. Nicht einschlagen! Einige Stunden pressen.

12. Bezugspapier für die Box anzeichnen und zuschneiden

Unter Berücksichtigung der Laufrichtung der Graupappe die Maße für das Bezugspapier auf der Rückseite des gewählten Papiers anzeichnen und zuschneiden. Der Zuschnitt kann mit Schere oder Cutter erfolgen.

Box – Bezugspapier außen

Material	Stück	Länge	Breite	Bezeichnung
Buntpapier, Efalin oder Elefantenhaut	2	23,0 cm	5,7 cm	Seitenteile lang
Buntpapier, Efalin oder Elefantenhaut	2	6,6 cm	5,7 cm	Seitenteile kurz

Box – Bezugspapier innen

Material	Stück	Länge	Breite	Bezeichnung
Efalin oder Elefantenhaut	1	19,2 cm	6,2 cm	Grundplatte
Buntpapier oder Efalin oder Elefantenhaut	2	22,6 cm	4,0 cm	Seitenteile lang
Buntpapier oder Efalin oder Elefantenhaut	2	6,2 cm	4,0 cm	Seitenteile kurz

13. Box zusammenleimen

Grundregel: Die Seitenteile werden **auf** die Grundplatte geleimt.
Die unteren Kanten der längeren Seitenteile mit Leim bestreichen und auf die Grundplatte leimen. Anschließend drei Kanten der kurzen Seitenteile mit Leim bestreichen und einsetzen. Einen Stahlwinkel als Stütze benutzen.
Leim trocknen lassen.

Wenn die Kanten der Box nicht bündig geklebt sind, können sie mit Schleifpapier bearbeitet werden.

---

* Papier dehnt sich durch das Einleimen. Der Spiegel soll zum Außenrand einen Abstand von 2 mm haben. Evtl. kürzen.

14. Kanten der Box verstärken

Zur Verstärkung der Kanten ca. 3 cm breite, gerissene Zeitungspapierstreifen aufleimen (Abb. 7). Die Ecken bleiben frei.

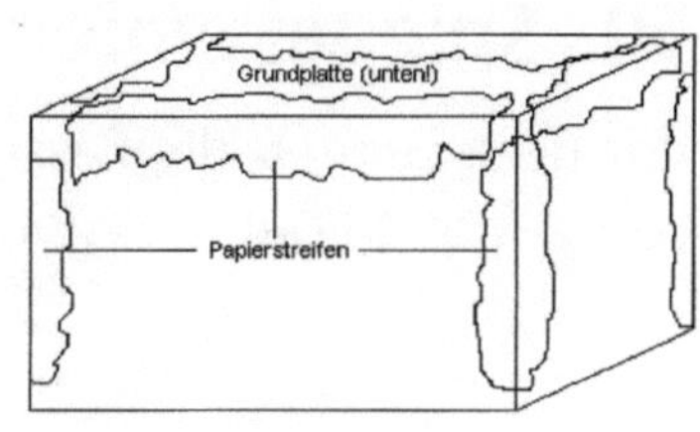

Abb. 7

15. Bezugspapier außen aufleimen

Reihenfolge des Aufleimens:
1. Seitenteile lang
2. Seitenteile kurz

Die längeren Seitenteile aufleimen. Dabei auf einen gleichen Überstand zu allen Seiten achten. Das Papier mit einem Baumwolllappen fest andrücken. Ecken außen bilden.

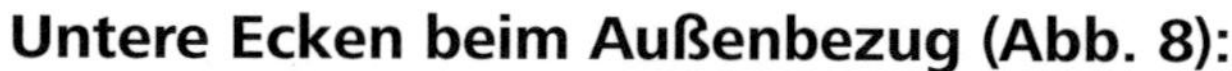

Untere Ecken beim Außenbezug (Abb. 8):
Einen Winkel von ca. 90° ausschneiden, dessen Spitze auf die Pappecke zeigt, aber ca. 2 mm von ihr entfernt ist.
Die beiden kurzen Zugaben anleimen. Dann die Überstände straff über die Pappkante ziehen und anleimen.

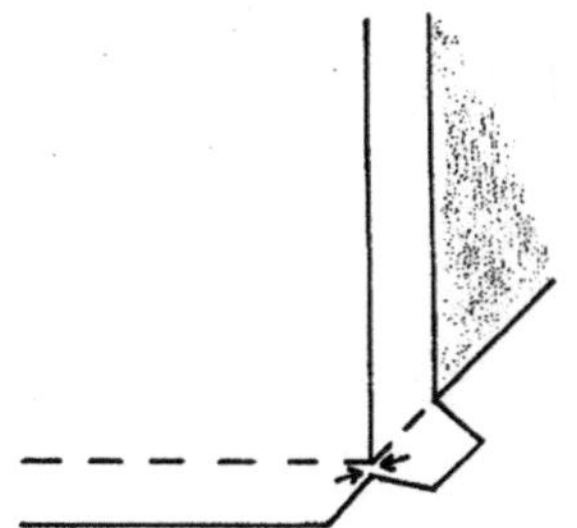

Abb. 8

Obere Ecken beim Außenbezug (Abb. 9):
Rechts und links von der Ecke einen senkrechten Schnitt bis zur Pappkante ausführen. Der Abstand zwischen den beiden senkrechten Einschnitten beträgt ca. 4 mm.
Den mittleren Überstand nach innen umschlagen und mit dem Falzbein andrücken. Dann die seitlichen Überstände nach innen umschlagen und anleimen.

Anschließend die kurzen Seitenteile aufleimen.

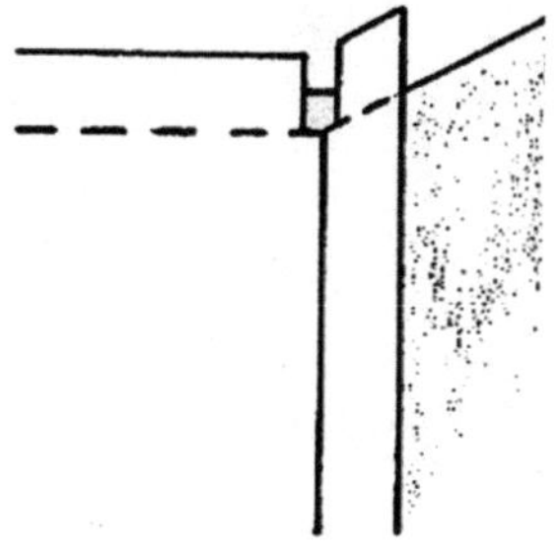

Abb. 9

16. Bezugspapier innen falzen

Vor dem Einleimen die Bezugspapiere falzen.
Karton: Lange Seitenteile: 1,5 cm Abstand zu 3 Seiten; kurze Seitenteile: 1,5 cm Abstand zur unteren Seite
Deckel: Lange Seitenteile: 1 cm Abstand zu 3 Seiten; kurze Seitenteile: 1 cm Abstand zur unteren Seite

17. Ecken innen bilden

Bei den langen Seitenteilen die unteren Ecken des Bezugspapiers in einem Winkel von 90° ausschneiden (Abb. 10).

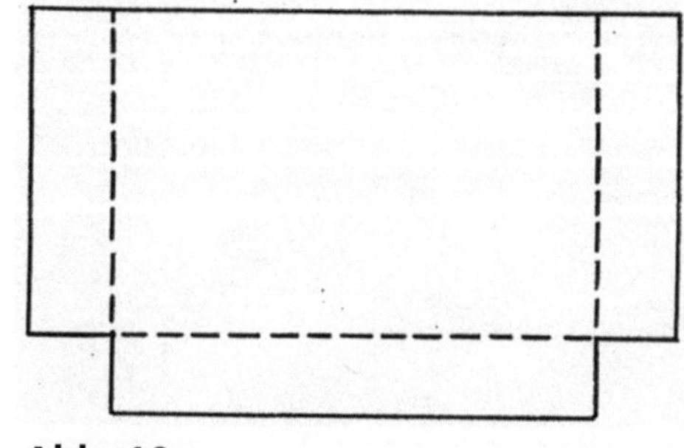

Abb. 10

18. Bezugspapier innen aufleimen

Die langen Seitenteile einleimen und einsetzen. Mit dem Falzbein die Ecken andrücken. Die kurzen Seitenteile einleimen und einsetzen.
Die Grundplatte vor dem Einleimen auf Passgenauigkeit* prüfen.
Grundplatte aufleimen.

19. Box aufleimen

Die Box auf die Rückwand der Hülle aufleimen. Dabei auf einen gleichen Abstand zu den Außenkanten achten.

20. Stiftebox pressen

Stiftebox mit Folie und einem Tuch umwickeln. Mit wenig Druck pressen.

21. Bezugspapier wachsen

Mit einem Tuch gleichmäßig Wachs auf alle Außenseiten des Kartons auftragen. Ca. 10-15 Minuten einwirken lassen. Mit einem sauberen Tuch polieren.

---

* Papier dehnt sich durch das Einleimen. Der Abstand zu den Kanten soll 0,2 cm betragen. Evtl. kürzen!

PAINT

ÜBUNGEN ZU DEM ZEICHENPROGRAMM MICROSOFT® PAINT

Die Bearbeitungsdauer der Übungen 1-16 beträgt durchschnittlich ca. 2,5 Std.

Systemvoraussetzungen: Microsoft® Windows 98/2000/XP/Vista

Einstellungen unter Microsoft® Windows 98:
Auf **Start** zeigen → rechte Maustaste → **Explorer** → **Ansicht** → **Ordneroptionen** → **Registerblatt Ansicht** → **„Kanten der Bildschirmzeichensätze glätten"** deaktivieren

Einstellungen unter Microsoft® Windows 2000:
Auf **Start** klicken → **Einstellungen** → **Systemsteuerung** → **Anzeige** → **Registerblatt Effekte** → **„Bildschirmschriftarten glätten"** deaktivieren

Einstellungen unter Microsoft® Windows XP:
Auf **Start** klicken → **Systemsteuerung** → **Anzeige** → **Registerblatt Darstellung** → **Effekte...** → **„Folgende Methode zum Kantenglätten von Bildschirmschriftarten verwenden:"** deaktivieren

Einstellungen unter **Microsoft® Windows Vista:**
Auf **Start** klicken → **Systemsteuerung** → **Anpassung** → **Fensterfarbe und -darstellung** → **Eigenschaften für klassische Darstellung öffnen, um weitere Optionen anzuzeigen** (es öffnet sich ein Dialogfeld) → **Effekte** → **„Folgende Methode zum Kantenglätten von Bildschirmschriftarten verwenden"** deaktivieren

Für das **Drucken der Karten** wird in diesen Anleitungen Microsoft® Word genutzt.

Installationsanweisung

Die Übungsdateien, die für die Aufgaben zu Microsoft® Paint benötigt werden, finden Sie zum kostenlosen Download auf der Internetseite
http://www.schulz-kirchner.de/filesefach/vita_activa_paint.zip
Benutzername: facharbergo
Passwort: master2204

Laden Sie sich die Übungsdateien herunter. Erstellen Sie einen Ordner mit dem Namen „Paint". Extrahieren Sie die Datei vita_activa_paint.zip in den Ordner Paint.
Erstellen Sie auf dem Desktop einen Ordner mit dem Namen **„Persönliche Ordner"**, darunter legen Sie ein Verzeichnis mit dem **Namen des Klienten** (oder mit einem Namenskürzel) an. Kopieren Sie das Verzeichnis **Paint** in das Verzeichnis mit dem Namen des Klienten.

Voraussetzungen

Zur Durchführung der Übungen sind die folgenden **Grundkenntnisse** im Umgang mit dem Computer hilfreich:

- ❐ Umgang mit der Maus und der Tastatur
- ❐ Öffnen und Speichern von Dateien in Verzeichnissen
- ❐ Ein- und Ausblenden von Symbolleisten
- ❐ Aufrufen der Hilfe-Funktion
- ❐ Umgang mit den Bildlaufleisten
- ❐ Microsoft® Word-Kenntnisse zu Textfeldern und Zeichenformatierung

Inhaltsverzeichnis

ÜBUNGEN ZU DEM ZEICHENPROGRAMM MICROSOFT® PAINT

Mit 16 Übungen können Sie die Funktionen von Microsoft® Paint kennenlernen. In 3 Abschlussaufgaben haben Sie die Möglichkeit, die geübten Funktionen anzuwenden.
Bevor Sie mit den Übungsaufgaben zu Microsoft® Paint beginnen, informieren Sie sich im unteren Schaubild über die Bezeichnungen des **Eröffnungsbildschirms** von Microsoft® Paint.

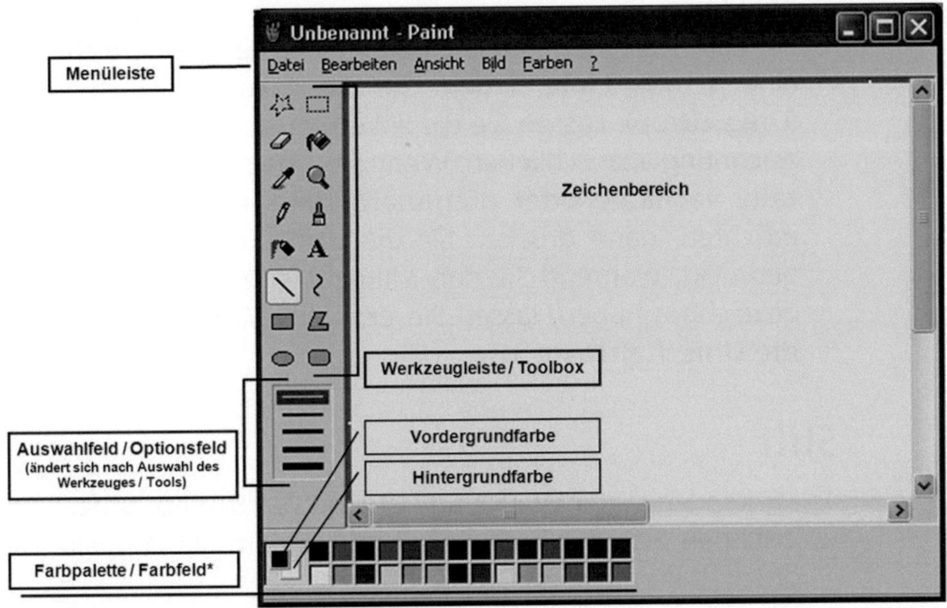

* In Windows Vista ist das Farbfeld links oben über dem Zeichenbereich.

1. Übung 01 öffnen

a) Doppelklick auf **Persönliche Ordner**
b) Doppelklick auf **Ihren Namen**
c) Doppelklick auf das **Verzeichnis Paint**
d) Doppelklick auf **Übung 01**
e) **Speichern Sie die Datei** folgendermaßen:
   Datei anklicken
   Speichern unter ... anklicken
   unter **Dateiname** geben Sie **Übung 01-Ergebnis** ein
f) **Speichern** anklicken
g) Die **Aufgabenstellung** steht auf dem Bildschirm. Zur Bearbeitung der Aufgabe sind die **Arbeitsschritte** zu den Programmfunktionen auf den nachfolgenden Seiten beschrieben. Dabei sind jeder Übung die entsprechenden Arbeitsschritte zugeordnet.

2. Übung 02 öffnen

a) **Datei** anklicken
b) **Öffnen** anklicken
c) Doppelklick auf **Übung 02**
d) **Änderungen an Übung 01-Ergebnis.bmp speichern? Ja** anklicken
e) Für die **Übungen 02-16** gehen Sie vor, wie ab **Punkt 1. e)** beschrieben.

3. Paint beenden

a) **Datei** anklicken
b) **Beenden** anklicken

Wichtig!
Nur die letzten **3 Arbeitsschritte** (10 Arbeitsschritte in **Windows Vista**) können rückgängig gemacht werden. Um einen Arbeitsschritt rückgängig zu machen, klicken Sie auf **Bearbeiten** und dann auf **Rückgängig.**

ZU ÜBUNG 01

Linien

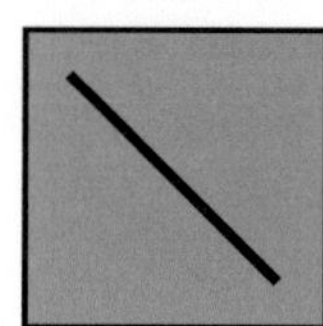

1. Klicken Sie in der Werkzeugleiste mit der linken Maustaste auf das Symbol **Linien.**
2. Bewegen Sie den Mauszeiger in den Zeichenbereich und ziehen Sie eine gerade **Linie,** indem Sie die linke Maustaste gedrückt halten (Drag&Drop). Lassen Sie die linke Maustaste wieder los, um die Linienzeichnung abzuschließen. Wenn Sie eine präzise ausgerichtete **horizontale, vertikale oder diagonale Linie im Winkel von 45°** zeichnen möchten, dann drücken Sie die **UMSCHALTTASTE** und halten diese gedrückt, während Sie den Mauszeiger ziehen. Nachdem Sie die Linie gezeichnet haben, lassen Sie **erst die Maustaste** und **anschließend die Umschalttaste** los.

Stift

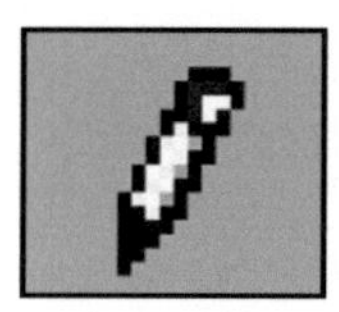

1. Klicken Sie in der Werkzeugleiste auf das Symbol **Stift.**
2. Zeichnen Sie eine **formfreie Linie,** indem Sie die linke Maustaste gedrückt halten (Drag&Drop).

Nach Bearbeitung der Übung 01 öffnen Sie die Übung 02:
siehe vorherige Seite unter Punkt 2.

ZU ÜBUNG 02

Linienstärke

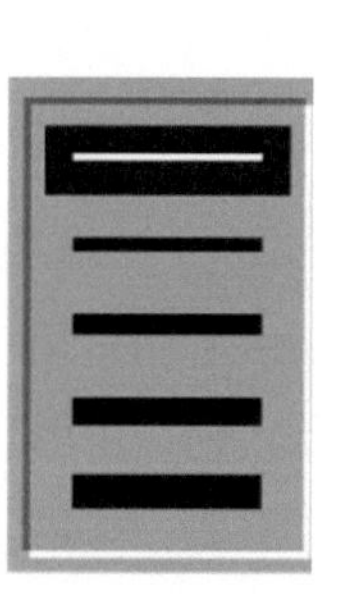

Klicken Sie auf **Linien** und dann im unteren **Auswahlfeld** auf eine **Linienstärke,** um die Stärke der Linie festzulegen.

Linienfarbe

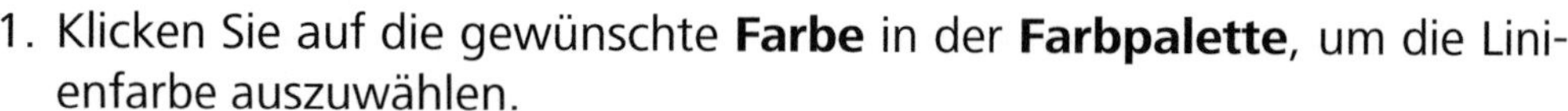

1. Klicken Sie auf die gewünschte **Farbe** in der **Farbpalette**, um die Linienfarbe auszuwählen.
   Drücken Sie die **linke** Maustaste, um die **Vordergrundfarbe** zu verändern.
   Drücken Sie die **rechte** Maustaste, um die **Hintergrundfarbe** zu verändern.

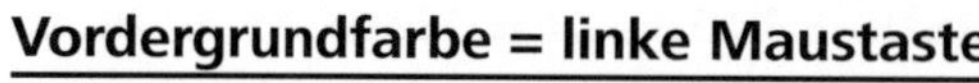

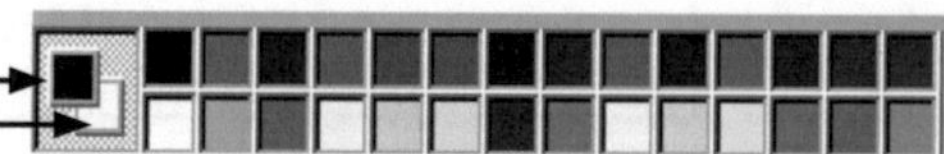

2. Verwenden Sie die **linke** Maustaste, um mit der **Vordergrundfarbe** zu zeichnen.
   Verwenden Sie die **rechte** Maustaste, um die **Hintergrundfarbe** anzuwenden.

ZU ÜBUNG 03

Auswahl deckend oder transparent

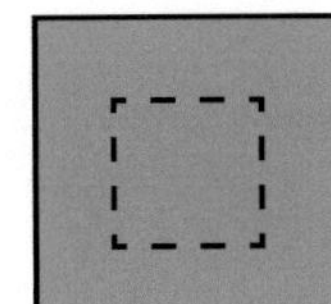

1. Klicken Sie auf **Auswahl.**
   Ziehen Sie durch Drag&Drop mit der linken Maustaste den Mauszeiger **diagonal** von links oben nach rechts unten um das Objekt herum, um den **Bereich zu definieren.**
2. Wählen Sie für den Hintergrund des Objektes **deckend** oder **transparent** aus.

   Deckend: Klicken Sie im **Auswahlfeld** auf um den Bereich als **deckend** festzulegen. Der gewählte Bereich wird mit der aktuellen Hintergrundfarbe ausgefüllt.

   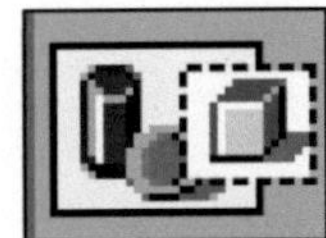

   Transparent: Klicken Sie im **Auswahlfeld** auf um den Bereich als **transparent** festzulegen.

   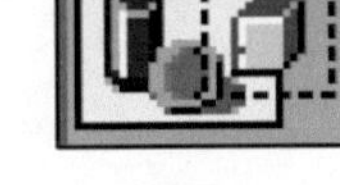
3. Zeigen Sie mit der Maus auf das Objekt, so dass der Mauszeiger einen **Vierfachpfeil** darstellt und ziehen Sie den ausgewählten Bereich an die gewünschte Stelle.
4. Klicken Sie außerhalb des ausgewählten Bereichs, um das Verschieben zu beenden.

ZU ÜBUNG 04

Auswahl löschen, verschieben, kopieren

1. Klicken Sie auf **Auswahl.** Ziehen Sie den Mauszeiger **diagonal** von links oben nach rechts unten um das Objekt herum, um den **Bereich zu definieren.**
2. Klicken Sie im **Auswahlfeld** auf **deckend** oder **transparent.**
3. **Löschen, verschieben** oder **kopieren** Sie das Objekt.

   Löschen: Klicken Sie im Menü **Bearbeiten** auf **Löschen** bzw. **Auswahl löschen** oder drücken Sie die **Entf-Taste.**

   Verschieben: Zeigen Sie mit der Maus auf das Objekt, so dass der Mauszeiger einen **Vierfachpfeil** darstellt und ziehen Sie das Objekt an die gewünschte Stelle.

   Kopieren: Klicken Sie im Menü **Bearbeiten** auf **Kopieren.** Klicken Sie im Menü **Bearbeiten** auf **Einfügen.** Die Kopie erscheint links oben im Zeichenbereich. Zeigen Sie mit der Maus auf das Objekt, so dass der Mauszeiger einen **Vierfachpfeil** darstellt und ziehen Sie das Objekt an die gewünschte Stelle.

ZU ÜBUNG 04

Kopieren mit der STRG-Taste

1. Klicken Sie auf **Auswahl** und ziehen Sie den Mauszeiger um den gewünschten Bereich.
2. Klicken Sie im **Auswahlfeld** auf **transparent.**
3. Halten Sie die **STRG-Taste** gedrückt und ziehen Sie das Objekt an eine neue Stelle. Halten Sie weiter die **STRG-Taste** gedrückt und ziehen Sie das Objekt von der zuletzt eingefügten Stelle wieder zu einer neuen, usw.

ZU ÜBUNG 05

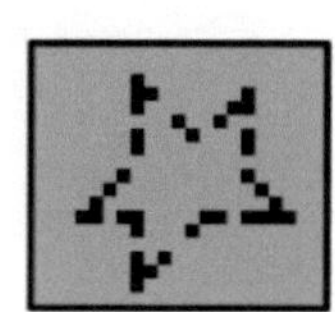

Windows Vista

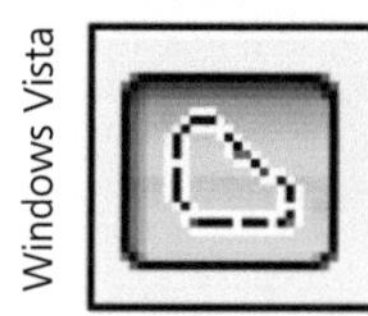

Freihandauswahl löschen, verschieben, kopieren

1. Klicken Sie auf **Freihandauswahl.** Ziehen Sie den Mauszeiger um das Objekt herum, um den **Bereich zu definieren.**
2. Klicken Sie im **Auswahlfeld** auf **transparent.**
3. **Löschen, verschieben** oder **kopieren** Sie das Objekt.

Löschen: Klicken Sie im Menü **Bearbeiten** auf **Löschen** bzw. **Auswahl löschen** oder drücken Sie die **Entf-Taste.**

Verschieben: Zeigen Sie mit der Maus auf das Objekt, so dass der Mauszeiger einen **Vierfachpfeil** darstellt und ziehen Sie das Objekt an die gewünschte Stelle.

Kopieren: Klicken Sie im Menü **Bearbeiten** auf **Kopieren.** Klicken Sie im Menü **Bearbeiten** auf **Einfügen.** Die Kopie erscheint links oben im Zeichenbereich. Zeigen Sie mit der Maus auf das Objekt, so dass der Mauszeiger einen **Vierfachpfeil** darstellt und ziehen Sie das Objekt an die gewünschte Stelle.

Kopieren eines Bildteiles in eine andere Datei

1. Wählen Sie den Bereich aus, den Sie kopieren möchten. Klicken Sie im Menü **Bearbeiten** auf **Kopieren.**
2. Öffnen Sie eine **neue** oder schon **bestehende** Datei.
3. Klicken Sie im Menü **Bearbeiten** auf **Einfügen.** Ziehen Sie das kopierte Objekt an die gewünschte Stelle.

ZU ÜBUNG 06

Bögen

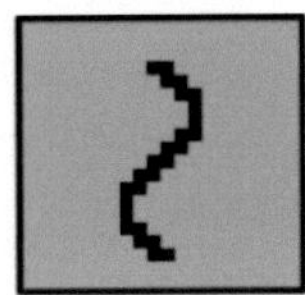

1. Klicken Sie auf **Bögen,** um Kurven mit **einem** oder **zwei Bögen** zu erstellen.
2. Klicken Sie im unteren **Auswahlfeld** auf eine entsprechende **Linienstärke.**
3. Klicken Sie auf eine **Farbe,** um die Farbe der Kurve festzulegen.
4. Zeichnen Sie **von oben nach unten** eine **senkrechte Linie** und lassen Sie die Maustaste los.
5. Erstellen Sie eine **Kurve** mit **einem Bogen** oder mit **zwei Bögen.**

   Kurve mit **einem Bogen:** Von der senkrechten Linie aus (z.B. Bild 1 in der Übung: von der Mitte aus) ziehen Sie mit Drag&Drop einen Bogen und **ohne die Mausposition zu verändern, klicken Sie zum Abschluss 1 x,** um die Kurvenform zu fixieren.

   Kurve mit **zwei Bögen:** Von der senkrechten Linie aus ziehen Sie den Mauszeiger an die Stelle, an der der **erste** Bogen stehen soll (z.B. Bild 3 in der Übung: nach rechts oben). Ziehen Sie jetzt den Mauszeiger von der Linie aus zur gegenüberliegenden Seite des ersten Bogens (z.B. Bild 3 in der Übung: nach links unten), um den **zweiten** Bogen zu erzeugen.

Ellipsen und Kreise

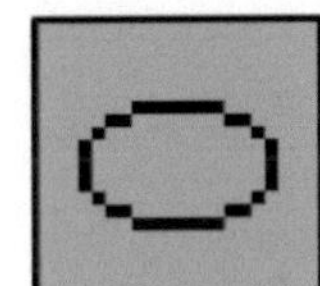

1. Klicken Sie **zuerst** auf **Linien,** um in dem **Auswahlfeld** die **Stärke** der **Linie** zu bestimmen! In Windows Vista nicht erforderlich, die Linienstärke erscheint als zweites Auswahlfeld.
2. Klicken Sie auf **Ellipse,** um eine **Ellipse** oder einen **Kreis** zu erstellen.
3. Wählen Sie im unteren **Auswahlfeld** einen **Füllstil** aus:
   nur Umrandung (Vordergrundfarbe)

   Umrandung (Vordergrundfarbe) + **Füllung** (Hintergrundfarbe)

   nur Füllung (Vordergrundfarbe)
4. Wählen Sie in der Farbpalette **Farben** aus.
5. Ziehen Sie mit der **linken Maustaste** den Mauszeiger **diagonal** von links oben nach rechts unten über den Zeichenbereich, um eine **Ellipse** zu zeichnen. Wenn Sie einen **Kreis** zeichnen möchten, drücken Sie die **UMSCHALTTASTE** und halten Sie diese gedrückt, während Sie den Mauszeiger ziehen. Nachdem Sie den Kreis gezeichnet haben, lassen Sie **erst die Maustaste** und **anschließend die Umschalttaste los.**
6. Nutzen Sie die **Auswahl** mit **transparentem** Hintergrund, um das Objekt entsprechend der Vorlage im Rahmen zu zentrieren. Bei Objekten mit **„Umrandung und Füllung"** muss die **Hintergrundfarbe** vor dem Verschieben wieder auf **weiß** geändert werden.

ZU ÜBUNG 07

Gerundete Rechtecke und gerundete Quadrate

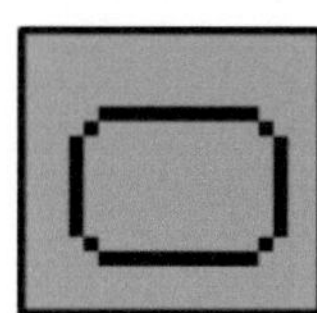

1. Klicken Sie **zuerst** auf **Linien,** um in dem **Auswahlfeld** die **Stärke** der **Linie** zu bestimmen! In Windows Vista nicht erforderlich, die Linienstärke erscheint als zweites Auswahlfeld.
2. Klicken Sie auf **Gerundetes Rechteck,** um ein **Rechteck** oder **Quadrat** mit **abgerundeten Ecken** zu erstellen.
3. Wählen Sie einen **Füllstil** aus.
4. Wählen Sie in der Farbpalette **Farben** aus.
5. Ziehen Sie mit der **linken Maustaste** den Mauszeiger **diagonal** von links oben nach rechts unten über den Zeichenbereich, um ein **gerundetes Rechteck** zu zeichnen. Wenn Sie ein **gerundetes Quadrat** zeichnen möchten, drücken Sie die **UMSCHALTTASTE** und halten Sie diese gedrückt, während Sie den Mauszeiger ziehen. Nachdem Sie das Quadrat gezeichnet haben, lassen Sie **erst die Maustaste** und **anschließend die Umschalttaste los.**
6. Nutzen Sie die **Auswahl** mit **transparentem Hintergrund,** um das Objekt entsprechend der Vorlage im Rahmen zu zentrieren. Bei Objekten mit **„Umrandung und Füllung"** muss die **Hintergrundfarbe** vor dem Verschieben wieder auf **weiß** geändert werden.

ZU ÜBUNG 08

Rechtecke und Quadrate

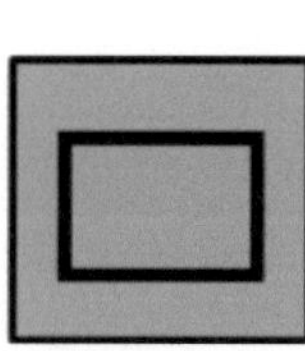

1. Klicken Sie **zuerst** auf **Linien,** um in dem **Auswahlfeld** die **Stärke** der **Linie** zu bestimmen! In Windos Vista nicht erforderlich, die Linienstärke erscheint als zweites Auswahlfeld.
2. Klicken Sie auf **Rechteck**, um ein **Rechteck** oder **Quadrat** zu erstellen.
3. Wählen Sie einen **Füllstil** aus.
4. Wählen Sie in der Farbpalette **Farben** aus.
5. Ziehen Sie mit der **linken Maustaste** den Mauszeiger **diagonal** von links oben nach rechts unten über den Zeichenbereich, um ein **Rechteck** zu zeichnen. Wenn Sie ein **Quadrat** zeichnen möchten, drücken Sie die **UMSCHALTTASTE** und halten Sie diese gedrückt, während Sie den Mauszeiger ziehen. Nachdem Sie das Quadrat gezeichnet haben, lassen Sie **erst die Maustaste** und **anschließend die Umschalttaste** los.
6. Nutzen Sie die **Auswahl** mit **transparentem Hintergrund,** um das Objekt entsprechend der Vorlage im Rahmen zu zentrieren. Bei Objekten mit **„Umrandung und Füllung"** muss die **Hintergrundfarbe** vor dem Verschieben wieder auf **weiß** geändert werden.

ZU ÜBUNG 08

Vielecke

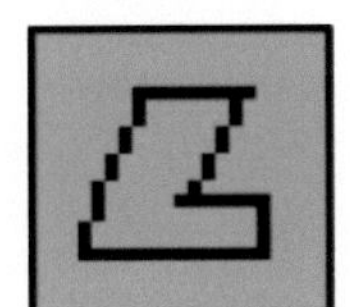

1. Klicken Sie **zuerst** auf **Linien,** um in dem Auswahlfeld die **Stärke** der **Linie** zu bestimmen! In Windows Vista nicht erforderlich, die Linienstärke erscheint als zweites Auswahlfeld.
2. Klicken Sie auf **Vieleck.**
3. Wählen Sie einen **Füllstil** aus.
4. Wählen Sie in der Farbpalette **Farben** aus.
5. Die **einzelnen Linien des Vielecks** erstellen Sie durch Drag&Drop mit der linken Maustaste, indem Sie die Linien von Eckpunkt zu Eckpunkt ziehen. Wenn Sie alle Linien des Vielecks erstellt haben, schließen Sie das Vieleck mit **Doppelklick am letzten Eckpunkt** ab. Wenn Sie **Vieleck-Linien mit 45°- oder 90°-Winkel** zeichnen möchten, drücken Sie die **UMSCHALTTASTE** und halten Sie diese gedrückt, während Sie den Mauszeiger ziehen. Nachdem Sie eine Linie gezeichnet haben, lassen Sie **erst die Maustaste** und **anschließend die Umschalttaste** los.

ZU ÜBUNG 09

Texteingabe und -formatierung

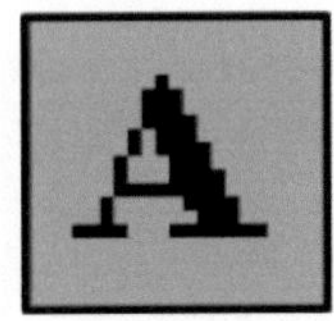

1. Die Eingabe eines Textes ist nur in der Ansicht **Normalgröße** möglich. Die **Texteingabe** erfolgt durch einen **Textrahmen.**
   Klicken Sie auf **Text** und bewegen Sie die Maus in den Zeichenbereich. Als **Mauszeiger** erhalten Sie ein **Kreuz,** mit dem Sie den **Textrahmen** erstellen können. Ziehen Sie den Mauszeiger **diagonal** von links oben nach rechts unten über den Zeichenbereich, um die Größe des Textrahmens festzulegen. **Beachten Sie, der Textrahmen kann unter Umständen vergrößert, aber nicht mehr verkleinert werden.**
   In der Regel erscheint die **Formatsymbolleiste.** Wird die Formatsymbolleiste **nicht angezeigt,** dann klicken Sie im Menü auf **Ansicht** und **Formatsymbolleiste.** Die Formatsymbolleiste kann durch Drag&Drop auf der Titelleiste verschoben werden.
2. Wählen Sie in der Formatsymbolleiste die **Schriftart, Schriftgröße** und den **Schriftstil** aus.
3. Klicken Sie in den **Textrahmen,** es erscheint der **Cursor,** Sie können jetzt **Text eingeben.**

Textrahmen vergrößern: Ein erstellter Textrahmen kann in der Regel nur vergrößert werden. Bewegen Sie die Maus auf die Eckpunkte oder auf die Punkte (links, rechts, oben, unten) des Textrahmens, Sie erhalten einen Doppelpfeil. Durch Drag&Drop können Sie nun den Textrahmen vergrößern.

Textfarbe wählen: Die Farbe des Textes legen Sie fest, indem Sie in der Farbpalette eine Vordergrundfarbe auswählen.

Hintergrundfarbe wählen: Wählen Sie in der Farbpalette die gewünschte Hintergrundfarbe aus. Klicken Sie im **Auswahlfeld** auf **deckend.**

Text korrigieren: Möchten Sie noch Korrekturen im Text vornehmen, so ist dies nur möglich, wenn der Cursor im Textrahmen sichtbar ist. Nach Abschluss der Texteingabe ist dies nicht mehr möglich.

Text verschieben während der Eingabe: Zeigen Sie mit der Maus auf den Textrahmen, so dass der Mauszeiger einen weißen Pfeil nach links darstellt, und ziehen Sie den Textrahmen an die gewünschte Stelle.

Texteingabe abschließen: Klicken Sie außerhalb des Rahmens.

4. **Text verschieben nach der Eingabe:** Klicken Sie auf Auswahl und umrahmen Sie den Text. Wählen Sie den Hintergrund deckend oder transparent aus. Bewegen Sie die Maus auf das Textobjekt, Sie erhalten einen Vierfachpfeil. Durch Drag&Drop mit dem Vierfachpfeil können Sie das Textobjekt verschieben.

ZU ÜBUNG 10

Farbfüller

1. Klicken Sie auf **Farbfüller.**
2. Wählen Sie in der Farbpalette eine **Vordergrundfarbe** und eine **Hintergrundfarbe** aus.

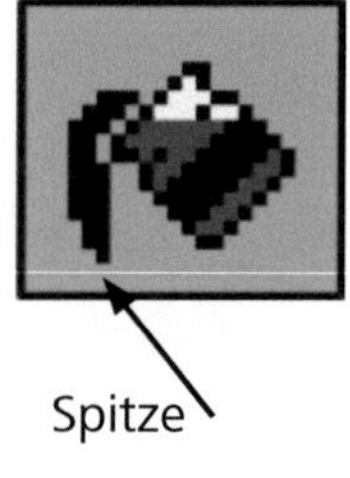

Spitze

3. Positionieren Sie den Farbfüller so, dass die **Spitze** der „herauslaufenden Farbe“ in den Bereich, der eingefärbt werden soll, zeigt. Für eine Vergrößerung der Ansicht klicken Sie auf die **Lupe,** siehe Punkt 5 unten. Klicken Sie erneut auf die **Lupe** und im **Auswahlfeld** auf **1x,** um in die **Normalansicht** zurückzukehren. In Windows Vista erhalten Sie die Normalansicht (100%) mit dem Schieberegler im Auswahlfeld der Lupe.
4. Klicken Sie mit der **linken Maustaste** in den **Bereich des Objektes,** den Sie mit der **Vordergrundfarbe** ausfüllen und mit der rechten Maustaste in den Bereich, den Sie mit der **Hintergrundfarbe** ausfüllen möchten.
5. Wenn eine **Umrandung** eines Objektes **nicht geschlossen** ist, fließt die Farbe beim Ausfüllen in die Umgebung aus.

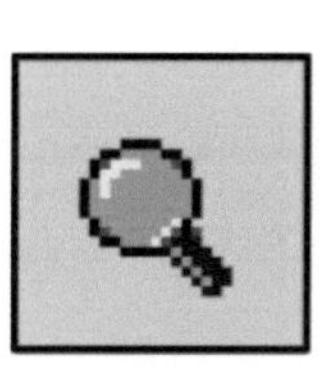

Lücken in einer Umrandung schließen: Vergrößern Sie sich die Ansicht, indem Sie auf die **Lupe** klicken. Bewegen Sie die Maus in den Zeichenbereich. Sie erhalten als Mauszeiger ein **Rechteck.** Bewegen Sie das Rechteck auf das Objekt, das Sie bearbeiten möchten und klicken Sie einmal. Die Ansicht wurde an dieser Stelle vergrößert.

Um genau arbeiten zu können, klicken Sie im Menü auf **Ansicht, Zoom** bzw. **Zoomfaktor** und auf **Raster einblenden** bzw. **Raster anzeigen.** Das Raster erscheint ab 400%.

Arbeiten Sie mit dem **Stift** (mit Umschalttaste + Stift erhalten Sie gerade Linien), um die Linie der Umrandung zu vervollständigen.

Mit den **Bildlaufleisten** können Sie das Bild verschieben, um an die gewünschte Stelle des Objektes zu gelangen. Klicken Sie erneut auf die

Lupe und im **Auswahlfeld auf 1x,** um in die **Normalansicht** zurückzukehren. In Windows Vista erhalten Sie die Normalansicht (100%) mit dem Schieberegler im Auswahlfeld der Lupe.
Alternativ können Sie verschiedene Ansichten über das Menü **Ansicht** und **Zoom** bzw. **Zoomfaktor/Normalgröße** wählen.

Pinsel

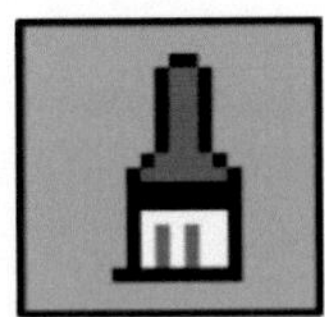

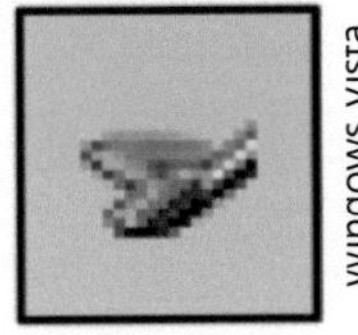

Windows Vista

1. Klicken Sie auf **Pinsel.** Sie erhalten das Auswahlfeld für verschiedene **Pinselformen.**
2. Wählen Sie eine **Pinselform** aus.
3. Wählen Sie in der Farbpalette eine **Vordergrundfarbe** bzw. **Hintergrundfarbe** aus.
4. Mit dem **Pinsel zeichnen** Sie, indem Sie den Mauszeiger mit der linken oder rechten Maustaste über den Zeichenbereich ziehen.
   Wenn Sie einmal mit der linken oder rechten Maustaste klicken, wird die Pinselform übernommen. Es können Muster erstellt oder kleinere Flächen gefüllt werden.

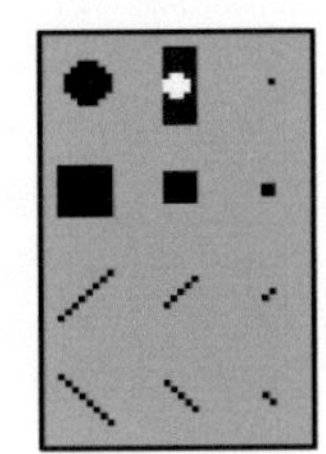

ZU ÜBUNG 11

Airbrush

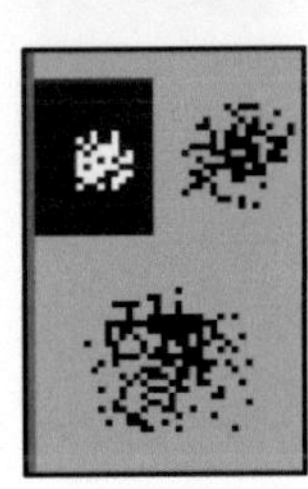

1. Klicken Sie auf **Airbrush.** Sie erhalten das Auswahlfeld für die **Größe des Sprühbereichs.**
2. Legen Sie die **Größe des Sprühbereichs** fest, indem Sie auf eine Größe im Auswahlfeld klicken.
3. Wählen Sie in der Farbpalette eine **Vordergrundfarbe** bzw. **Hintergrundfarbe** aus.
4. Mit dem **Airbrush füllen** Sie Bereiche eines Objektes, indem Sie den Mauszeiger mit der linken oder rechten Maustaste über den Zeichenbereich ziehen.
   Die Größe des Sprühbereiches wird für die linke und rechte Maustaste übernommen. Es können Muster erstellt oder kleinere Flächen gefüllt werden.

Benutzerdefinierte Farben

1. Wählen Sie in der **Farbpalette** eine Farbe aus, die Sie ändern möchten.
2. Klicken Sie im Menü auf **Farben** und dann auf **Palette bearbeiten ...**
3. Klicken Sie auf **Farben definieren.**

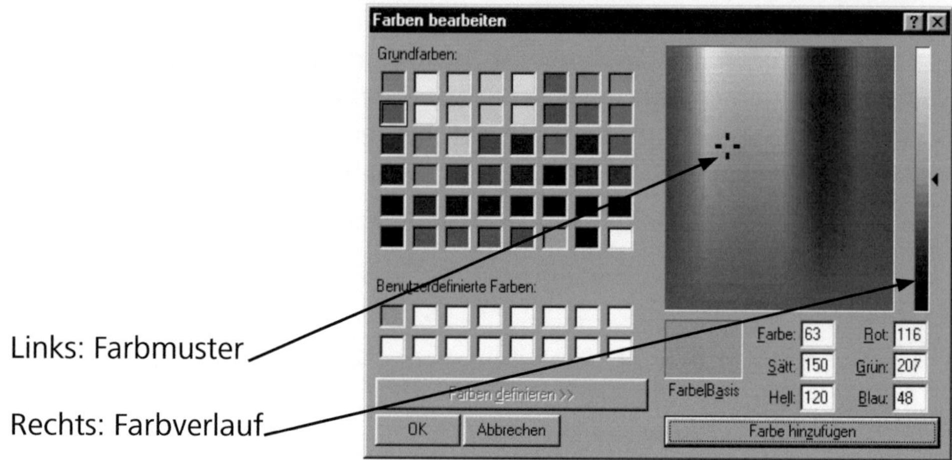

Farbmuster: Durch Bewegen des **Kreuzes** mit Drag&Drop können Sie die **Farbe** und **Sättigung** ändern.

Farbverlauf: Durch Bewegen des **Schiebereglers** können Sie die **Helligkeit** ändern.
Sie können auch im **RGB-Farbmodell** (Rot, Grün, Blau) und im **HLS-Farbmodell** (Farbe, Sättigung und Helligkeit) Werte eingeben.

4. Nachdem Sie einen Farbton ausgewählt haben, klicken Sie auf **Farben hinzufügen*** und auf **OK.** Die benutzerdefinierte Farbe wird in die Farbpalette eingefügt und als Vordergrundfarbe angezeigt. Für das Erstellen weiterer benutzterdefinierter Farben beginnen Sie wieder bei Punkt 1.

* An dieser Stelle können Sie auch nacheinander mehrere benutzerdefinierte Farben zusammenstellen. Dazu wählen Sie unter **Benutzerdefinierte Farben:** für jede neue Farbe ein neues Kästchen. Sie übertragen nacheinander die von Ihnen erstellten Farbtöne in die Farbpalette, indem Sie vorher in der **Farbpalette** jeweils eine Farbe auswählen, die Sie ersetzen möchten.

ZU ÜBUNG 12

Farbpalette Schwarzweiß-Darstellung durch Grautöne

Ein farbiges Bild kann in schwarzweiß umgewandelt werden. Wenn Sie bei einem farbigen Bild die Attribute in schwarzweiß geändert haben, können Sie die farbige Darstellung nicht mehr wiederherstellen. Sie können aber anschließend mit einer farbigen Darstellung weiterarbeiten, wenn Sie wieder die Farbpalette (Bild-Attribute-Farben) auswählen.

1. Klicken Sie im Menü auf **Bild** und dann auf **Attribute ...**
2. Klicken Sie im Dialogfenster unter **Farben** auf das Optionsfeld **Schwarzweiß** und bestätigen Sie mit **OK.**
3. Bestätigen Sie die Sicherheitsabfrage mit **Ja.** Dadurch wird die Farbpalette in eine Schwarzweißpalette umgewandelt.
4. Wählen Sie mit der linken Maustaste einen Grauton aus und füllen Sie die Bereiche mit dem Farbfüller. Wählen Sie Grautöne, die der Vorlage ähnlich sind. Stellen Sie die Schwarzweißpalette nach Abschluss Ihrer Arbeit wieder auf die Farbpalette um und färben Sie den Hintergrund ein.

ZU ÜBUNG 13

Radierer – Löschen

1. Klicken Sie auf **Radierer.** Sie erhalten das Auswahlfeld für die **Größe des Radierers.**
2. Wählen Sie die **Größe des Radierers** aus.
3. Ziehen Sie mit der **linken Maustaste** den Mauszeiger über den Bereich, den Sie löschen möchten.
4. Die **Farbe** des **Radierers** ist die **ausgewählte Hintergrundfarbe.** Sie ändern die Hintergrundfarbe, indem Sie mit der rechten Maustaste auf eine Farbe in der Farbpalette klicken. Die Farbe Orange muss in Windows Vista erst aus den Grundfarben (siehe Übung 11) in die Farbpalette eingefügt werden.

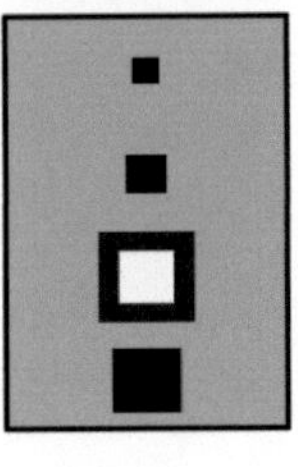

Radierer – Objektfarbe ändern

1. Um lediglich eine **bestimmte Farbe** zu ändern, ändern Sie die **Vordergrundfarbe** in die Farbe, die Sie **entfernen** möchten, und die **Hintergrundfarbe** in die Farbe, durch die Sie diese **ersetzen** möchten. Die Farben Blau und Rot müssen in Windows Vista erst aus den Grundfarben (siehe Übung 11) in die Farbpalette eingefügt werden.
2. Klicken Sie auf **Radierer** und wählen Sie die **Größe des Radierers** aus.
3. Ändern Sie nun die Farbe des Objekts durch Drag&Drop mit der **rechten** Maustaste.

Radierer – Muster erstellen

Quadrat

1. Klicken Sie mit der **rechten** Maustaste auf eine Farbe in der Farbpalette.
2. Klicken Sie auf **Radierer** und wählen Sie die **Größe des Radierers** aus.
3. Klicken Sie einmal mit der **linken** Maustaste, um ein **Quadrat** zu erstellen.

Freihandlinie

1. Klicken Sie mit der **rechten** Maustaste auf eine Farbe in der Farbpalette.
2. Klicken Sie auf **Radierer** und wählen Sie die **Größe des Radierers** aus.
3. Erstellen Sie eine **Freihandlinie** durch Drag&Drop mit der **linken** Maustaste.

ZU ÜBUNG 14

Farbe auswählen (Farbe kopieren)

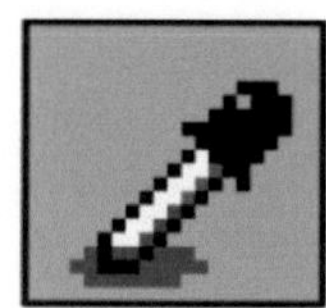

1. Klicken Sie auf **Farbe auswählen,** um eine **bestehende Farbe** zu **kopieren.**
2. Klicken Sie mit der **linken Maustaste** auf das Objekt, dessen **Farbe** Sie **kopieren** möchten. Diese wird als **Vordergrundfarbe** in der Farbpalette festgelegt.
3. Klicken Sie auf **Farbfüller** und anschließend mit der **linken Maustaste** in den Bereich, den Sie mit der kopierten Farbe füllen möchten.

Hinweis: Das Kopieren von Farben ist auch mit der rechten Maustaste (Hintergrundfarbe) möglich. Entsprechend werden die gewählten Werkzeuge (außer Radierer) mit der rechten Maustaste benutzt.

Radierer – Muster mit kopierter Farbe erstellen

1. Klicken Sie mit der **linken Maustaste** auf **Farbe auswählen.**
2. Klicken Sie mit der **rechten Maustaste** auf die **Farbe,** die **kopiert** werden soll. Diese wird als **Hintergrundfarbe** in der Farbpalette festgelegt.
3. Klicken Sie auf **Radierer** und wählen Sie die **Größe des Radierers** aus.
4. Klicken Sie einmal mit der **linken Maustaste,** um ein Quadrat für das **Muster** zu erstellen.

ZU ÜBUNG 15

Drehen und Spiegeln

1. **Wählen** Sie das **Objekt aus,** das Sie drehen oder spiegeln möchten.
2. Wählen Sie den Hintergrund **transparent** aus.
3. Klicken Sie im Menü auf **Bild** und dann auf **Drehen / Spiegeln ...**
4. Klicken Sie auf die gewünschte **Option.**
   Hinweise zur Umsetzung der Übungsaufgabe:
   1. Figur: horizontal spiegeln
   2. Figur: vertikal spiegeln
   3. Figur: 270° drehen

Strecken bzw. Größe ändern und Zerren

1. **Wählen** Sie das **Objekt aus,** das Sie strecken oder zerren möchten.
2. Wählen Sie den Hintergrund **transparent** aus.
3. Klicken Sie im Menü auf **Bild** und dann auf **Strecken** bzw. **Größe ändern / Zerren ...**
4. Geben Sie die gewünschte **Prozent-** bzw. **Gradzahl** ein.
   Hinweise zur Umsetzung der Übungsaufgabe:
   1. Figur: horizontal 150% strecken bzw. Größe ändern
   2. Figur: horizontal 60% strecken bzw. Größe ändern
   3. Figur: vertikal 60% strecken bzw. Größe ändern
   4. Figur: horizontal 40° zerren
   5. Figur: vertikal 30° zerren

ZU ÜBUNG 16

Farbumkehr

Mit der Funktion **Farben umkehren** wird jede Farbe in einem Bild oder in einem ausgewählten Bildbereich durch die entsprechende **Komplementärfarbe** ersetzt.

Der Begriff der Komplementärfarbe stammt aus der Farbenlehre. Im Farbkreis liegen sich die Komplementärfarben genau gegenüber und bilden den stärksten Kontrast zueinander.

Zum Beispiel ist Rot (Red) die Komplementärfarbe zu Türkis (Cyan) und umgekehrt. Grün (Green) zu Purpur (Magenta) und umgekehrt oder Blau (Blue) zu Gelb (Yellow) und umgekehrt.
Mehr Informationen zu diesem Thema finden Sie im Internet unter www.wikipedia.org

1. Wählen Sie mit der Auswahlfunktion den Bereich aus, für den Sie die Farben umkehren möchten.
2. Klicken Sie im Menü auf **Bild** und dann auf **Farben umkehren**.

1. Abschlussaufgabe Mandala-Karten

Wählen Sie aus den 6 Motiven unten ein Mandala aus.

1. Doppelklick auf **Persönliche Ordner**
2. Doppelklick auf **Ihren Namen**
3. Doppelklick auf **Paint**
4. Doppelklick auf **Mandalas**
5. Doppelklick auf **Mandala x**
6. Speichern Sie die Datei in Ihrem Persönlichen Ordner unter dem Dateinamen: **Mandala x-Ergebnis**

Füllen Sie das Mandala nach Ihren Wünschen farbig aus. Mit der Funktion „benutzerdefinierte Farben" können Sie Ihr Mandala durch Farbabstufungen vielseitiger gestalten. Anschließend können Sie das Mandala z.B. als DIN-A6-Karte ausdrucken (Druckanleitung auf der nächsten Seite).

Mandala 1

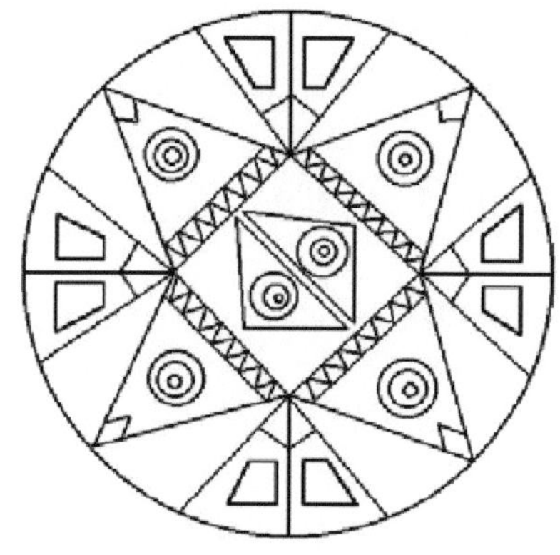

Mandala 2

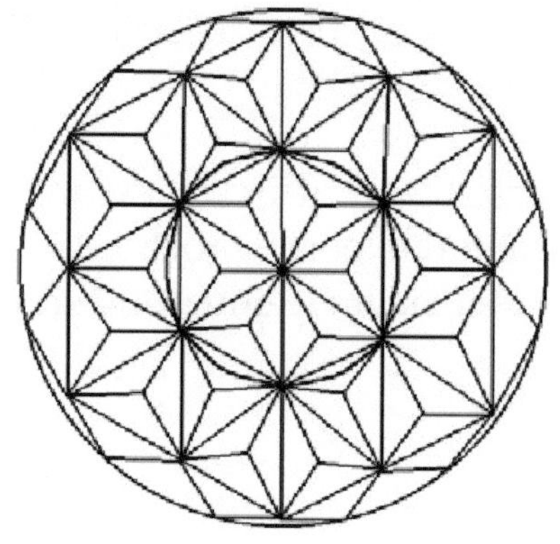

Mandala 3

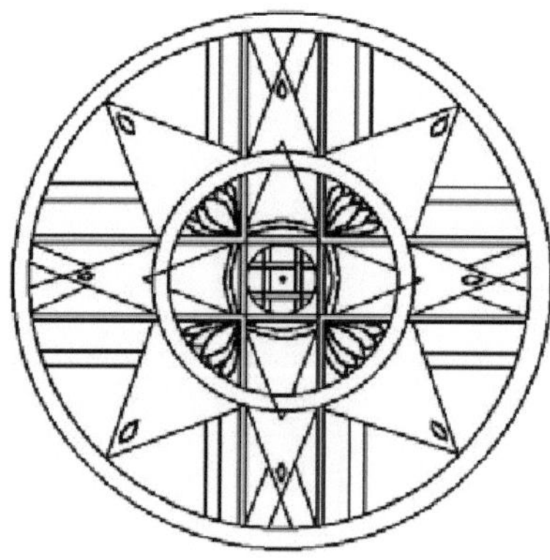

Mandala 4

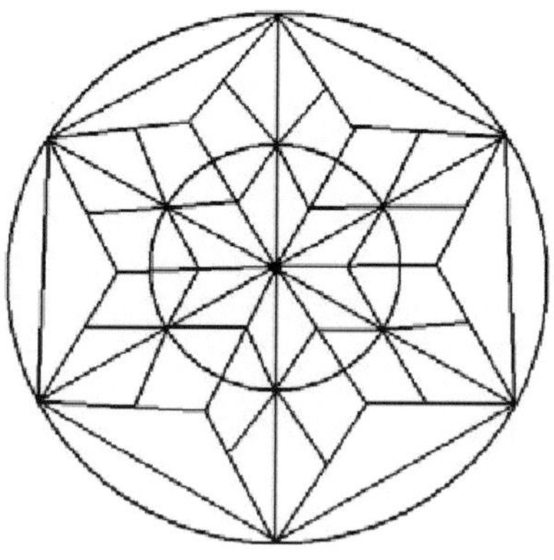

Mandala 5

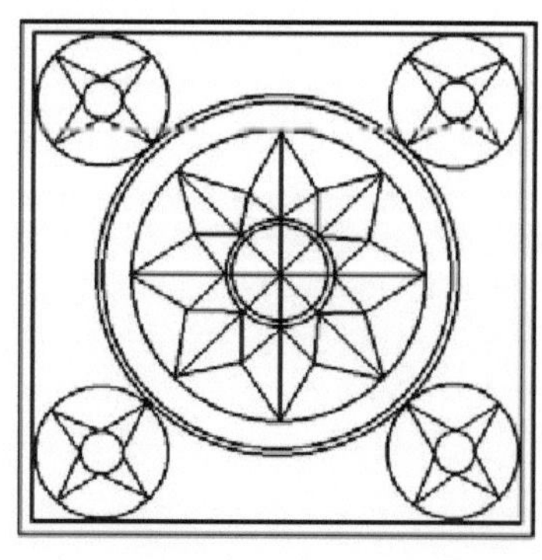

Mandala 6

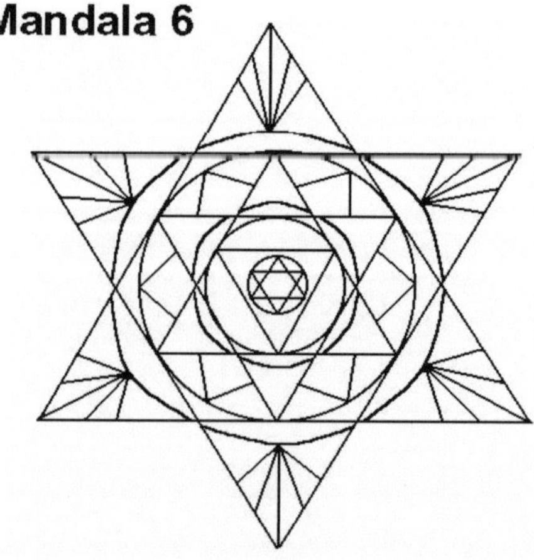

Drucken DIN-A6-Karte

Mandala (Bitmap) in Microsoft® Word einfügen.

- ❒ **Microsoft® Word** starten
- ❒ **Datei** anklicken
- ❒ **Seite einrichten**... anklicken
- ❒ unter **Papierformat Karten A6 (105 x 148,5 mm)** auswählen und **Hochformat** oder **Querformat** wählen und alle **Seitenränder** (oben, unten, rechts, links) auf 1 cm einstellen
- ❒ **OK** anklicken
- ❒ **Einfügen** anklicken
- ❒ **Grafik** auswählen und rechts **Aus Datei**... anklicken
- ❒ links **Desktop** anklicken
- ❒ Doppelklick auf **Persönliche Ordner**
- ❒ Doppelklick auf **Ihren Namen**
- ❒ Doppelklick auf **Paint**
- ❒ Doppelklick auf **Mandalas**
- ❒ Doppelklick auf **Mandala x-Ergebnis**

Klicken Sie mit der linken Maustaste einmal auf das Mandala, um es zu markieren. Es erscheint in der Regel die **Grafiksymbolleiste.** Wenn diese nicht erscheint, blenden Sie diese über das Menü Ansicht und Symbolleisten ein.

Klicken Sie auf das Symbol **Textfluss** und auf **Vor den Text.** Sie können das Mandala jetzt auf der Karte an die gewünschte Stelle verschieben, indem Sie mit der Maus auf das Mandala zeigen. Sie erhalten einen Vierfachpfeil, mit dem Sie durch Drag&Drop das Mandala verschieben können.

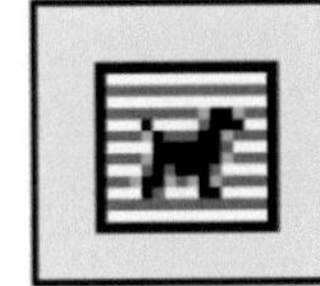

Über die Eckpunkte (es erscheint durch Zeigen auf die Eckpunkte ein Zweifachpfeil) kann das Mandala durch Drag&Drop **vergrößert** oder **verkleinert** werden.

Zu Ihrer Mandala-Karte können Sie selbst einen Text erstellen oder Sie wählen einen Text aus den folgenden Sprüchen:

- Auswege gibt es immer, man muss sie nur finden. *(Ralph Waldo Emerson)*
- Die schönste Freude erlebt man immer da, wo man sie am wenigsten erwartet hat. *(Antoine de Saint-Exupéry)*
- Wahre Worte sind nicht immer schön, schöne Worte sind nicht immer wahr. *(Laotse)*
- Allem Anfang wohnt ein Zauber inne. *(Hermann Hesse)*
- Das Lächeln, das du aussendest, kehrt zu dir zurück. *(Indische Weisheit)*
- Es ist schön zu leben, denn Leben bedeutet anfangen, immer, in jedem Augenblick. *(N.N.)*
- Zu Hause ist da, wo man sich wohl fühlt. *(Chinesisches Sprichwort)*
- Glücklich ist nicht, wer anderen so vorkommt, sondern wer sich selbst dafür hält. *(Seneca)*
- Versuche nicht Stufen zu überspringen. Wer einen weiten Weg hat, läuft nicht. *(Paula Modersohn)*

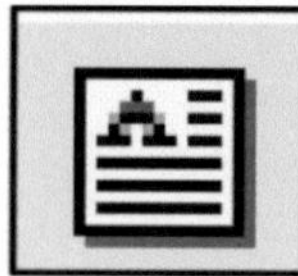

Um Text einzufügen, klicken Sie auf das Symbol **Textfeld** in der **Symbolleiste Zeichnen.** Durch Drag&Drop mit der linken Maustaste legen Sie die Größe des Textfeldes fest.
Geben Sie den gewünschten Text ein. Markieren Sie den Text. Über Format – Zeichen können Sie Schriftart, Schriftgröße, Schriftfarbe und Schriftstil auswählen.
Das Textfeld können Sie mit Doppelklick auf den Rahmen des Textfeldes verändern. Hier können Sie die Hintergrundfarbe, Linienfarbe usw. auswählen.

Drucken

In das Druckerfach eine **DIN-A6-Karte im Hochformat** einlegen und sorgfältig von links begrenzen, damit die Karte gerade eingezogen wird.

Die Einstellungen zum Papierformat sind je nach Drucker in unterschiedlichen Registerblättern zu finden.

Aktivieren Sie die Druckvorschau vor dem Drucken, um Fehldrucke zu vermeiden!

- ❐ **Datei** anklicken
- ❐ **Drucken**... anklicken
- ❐ **Eigenschaften** anklicken
- ❐ **Papierformat – Karten A6 (105 x 148,5 mm)** auswählen
- ❐ **Querformat** oder **Hochformat** auswählen
- ❐ Karte in der **Druckvorschau** prüfen
- ❐ **Symbol Drucken** anklicken

2. Abschlussaufgabe Glückwunsch-Karten

Erstellen Sie zwei Glückwunsch-Karten.

Um die erste Karte zu bearbeiten, gehen Sie folgendermaßen vor:

1. Doppelklick auf **Persönliche Ordner**
2. Doppelklick auf **Ihren Namen**
3. Doppelklick auf **Paint**
4. Doppelklick auf **Glückwunsch-Karten**
5. Doppelklick auf **Glückwunsch-Karte 1**
6. Speichern Sie die Datei in Ihrem Persönlichen Ordner unter dem Dateinamen: **Glückwunsch-Karte 1-Ergebnis**

Erstellen Sie die erste Glückwunschkarte entsprechend der Vorgabe.

Möchten Sie zum Abschluss Ihrer Arbeit die **Karte drucken,** so finden Sie die Arbeitsschritte auf den beiden vorherigen Seiten. Anstatt eines Mandalas fügen Sie die Glückwunschkarte ein.

Glückwunsch-Karte 1

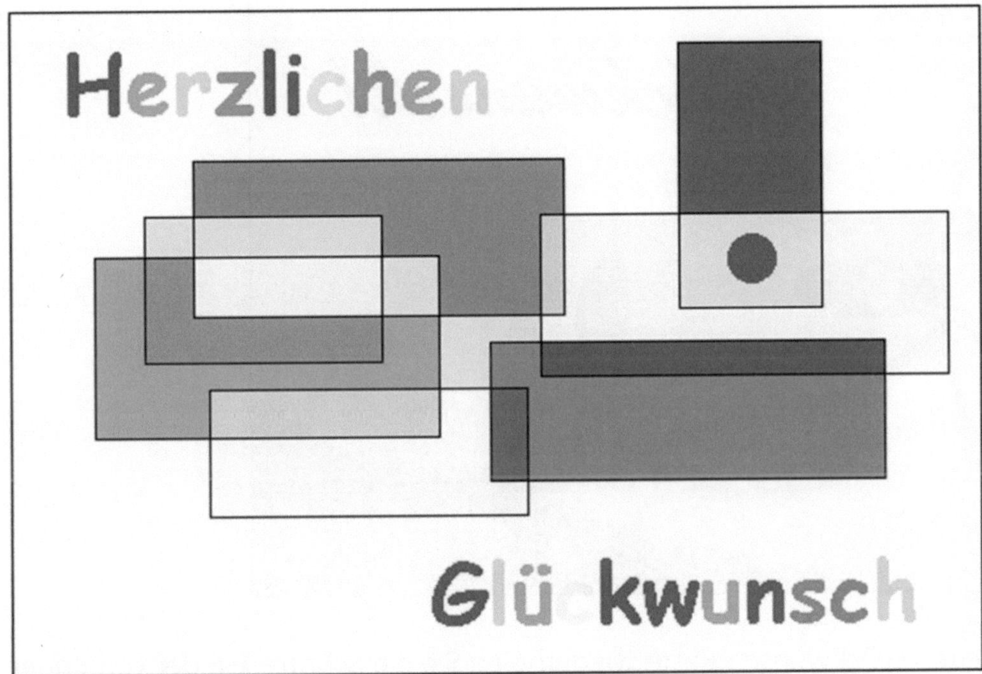

Hinweise zur Erstellung der einzelnen Bildteile

Rechtecke:

- ❒ **Vordergrundfarbe** auswählen
- ❒ **Linien** wählen
- ❒ feinste **Linienstärke** auswählen
- ❒ **Rechteck** wählen
- ❒ **nur Umrandung** wählen
- ❒ **überlappende Rechtecke** zeichnen
- ❒ **nacheinander Farben** (z.T. auch benutzerdefinierte) als Vordergrundfarbe wählen
- ❒ **Farbfüller** wählen und die einzelnen Felder damit einfärben

Kreis:

- ❒ **Vordergrundfarbe** auswählen
- ❒ einen **Kreis** zeichnen
- ❒ **nur Füllung** wählen

Glückwunschtext:

- ❒ zuerst links oben ein **Textfeld** erstellen
- ❒ eine **Schriftart** (z.B. Comic Sans MS), **Schriftfarbe** und **Schriftgröße** (32 und fett) wählen
- ❒ in das **Textfeld** klicken, **„Herzlichen"** schreiben
- ❒ dann rechts unten ein **Textfeld** erstellen und **„Glückwunsch"** schreiben
- ❒ für die **Buchstaben** mit **„Farbe auswählen"** die Farben von den Rechtecken kopieren und anschließend die Buchstabenfarben mit dem **Farbfüller** ändern

Glückwunsch-Karte 2

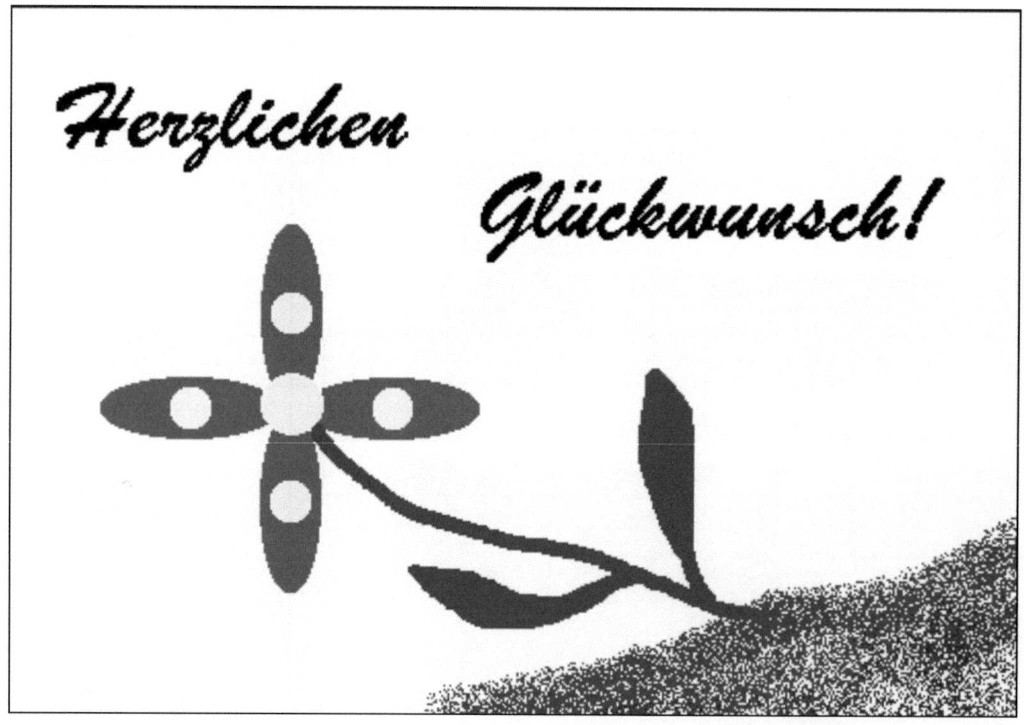

Zur Erstellung der zweiten Glückwunsch-Karte wiederholen Sie die Schritte 1-6 der vorherigen Seite.

Hinweise zur Erstellung der einzelnen Bildteile

Blütenkopf:

- ❒ **Vordergrundfarbe** auswählen
- ❒ eine **Ellipse** zeichnen
- ❒ **Vordergrundfarbe** wählen
- ❒ einen **Kreis** zeichnen
- ❒ den **Kreis** auswählen und in die **Mitte der Ellipse** ziehen
- ❒ die **Ellipse 3 x kopieren**
- ❒ **zwei Ellipsen** im **Winkel von 90° drehen**
- ❒ die **Ellipsen kreuzförmig anordnen;** einen weiteren **Kreis** erstellen und über den **Mittelpunkt ziehen**

Blumenstängel und -blätter:

- ❐ **Vordergrundfarbe** auswählen
- ❐ **Pinsel** mit großer Pinselstärke wählen
- ❐ **Stängel** und **Umrandung der Blumenblätter** mit dem Pinsel zeichnen
- ❐ Blumenblätter mit dem **Farbfüller** füllen

Gras und Erde:

- ❐ eine **Vordergrundfarbe** und eine **Hintergrundfarbe** wählen
- ❐ **Airbrush** mit einem großen Sprühbereich wählen
- ❐ Gras mit linker und Erde mit rechter Maustaste sprühen

Glückwunschtext:

- ❐ zuerst oben links ein **Textfeld** erstellen
- ❐ eine **Schriftart** (z.B. Brush Script MT), **Schriftfarbe** und **Schriftgröße** (36 und fett) wählen
- ❐ in das Textfeld klicken, **„Herzlichen Glückwunsch!"** schreiben, einmal außerhalb klicken, um die Texteingabe abzuschließen
- ❐ **„Glückwunsch!"** auswählen und nach rechts unten verschieben

3. Abschlussaufgabe Freies Zeichnen

Erstellen Sie nach einem Thema Ihrer Wahl eine Zeichnung in Microsoft® Paint.

Stellen Sie sich vor dem Beginn Ihrer Zeichnung über **Bild-Attribute** ... die gewünschten Maßeinheiten für die Höhe und Breite Ihres Bild ein.

Themenvorschläge:

- Häuser
- Blumen
- Bäume
- Strichmännchen
- Vögel
- Fahrzeuge
- geometrische Figuren
- Sport

Anhang

Die folgenden Übungen 01-16 können Sie sich im Internet in Farbe herunterladen:
http://www.schulz-kirchner.de/filesefach/vita_activa_paint.zip
Benutzername: facharbergo, Passwort: master2204

Übung 01

Linien und Stift

Erstellen Sie in den rechten Feldern die links vorgegebenen Linien.

Übung 02

Linienstärke und Linienfarbe

Erstellen Sie in den rechten Feldern die links vorgegebenen Linien.

Erstellen Sie mit der Vordergrundfarbe die blauen Linien und mit der Hintergrundfarbe die orangefarbigen Linien. Erstellen Sie anschließend mit der Vordergrundfarbe die roten und mit der Hintergrundfarbe die grünen Linien.

Übung 03

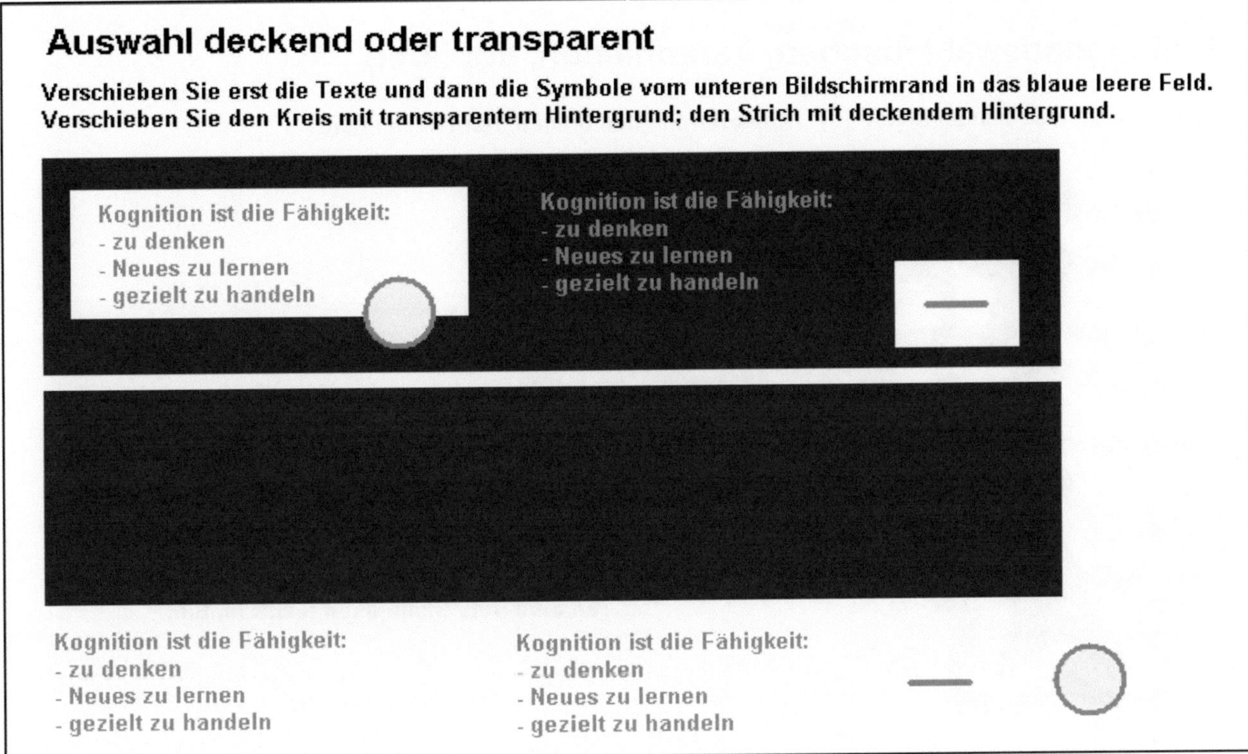

Übung 04

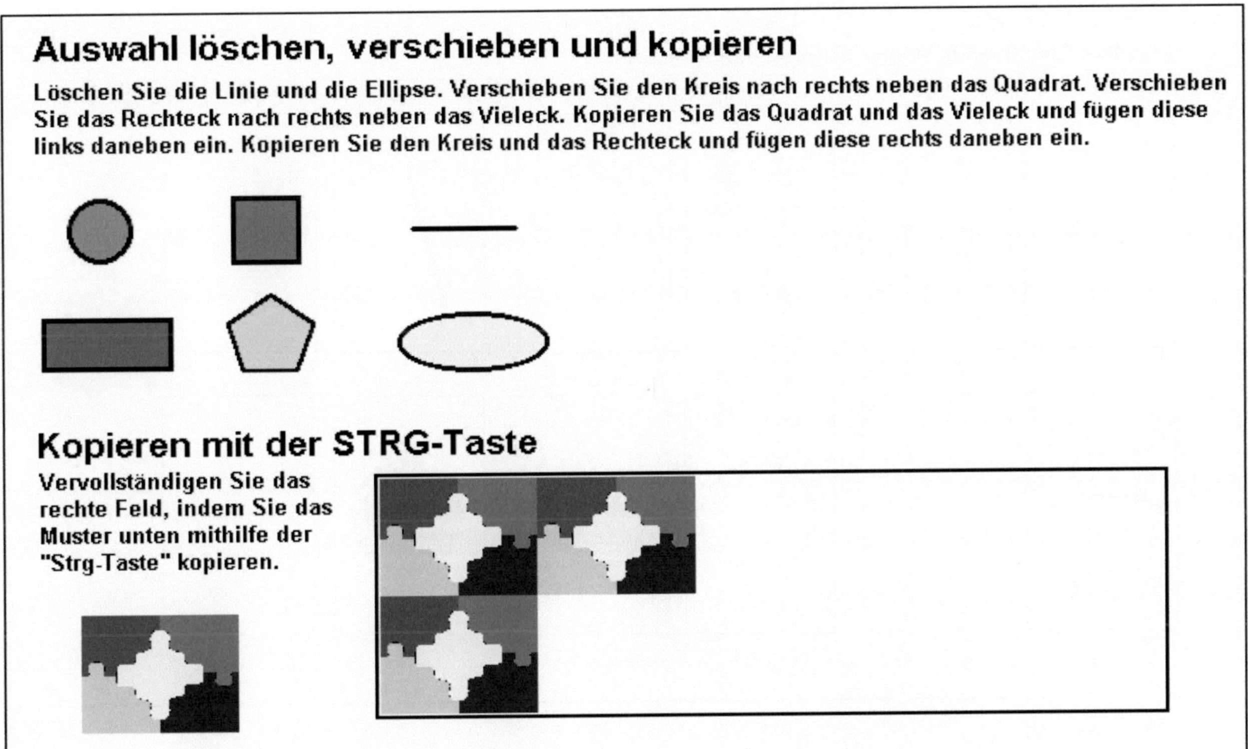

Übung 05

Freihandauswahl löschen, verschieben, kopieren

Löschen Sie den blauen Stern.

Kopieren Sie den blauen Stern nach rechts.

Verschieben Sie den blauen Stern nach rechts.

Kopieren eines Bildteiles in eine andere Datei

Kopieren Sie den 2. Stern mit der roten Umrandung in die Datei "Übung 04-Ergebnis" an eine freie Stelle oben rechts im Bild.

Übung 06

Bögen, Ellipsen und Kreise

Erstellen Sie folgende Bögen, Ellipsen und Kreise.

Übung 07

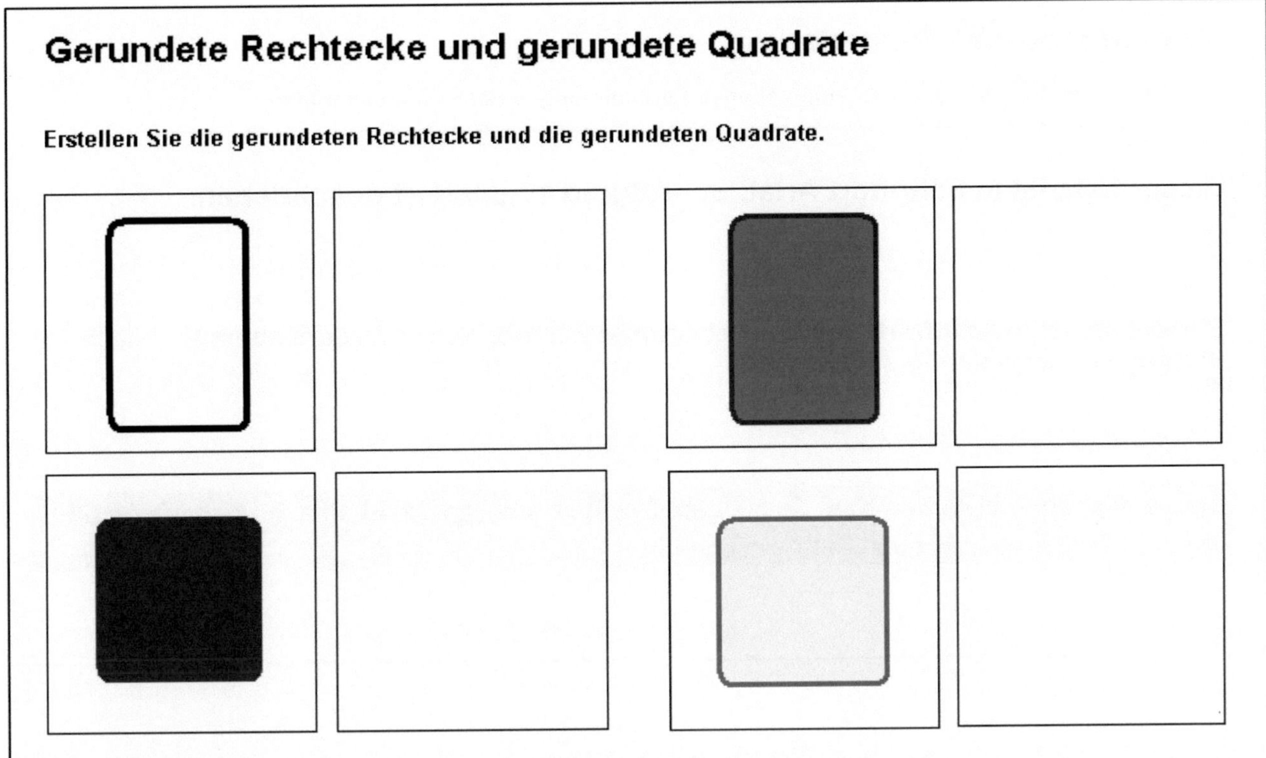

Übung 08

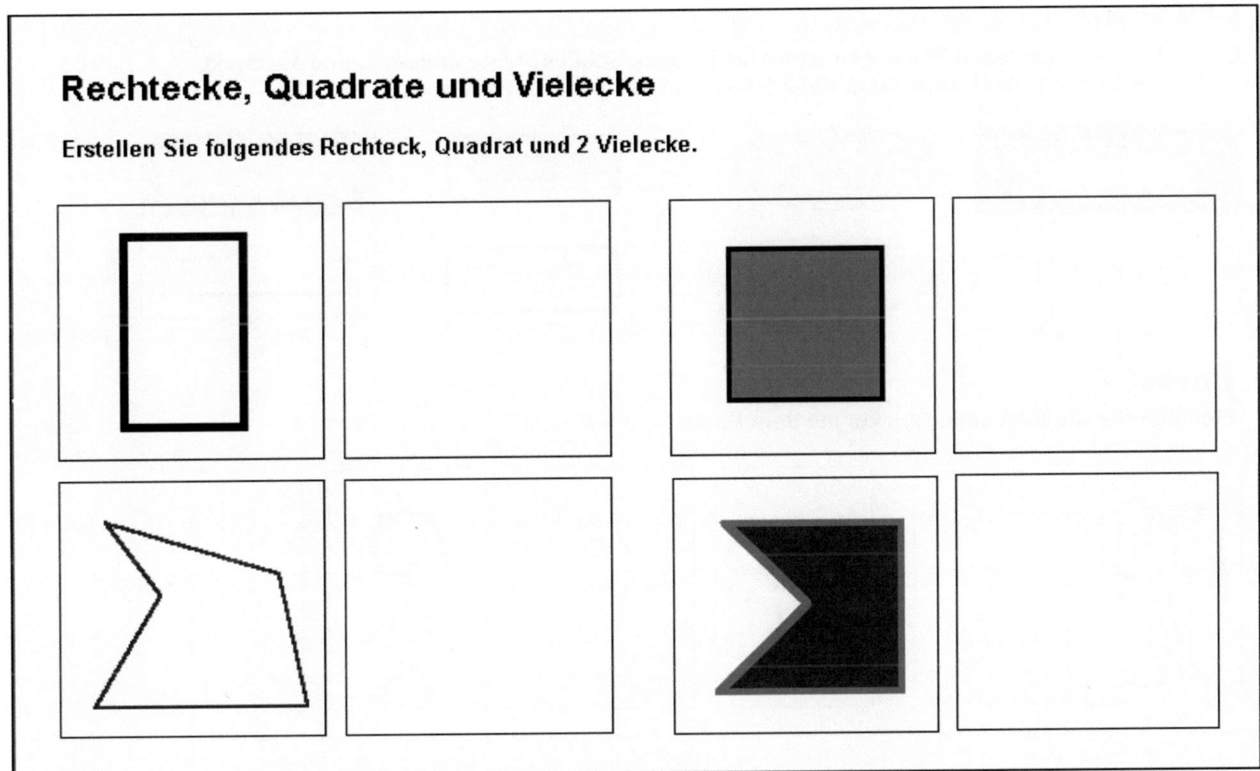

Übung 09

Texteingabe und -formatierung

Schreiben Sie die 3 Sätze in den angegebenen Formatierungen noch einmal darunter.

Dieser Satz ist in Schriftart Arial, Schriftgrad 12 und fett geschrieben.

Dieser Satz ist in Schriftart Tahoma, Schriftgrad 10, fett, Schriftfarbe Blau und Hintergrundfarbe Gelb geschrieben.

Dieser Satz ist in Schriftart Comic Sans MS, Schriftgrad 11, fett, Schriftfarbe Rot und Hintergrundfarbe Gelb geschrieben.

Übung 10

Farbfüller

Füllen Sie die Objekte mit den entsprechenden Farben. Schließen Sie in dem 3. und 4. Objekt vorher die Lücke in der Umrandung. Nutzen Sie die Lupe und das Raster.

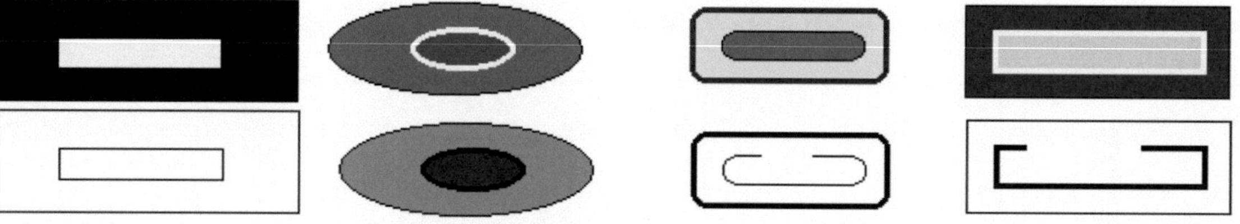

Pinsel

Erstellen Sie die folgenden Objekte mit dem Pinsel.

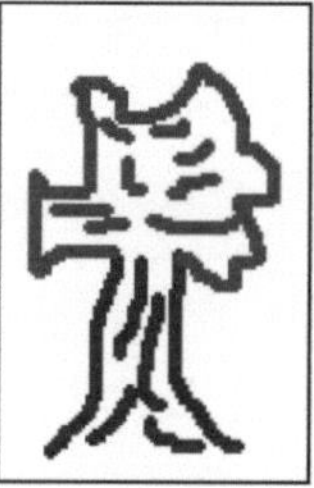
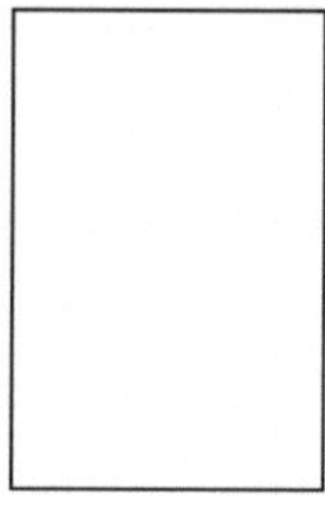
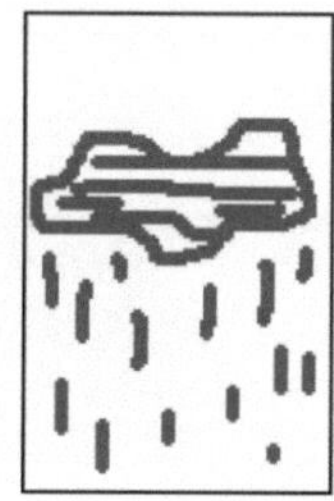
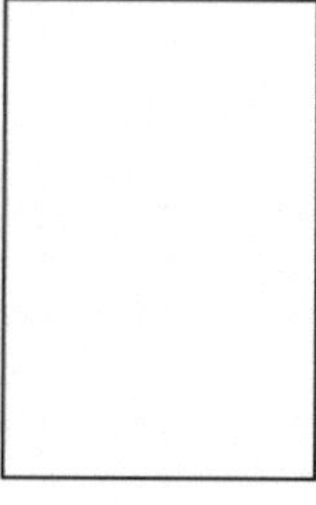
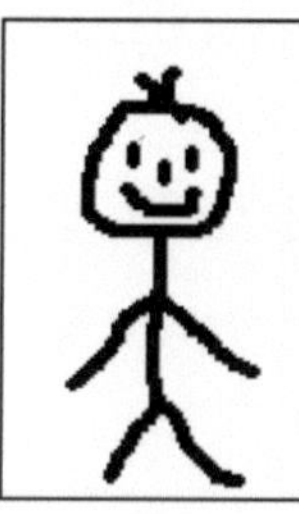
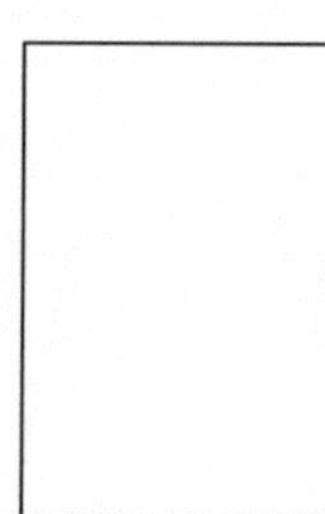

Übung 11

Airbrush

Füllen Sie mit dem Airbrush-Werkzeug die unteren Objekte mit den vorgegebenen Farben.

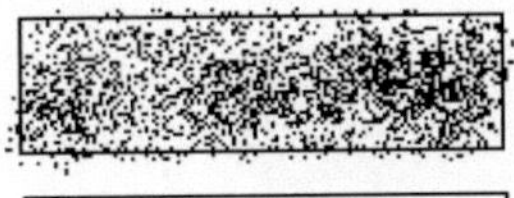
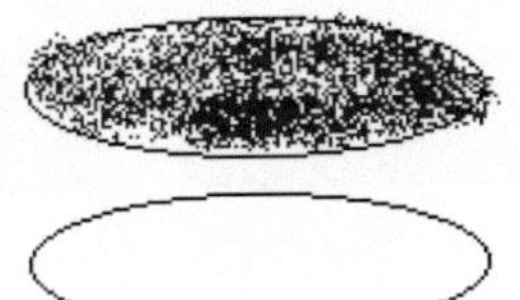
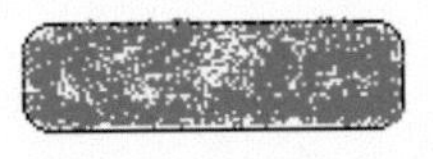
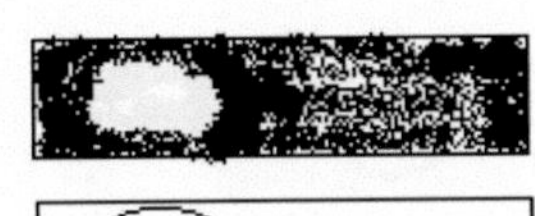

Benutzerdefinierte Farben

Definieren Sie nach eigenem Geschmack 3 Farben für die Eiskugeln. Füllen Sie die Grafik mit dem Farbfüller.

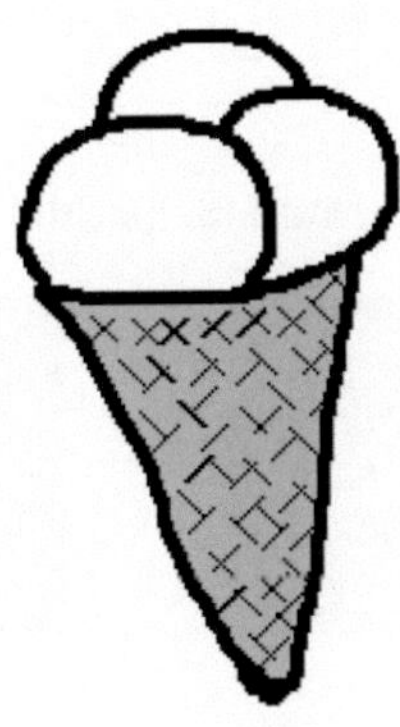

Übung 12

Farbpalette Schwarzweiß

Füllen Sie die rechten Bilder zuerst mit Grautönen aus. Färben Sie anschließend den Hintergrund der rechten Bilder mit einer Farbe Ihrer Wahl ein.

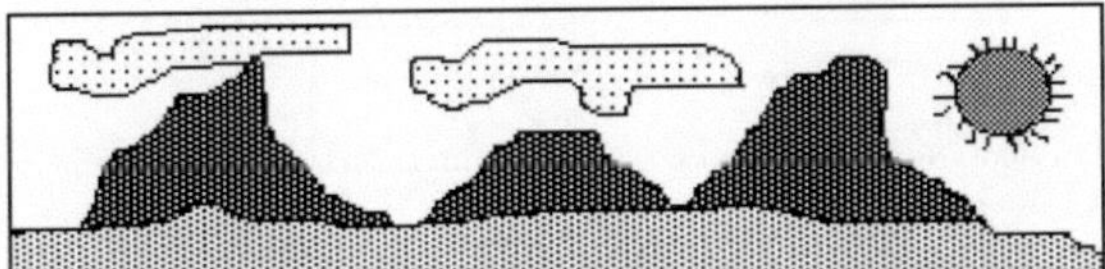
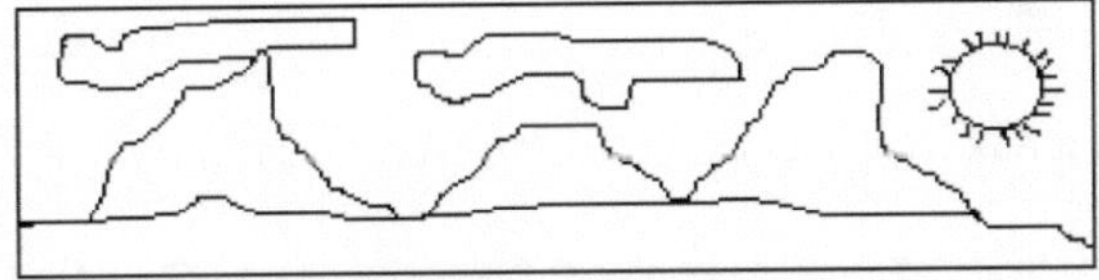
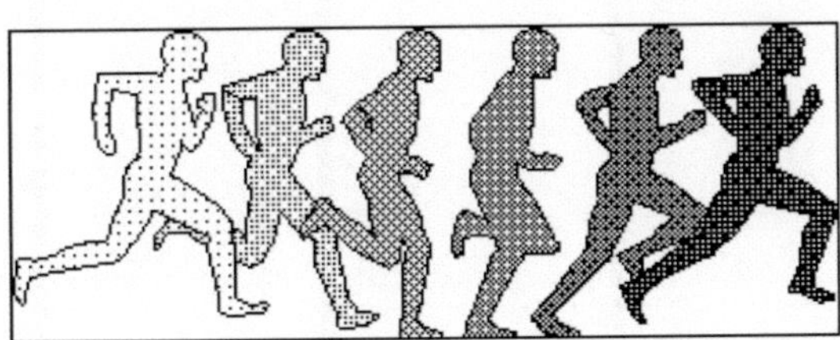
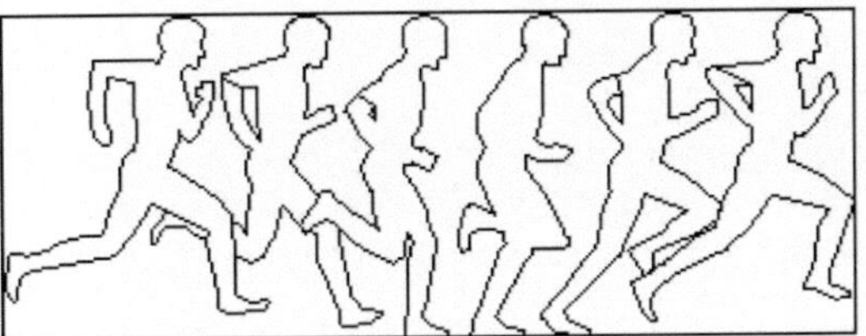

Übung 13

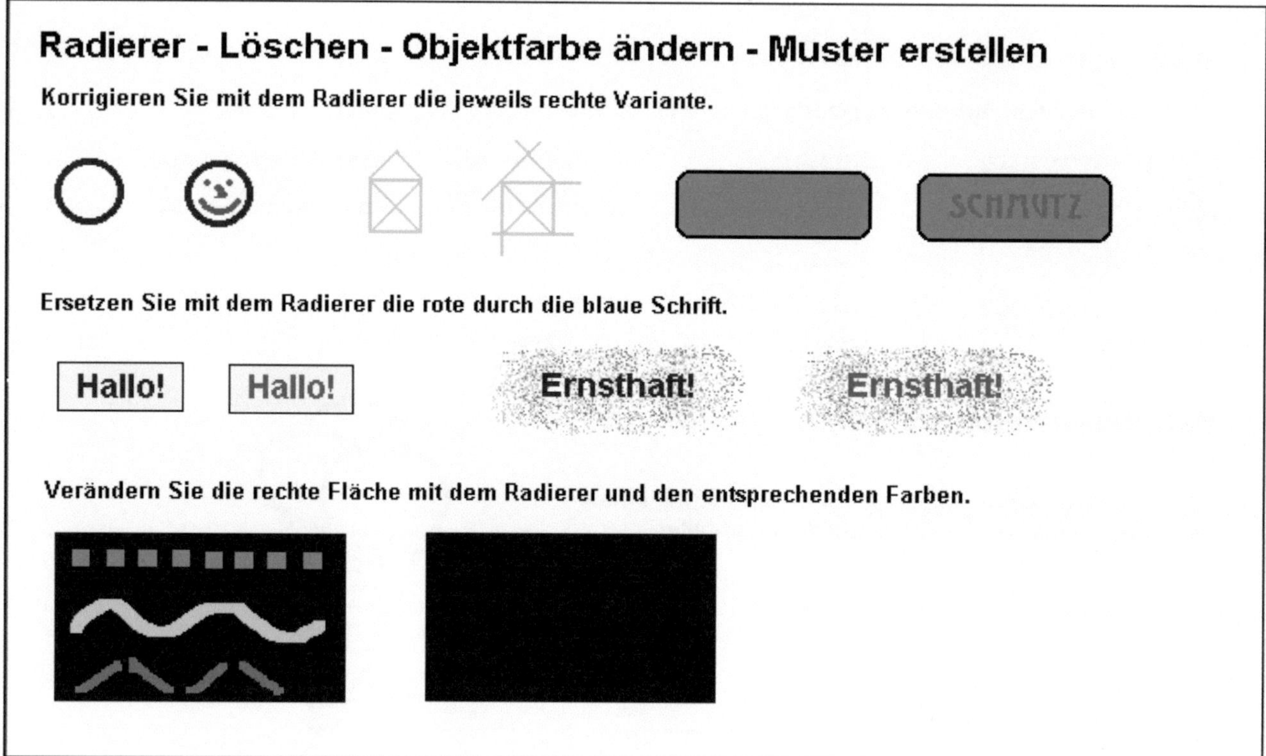

Übung 14

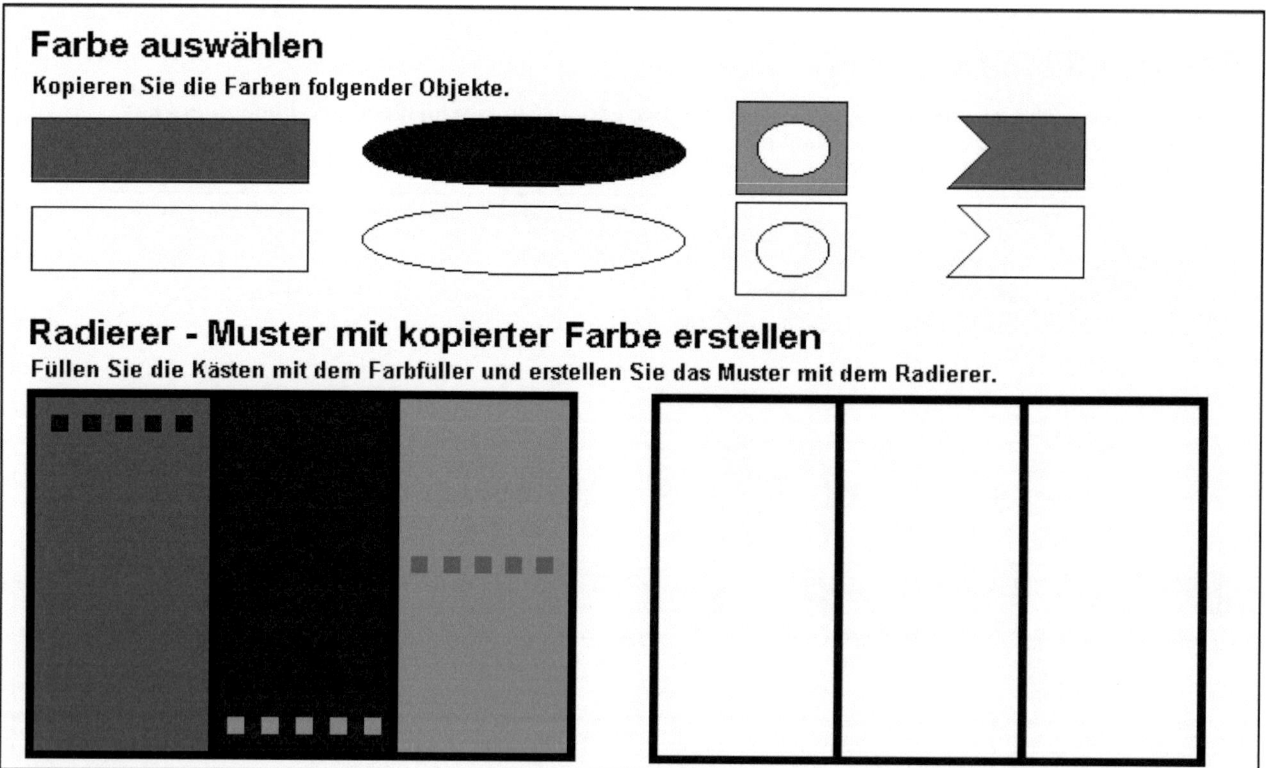

Übung 15

Drehen und Spiegeln

Drehen oder spiegeln Sie das Objekt so, dass es der Abbildung links entspricht.

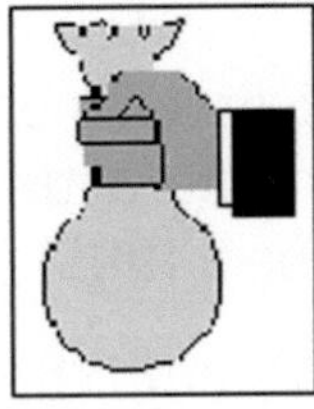
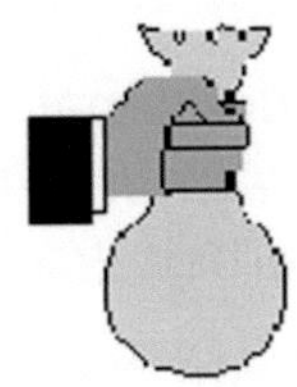
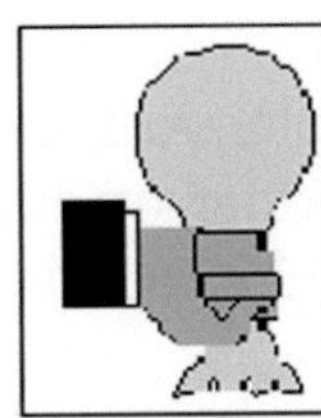
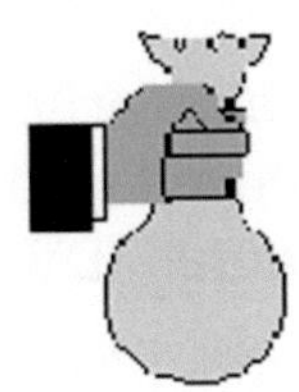
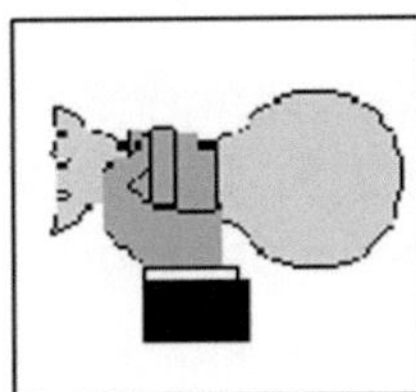
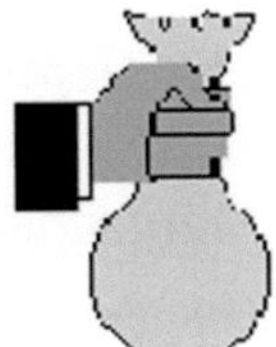

Strecken bzw. Größe ändern und Zerren

Verändern Sie die Rechtecke in der unteren Reihe durch Strecken bzw. Größe ändern und Zerren so, dass sie denen der oberen Reihe entsprechen.

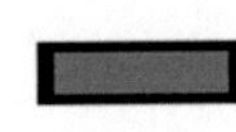
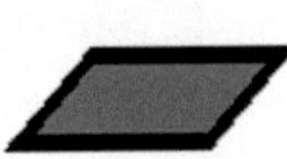
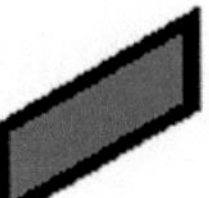

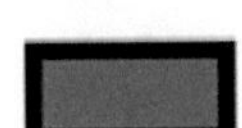
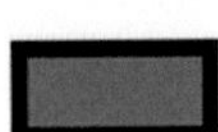

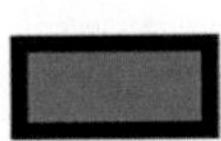

Übung 16

Farbumkehr

Wählen Sie möglichst genau das jeweils rechte Bild aus und kehren Sie die Farben des Bildes um.

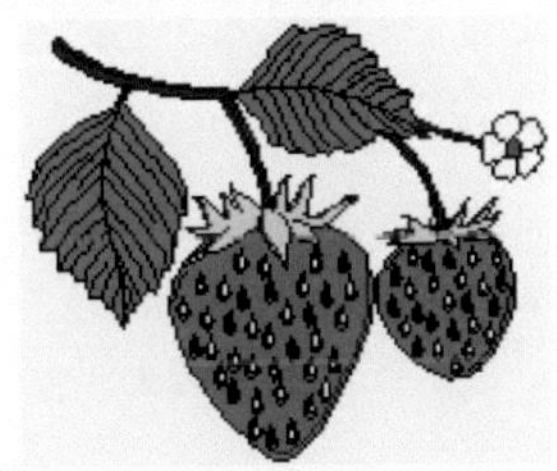
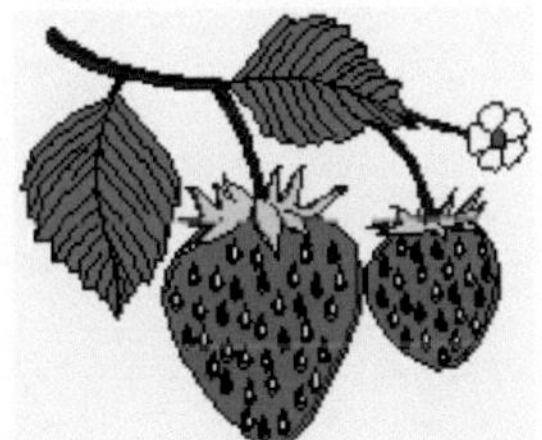

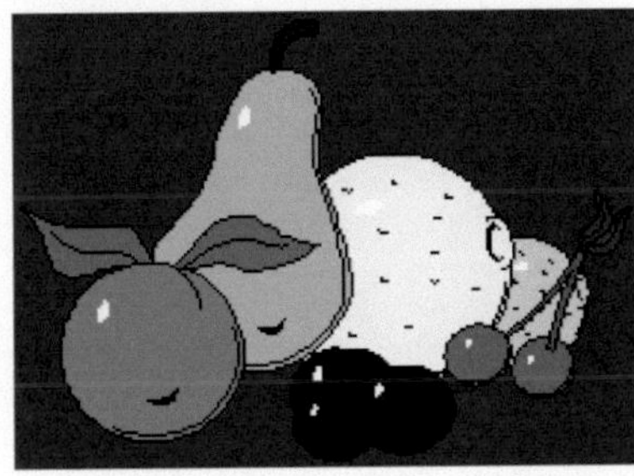
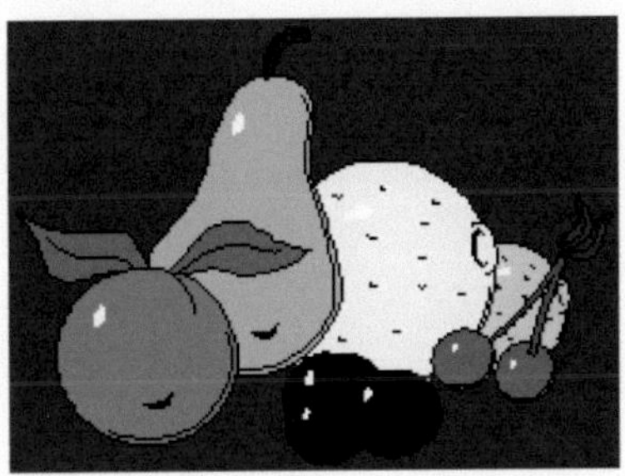

Literaturhinweise

Baron K, Kielhofner G, Lyenger A, Goldhammer V, Wolenski J: Occupational Self Assessment (OSA). (Reinhartz S. Trans) Im Eigenverlag der Übersetzerin. Aha...Edition vita activa, Deutscher Verband der Ergotherapeuten (DVE), 1997 (Orginalarbeit erschienen 1995)

Föhres F, Kleffmann A, Müller B, Weinmann S (Hrsg.): Melba – Ein Instrument zur beruflichen Rehabilitation und Integration. Siegen: Bundesministerium für Arbeit und Sozialordnung, 1997

Irle M, Allehoff W: Berufsinteressentest II. Göttingen: Hogrefe, 1988

Köhler K, Steier-Mecklenburg F (Hrsg.): Arbeitstherapie und Arbeitsrehabilitation – Arbeitsfelder der Ergotherapie. Stuttgart: Thieme Verlag, 2008

Marker KR: Handbuch zum Programmpaket COGPACK. Heidelberg & Ladenburg: marker software, 2006

Matsutsuyu J: The Interest Checklist. Amer J Occup Ther., 1967

Niedersächsisches Landeskrankenhaus Osnabrück, Ergotherapie (Hrsg.). Interessencheckliste. Modifiziert nach Matsutsuyu. Unveröffentlichtes Therapiematerial, 2005

Schirrmacher T: Das Lübecker Fähigkeitenprofil (LFP). Neue Reihe Ergotherapie. Idstein: Schulz-Kirchner, 2001

Schlicht Ch: Einführung in die Arbeit mit dem Computer. Ein Leittext und MaDiTa-Software. www.christiane-schlicht.de (Stand 2006)

Wiedl KH, Uhlhorn S: O-AFP (Osnabrücker Arbeitsfähigkeitenprofil). Göttingen: Hogrefe Verlag, 2006